"

가정부터 제대로 서야
아이들이 올바로 클 수 있고 사회도 맑아진다.
그 가정의 바탕을 이루는 것은 건강인데,
누군가가 내 몸을 보살펴 줄 것이라는 환상을 떨치고
내 몸의 주인으로 바로 서는 것이 우선이다.
모두가 자기 몸의 주인으로 설 때
건강한 세상은 한걸음 더 다가올 것이다.

"

건강한 식·의·주생활을 위한 기준표

	권장 사항	피할 사항
식생활	• 현미오곡밥(밥 3 : 반찬 3 : 채소 3 비율) • 채소 위주 식단(뿌리, 줄기, 잎 골고루) • 발효식품(김치, 간장, 된장, 고추장, 식초, 장아찌, 청국장, 식혜, EM) • 열을 내고 살균력이 좋은 무, 생강, 마늘, 고추, 양파, 파 종류 먹기(자극은 약) • 내 고장의 제철 음식 먹기 • 좋은 소금(구운소금, 죽염)으로 짜게 먹기 • 생수 하루 2.5리터 이상 마시기 • 비타민C 먹기 • 적게 먹고, 아침 안 먹기 • 좋은 소금으로 이 닦기 • 하루 두 번 마그밀·상쾌효소 먹기	• 5백식품(흰쌀밥, 설탕, 수입밀가루, 화학조미료, 정제 소금) • 커피, 콜라, 사이다 등 청량음료 • 가공식품(과자, 즉석 식품) • 수입 농·수·축산물(유전자조작) • 고기류(항생제, 성장호르몬, 방부제 범벅임) • 끓인 물 • 뜨거운 음식 • 기름에 튀긴 음식 • 얼린 음식 • 치약(계면활성제, 불소 등 화학성분) • 화학세제(주방용, 세탁용)
의생활	• 헐렁한 옷 입기(산소 공급) • 천연섬유, 면으로 만든 우리 옷 입기 • 바닥이 부드러운 신발 신기 • 면으로 만든 헐렁한 속옷 입기 • 허리띠 졸라매기(대맥 자극)	• 꽉 조인 옷(속옷 포함) • 굽 높은 신발 • 화학소재 옷 • 머리 염색, 화학 염료, 보습제 • 화장품, 비누, 샴푸, 스프레이, 젤 • 먹을 수 없는 것은 바르지 않는다
주생활	• 땅의 기운이 통하는 낮은 층 살기 • 방바닥에 앉는 생활 • 햇볕 받아들이기(하루 30분 이상) • 항상 통풍이 잘 되게 한다.(산소 공급) • 자연 재료로 된 집에 살기(흙, 나무, 돌) • 오동나무 침상, 오동나무 베개 쓰기	• 아파트, 높은 집, 앞이 막힌 집 • 소파, 식탁, 침대, 좌변기 등 운동을 줄이는 생활 • 꽉 닫아놓고 사는 것 • 큰 호수 주변, 고산지대

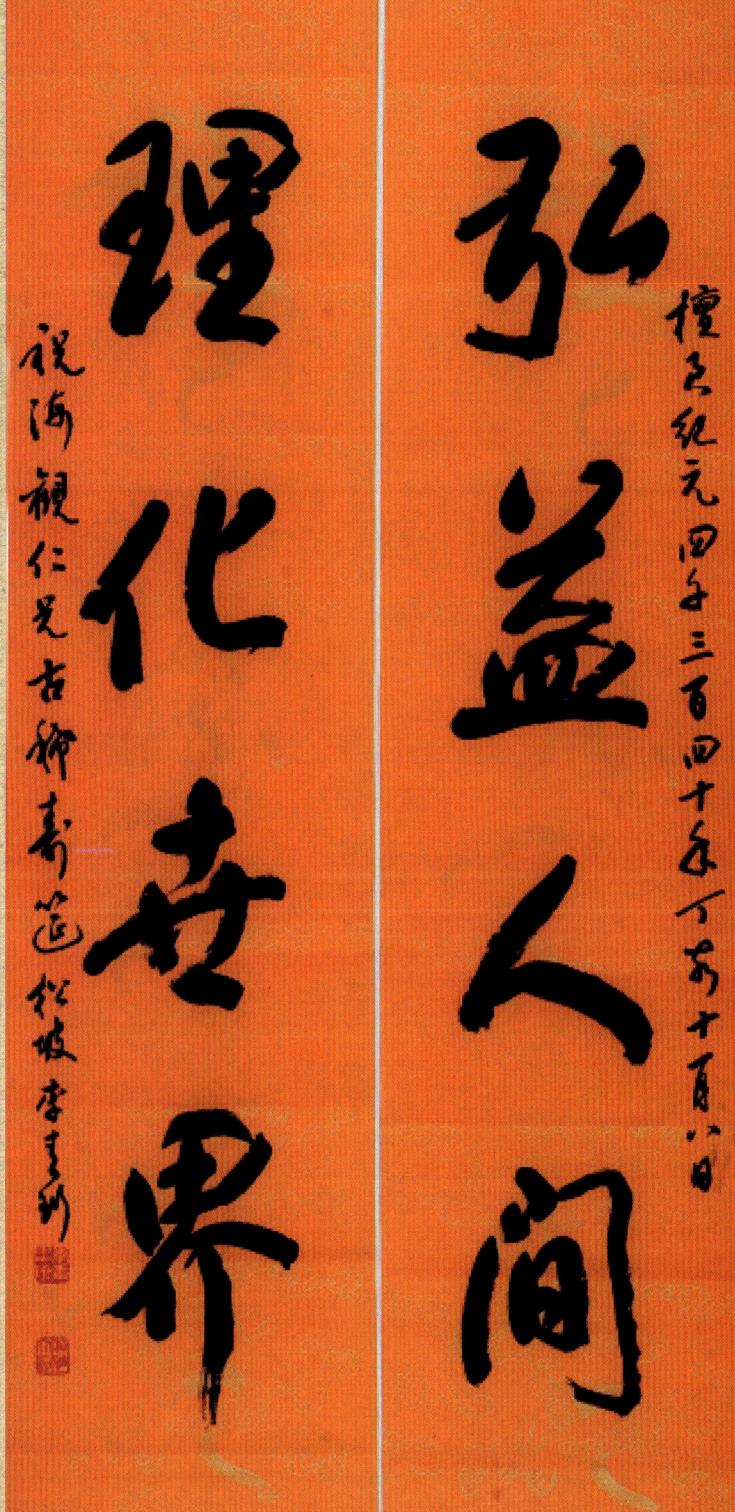

이규형. 弘益人間 理化世界

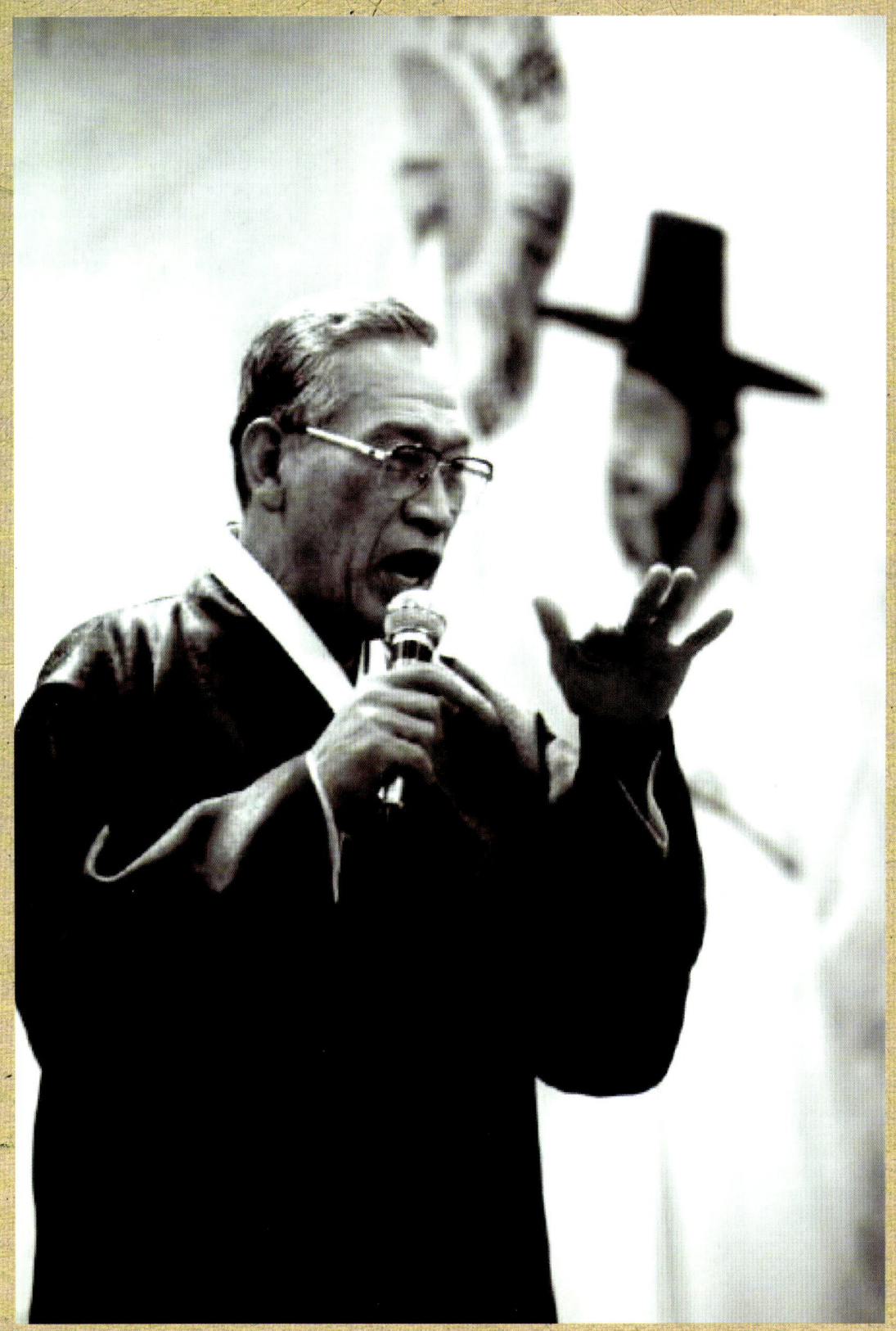

병나지 않게 살고
병나면 스스로 낫는다!

가정
생활
보감

家庭生活寶鑑

가정
생활
보감

초판 인쇄일 2015년 4월 1일
초판 발행일 2015년 4월 10일
초판 2쇄 발행일 2015년 4월 24일

지은이 장두석
발행인 박정모
등록번호 제9-295호
발행처 도서출판 **혜지원**
주소 (413-120) 경기도 파주시 회동길 445-4(문발동 638) 302호
전화 031)955-9221~5 팩스 031)955-9220
홈페이지 www.hyejiwon.co.kr
영업마케팅 김남권, 황대일, 서지영
ISBN 978-89-8379-852-7
정가 7,000원

Copyright © 2015 by 장두석 All rights reserved.

No Part of this book may be reproduced or transmitted in any form, by any means without the prior written permission on the publisher.

이 책은 저작권법에 의해 보호를 받는 저작물이므로 어떠한 형태의 무단 전재나 복제도 금합니다.
본문 중에 인용한 제품명은 각 개발사의 등록상표이며, 특허법과 저작권법 등에 의해 보호를 받고 있습니다.

이 도서의 국립중앙도서관 출판예정도서목록(CIP)은 서지정보유통지원시스템 홈페이지(http://seoji.nl.go.kr)와 국가자료공동목록시스템(http://www.nl.go.kr/kolisnet)에서 이용하실 수 있습니다.(CIP제어번호: CIP2015009014)

병나지 않게 살고
병나면 스스로 낫는다!

가정 생활 보감

家庭生活寶鑑

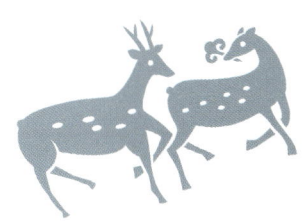

혜지원

차 례

여는 詩(다시 생명의 바다를 향해, 박몽구) • 7
펴내는 말 : 자연의 질서에 따르는 생활을 찾아서 • 9

제1부 생각을 바로 세우자

천·지·인 사상과 삼일철학 • 12
민족의 혼 : 광명개천, 홍익인간, 이화세계 • 15
자연과 생명의 원리 • 18
역사를 바로 세워야 나라가 산다 • 22

제2부 몸과 마음을 맑게 닦자

바른생활건강법 • 28
잉태, 태교, 출산, 육아 • 48
식·의·주(食·衣·住) 생활문화와 세시풍속(歲時風俗) • 58
5대 영양소 : 햇빛, 공기, 물, 소금, 과일·채소(비타민C) • 71
소식, 아침 안 먹기, 단식, 생채식 • 80
오줌·똥만 잘 누면 병이 없다! • 86

생명을 살리는 신의 선물 발효(효소) • 90
삶을 위협하는 생활용품과 식품첨가물 • 97
약의 상식 : 병원 약은 독이다! • 102
병원 가지 말고, 의사 믿지 말고, 약 먹지 말자 • 106
'암', 낫고 말고! • 113
열은 생명의 에너지 • 119

제3부 희망의 내일을 찾자

가정이 살아야 나라가 산다 • 126
아이들과 함께 하는 세상살이 • 130
몸과 영혼이 무너지는 아동·청소년을 살려내자 • 138
단체 급식, 발효음식이 해법이다! • 142
땅과 농촌을 살려야 사람이 산다 • 145
노동은 세상살이의 바탕이다 • 152
환경이 곧 생명이다 • 155

제4부 진실을 깨치고 이치를 따르자

현대의학은 과학이 아니라 신흥종교다! • 160
의사들의 고백 : 버려야 할 서양의학에 대한 맹신 • 165

현대의학이 본 바른생활건강법 • 167
다른 나라에서 배운다 • 174
정부와 보건당국에 드리는 말씀 • 178
생명살림운동 취지문 • 182
2015 생명살림운동 대토론회 참관기 • 186

제 5 부 바른생활건강법 실천하기

바른생활 건강수칙 • 190
마음을 깨치는 죽비, 해관 건강 명언 • 192
바른생활운동요법 • 195
생활 속의 민중의술 • 202
건강음식 만들기 • 218
건강생활 보조식품 효능과 먹는 법 • 233
바른생활건강법에 따른 생활처방법 • 236
응급처치법 • 240
어떻게 잘 죽을 것인가? • 241
바른생활건강법으로 사는 사람들(치유 사례) • 246

민족생활교육원(양현당) 안내 • 263

| 여는 詩 |

다시 생명의 바다를 향해

박 몽 구

겨우내 검푸른 독 번지듯
언 몸이 얼어들던 땅
죽었다 하지 말라
아직 살을 에는 꽃샘바람 가시지 않았는데
해토머리를 딛고 연노란꽃 피우는 산수유를 보라
제 몸은 얼음에 담그고 있으면서도
천리 가는 향기를 지닌 싹
깊은 곳에 감추고 있었음을 이제야 안다

적벽 맑은 물에 향기를 띄운 산수유
울울한 가시 철망 넘어
고향 소식 따스하게 전하는 봄날
우리는 비로소 본다
사람의 생명을 살리는 것은
무서운 얼굴을 감춘 몇 알의 약,
겉모습이 화려한 옷,
제 키를 넘어 산 넘게 쌓인 제물 아니라
꽃붕어, 송사리, 줄새우 뛰노는
속살 훤히 비치는 맑은 물인 줄
비로소 온몸으로 안다
무뇌아 쑥쑥 뽑아 올리는 공장 굴뚝
혀끝을 사로잡는 달콤함,
한순간 걷잡을 수 없이 흔들던 쾌락
부메랑처럼 내게 다시 돌아와
숨통을 죄는 고비사막의 황사 아닌
새푸른 봄 하늘임을 안다

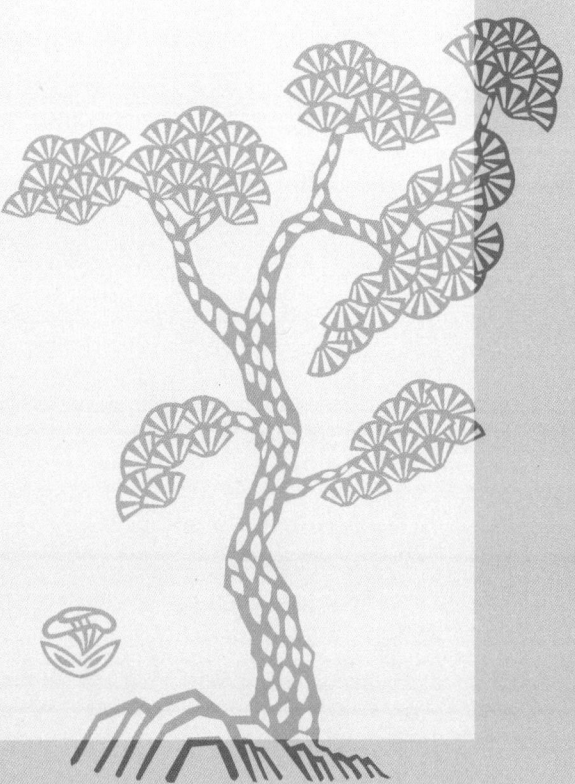

그렇게 산수유 향기에 빚진 봄날에는
먼 길 헤매다 지쳐서 돌아온 탕아
그리움에 우리네 몸을 달구는 작은 병치레를
반가운 친구 삼아 달래고
깨끗한 물 맑은 공기로 대접해야 한다
그가 편히 쉬었다 갈 수 있도록
묵은 것들 내보내고
내 안에 넉넉하게 빈 방을 마련해야 한다

명주같이 아름답고 질긴 생명의 끈
남보다 더 쌓은 재물
차가운 칼이 든 약이
잇는 게 아니라
하늘이 내린 길고 긴 강이 잇는 것
이제 스스로 빈 몸이 되어
가진 것 이웃들에게 아낌없이 나누며
새푸른 하늘 앞에 앉아야 한다
길게 길게 흘러가는 생명의 강 따라
봄들을 걸어야 한다

잠깐 머물다 다시 먼 길 준비하는 친구
아쉬운 손 맞잡아 보내고
산수유 맑은 향기 한 줄기
꽃샘추위 이기며 온 들을 깨어나게 하듯
앉아 잇는 이웃들을 일으키자
약하디 약한 인간의 손 아닌
하느님의 손에 맡겨둔
약동하는 생명 되찾아
다시 봄들을 달려야 한다
제 몸을 사른 생명의 꽃으로
온 세상을 깨워
함께 생명의 바다로 어깨 걸고 함께 가야 한다

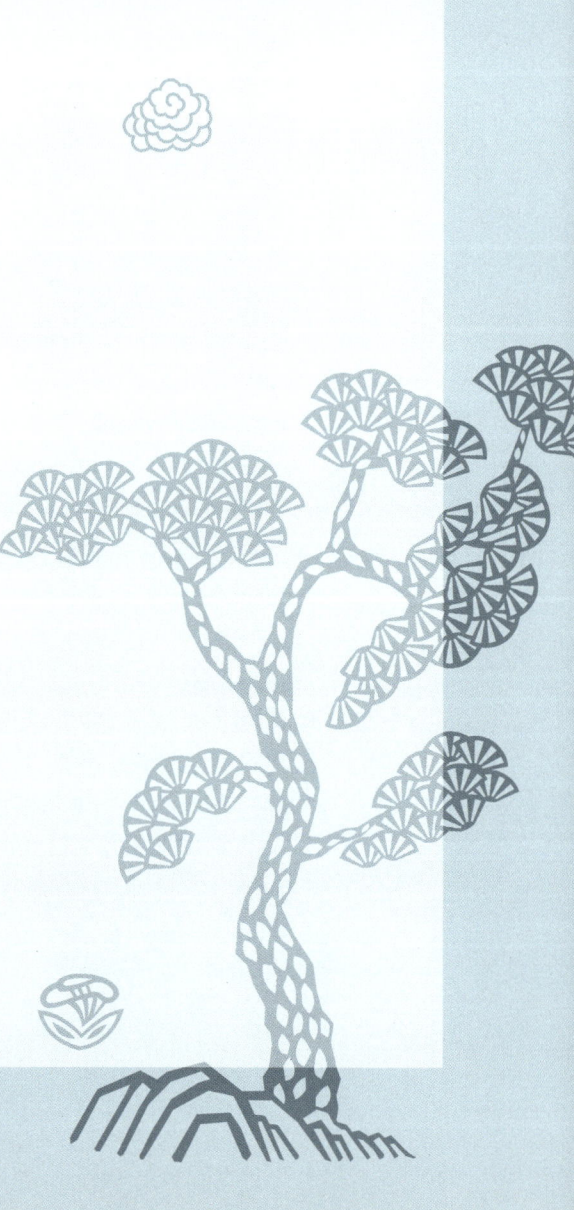

▎ 자연의 질서에 따르는 생활을 찾아서 ▎

　사람은 천지신명의 지음을 받은 고귀한 생명이다. 따라서 '하늘의 큰 뜻'을 받들고, '땅의 넉넉한 품'을 바탕으로 사는 것이 삶의 기본 덕목이 되어야 한다. 작은 것도 나눠 먹고, 기쁨과 고통을 함께 하는 '더불어 사는 공동체'는 가꾸어 가야 할 아름다운 세상이다.
　그러나 오늘의 사회는 돈을 보며 달려가는 '생존 전쟁터'이다. 시장만능의 막된 자본주의는 삶터를 짓밟고 사람 사이의 골을 깊게 파버렸다. 영혼은 간 데 없고, 공동체는 무너져, 꼬이고 막히고 뒤틀린 정신병동이다. 지도층은 손가락질 받고 민중들의 삶은 고달프다.
　이는 광복 후 민족정기를 바로 세우지 못한 데서 비롯되었다. 분단을 바탕삼아 친일에서 친미로 이어간 기득권세력과 미제국주의는 민중들을 갈라놓아 피와 눈물을 짜내며 얼마나 큰 혜택을 누려왔던가?

　민중들의 건강도 위협받고 있다. 의술은 첨단이라지만 암, 당뇨, 고혈압, 정신질환 등이 넘쳐 이 땅은 담장 없는 거대한 병원이며, 불치병왕국에 다름 아니다. 물질숭배, 1등주의, 미국 받들기에 물들어 주인 노릇을 하지 못하는 인간상실의 병도 자못 깊다.
　조상들은 병이 들면 잘못된 생활을 반성하는 계기로 삼았다. 병의 치유는 오염된 먹을거리에 지친 몸을 청소하고, 자연으로 돌아가 욕심에서 온 마음의 상처를 바로잡는 것에서 시작해야 한다. 제국주의 문화를 벗겨내 주체성을 살리고, 휴전선 철조망을 거둬 강토에 새 살이 돋을 때 사회는 물론 개인도 건강할 수 있다. 환우들이 온갖 검사의 실험대상이 됨에도 불구하고 병원은 서구식생활습관병, 만성질환 치료율은 5%에도 미치지 못하며, 병나면 재산 잃고 목숨마저 잃는다. 병은 약과 병원이 아니라 자연의 이치를 따르는 참삶을 찾아야 나을 수 있다.

황금만능시대를 살아가면서 세상의 본 모습을 깨닫지 못하면 상품사회의 종으로 살아갈 수 밖에 없다. 복잡해 보이지만 사실은 단순한 상품만능시대의 본질을 깨치며 모두 함께 어깨를 걸어야 한다. 고립된 존재가 아니라 '관계속의 나'로 서 나갈 때 현실을 바꾸는 힘은 더욱 커갈 것이다. 부당하게 세상을 지배하는 1%에 맞서 99%가 서로 보듬고 홍익인간, 사인여천(事人如天)의 정신으로 새로운 세상을 향한 디딤돌을 놓자.

'인륜도덕(人倫道德)은 천부지본(天賦之本)이요, 예의염치(禮儀廉恥)는 인생지덕(人生之德)이다'란 말을 되새기면서, 어른을 모르고 부끄러움을 모르는 시대를 거슬러 도덕과 예의를 살리고 염치를 알고 덕을 베푼다면 한결 도타운 사회를 가꾸어 갈 수 있을 것이다.

생활의 모든 것은 가정에서 시작된다. 가정부터 제대로 서야 아이들이 올바로 클 수 있고 사회도 맑아진다. 그 가정의 바탕을 이루는 것은 건강인데, 누군가가 내 몸을 보살펴 줄 것이라는 환상을 떨치고 내 몸의 주인으로 바로 서는 것이 우선이다. 모두가 자기 몸의 주인으로 설 때 건강한 세상은 한걸음 더 다가올 것이다.

부족하지만 이 가정생활보감이 두루 쓰여 작은 깨달음을 얻고 병나지 않고 살아가는, 약 없는 행복한 가정을 가꾸는 길잡이가 되었으면 하는 바램 간절하다.

제 1 부

생각을
바로 세우자

천·지·인 사상과 삼일철학

천·지·인 사상은 천(天)·지(地)·인(人)이라는 셋을 상징으로 하여 우주만물의 조화를 파악하는 방법으로, 고유의 문양인 삼태극으로 설명할 수 있고, 각각 다음과 같은 상징성을 갖는다.

- 천(天) : 하늘, 양(陽), 해, 높음, 아버지, 남자, 앞, 사람, 빨강, 코스모스, 양성자, 머리, 성통광명
- 지(地) : 땅, 음(陰), 달, 낮음, 어머니, 여자, 뒤, 동물, 노랑, 카오스, 전자, 몸통, 이화세계
- 인(人) : 사람, 중(中), 지구, 중간, 자녀, 어린이, 옆, 식물, 파랑, 카오스모스, 중성자, 팔다리, 홍익인간

1. 영속성의 상징, 생명의 근원, 태극

천부경(天符經)은 '혼돈(無)으로부터 하나의 기운(一), 하나의 기운에서 천지인삼재(三), 셋의 조화로부터 만물이 비롯된다'고 말하고 있다. 태극(삼태극과 쌍태극)은 영속성의 상징이며, 영원불멸하며 순환하는 만물과 모든 생명체의 근원으로 우주와 자연 자

체가 태극이며, 사람 또한 태극이다. 만물 중 태극과 가장 닮은 존재가 사람이다.

우주만물의 이치는 천지인 삼재(三才), 곧 셋의 기운이 조화를 이루어 하나가 된다고 하는 민족의 고유 사상이니, 서로 다른 세 차원도 결국 하나의 원리로서 조화와 질서를 이룬다는 세계관이다. 삼태극은 큰 하나로 둥글고 그 안에 셋을 포함하고 있으니, 셋으로 나뉘어 돌고 있어도 온전한 하나이며, '하나가 곧 셋이요, 셋이 곧 하나'라는 일삼(一三) 또는 삼일(三一)의 원리를 상징한다.

삼일은 천부경에 나오는 천일일(天一一), 지일이(地一二), 인일삼(人一三)에서 따온 것인데, 일(一)은 완전, 절대, 영원 등을 뜻하며 극(極)과 같은 뜻으로 천극, 지극, 인극이라 할 수도 있다. 천일의 조화(造化), 지일의 교화(敎化), 인일의 치화(治化)를 말하며 이를 삼화경이라 한다.

2. 성(조화)-명(교화)-정(치화)

천은 성(性)으로 조화를 주관하는데, 지고절대(至高絶對)의 권력을 가지고 있어 '형체가 없어도 능히 형체를 이루고, 모든 사물로 하여금 자기가 하늘에서 받은 천성을 통달하도록 한다(使萬物各通基性)'는 것이니, 식물은 식물의 성이 있고, 동물은 동물대로 성이 있으며, 사람도 남녀의 성이 다르다. 모든 사람이 자기 성을 통달하는데는 그가 어떤 사람의 수단이 될 수 없고 항상 주체로 살아야 한다. 본래 천일의 조화는 인격을 완성케 한다는 것으로 각 사람이 천성을 위축당하지 않고 잘 살아가도록 한다는 뜻이다.

지는 명(命)으로 교화를 주관하는데, 지선유일(至善唯一)의 법력(法力)으로 하염없이 이루고(無爲而作), 모든 사물로 하여금 천명을 알게 한다(使萬物各知基命)는 것이니, 천명은 사람이 기술, 의술, 예술, 교육, 정치 등 타고난 소질과 분수를 알아서 살게 한다는 뜻이다.

인은 정(精)으로 치화를 주관하는데, 다함이 없는 큰(至美無限) 덕의 힘(德力)으로 '말이 없어도 변화시킨다(無言而化)'는 뜻이다. 모든 사물로 각각 그 정기를 얻게 한다(使萬物各得基精)는 것인데, 정기는 각 사람이 가진 가장 귀한 정수(精髓), 즉 생명의 불꽃이다. 다스리는 사람은 민중이 지닌 생명의 불꽃을 온전히 보존하도록 한다. 그러려면 자유가 필수여서 억압이 없어야 한다.

3. 사람이 천지 가운데서 하나를 이룬다

천·지·인 셋이 독립된 극이지만 "사람이 천지 가운데 있어 하나로 통일한다(人中天地一)"는 말에 가장 깊은 뜻이 있다. 사람이 하늘과 땅 중간에 있어 3극이 조화되고 하나로 통일된다는 철학이다. 조상들은 우주가 생성·유지·소멸되는 과정을 천·지·인의 원리로 바라보았다. 천·지·인 삼극(三極)은 만물의 근원을 뜻하며, 뭇 생명과 인간의 내면을 밝고 맑게 하며 마음이 깊어지게 하는 근본 생각이 들어 있어 흔들리며 살아가는 현대의 인류를 잡아줄 큰 힘이 있다.

오만하고 분수를 모르는 오늘날 인간의 문명은 하늘에 대한 반역이요, 땅에 대한 배신이며 죽음의 길이다. 이제라도 자연으로 돌아가 하늘과 땅과 인간이 이어지는 세계를 만들어야 한다. 이것이 인류를 구원할 수 있는 삼일철학의 가르침이며, 천·지·인 삼신일체(三神一體)의 큰 뜻이다.

민족의 혼 : 광명개천, 홍익인간, 이화세계

고조선은 광명개천(光明開天), 홍익인간(弘益人間), 이화세계(理化世界)를 바탕정신으로 삼아 이 누리를 살피고 민족의 길을 밝혀왔다.

1. 광명개천

광명개천(밝은 빛으로 하늘을 연다)은 '밝게 빛나는 의식의 빛으로 어둠을 몰아내고 마음의 문을 연다'는 뜻이다. 이 때 빛은 '어두운 의식을 밝혀 줄 지혜, 광명, 깨달음의 빛'으로 태초부터 마음속에 빛나는 의식의 햇빛이다. '하늘을 연다'는 것은 의식을 가리는 온갖 어두운 것들을 몰아내고 깨달음을 얻어 밝은 의식을 찾는다는 것이며, 하늘은 깨끗한 '본마음'을 뜻한다.

2. 홍익인간(弘益人間)

'널리 인간을 이롭게 한다'는 말은 우리 민족만이 아니라 인류를 두고 한 말이다. 홍(弘)은 우주성을 띠는 글자이다. 민중이 잘 살 수 있게 하는 것이고, 통치자가 권력을 누리자는 것이 아니다. '인간 중심의 좁은 시야를 벗어나 대자연의 눈으로 세상을 보는 열린 마음을 가진 차원 높은 인간'이라고도 본다. 의식을 깨쳐 마음을 연 깨달은 사람이니 홍익할 수 밖에 없다. '나'라는 의식을 넘어서 이기적으로 행동하지 않으며, 세상을 크게 보고 흐름에 맞게 행동하니 널리 이로운 인간이 될 수 밖에 없다.

세상살이의 기본과 정치의 본질은 평등에 있다. 수미균평위(首眉均平位), 뱀은 수평으로 움직이는데, '머리와 꼬리가 있지만 그 위치가 옆으로 한결같다'는 뜻으로 다스리는 이와 민중이 '하는 일이 다를 뿐 위치는 같다'는 것이다. '산에서 나무하고 물에서 고기잡으며, 봄이 오면 만 가지 꽃이 붉고, 하늘에 제사 올리니 태평세월이구나!' 하는 것이었다. '나'보다 항상 '우리'라는 생각으로 더불어 사는 공동체를 이뤄왔다.

3. 이화세계(理化世界)

이화세계의 화(化)는 무리나 강제가 없이 순리로 다스리고 교화시킨다는 뜻이다. '광화문', '돈화문', '인화문'도 같은 뜻으로 천지인을 뜻하기도 한다. 여민공의(與民共議, 백성과 더불어 의논하여 다스린다)로 권위주의가 끼어들 틈이 없다. 다스리는 자와 민중 사이에 무리나 억지가 없어 억누름, 억울함, 원통함이 있을 수 없고 모든 일이 순리로 풀린다. 의식을 키운 깨달은 큰 사람들이 모여 살면 모든 것이 절로 이루어진다. 마음의 눈을 떠 '나도 없고 너도 없으며, 삶과 죽음이 다 한바탕 꿈'이라는 사실을 깨달은 사람들이 사는데 무슨 갈등과 다툼이 있겠는가? 억지쓰는 이, 욕심부리는 이도 없으니, 법과 제도 없이도 나라는 저절로 돌아가고, 다스릴 필요마저 없다.

고조선 때부터 있었던 화백(和白)은 서로 의논하는 공화정을 뜻한다. '정치를 하는 데는 공화정만한 것 없고, 덕을 쌓는 데는 자기 죄를 스스로 밝히는 것 보다 좋은 것이 없다(發政 莫先於 和白, 治德 莫善於 責過)'고 했다. '여러 사람이 의논할 때, 한 사람만 반대해도 의론을 그만둔다(與衆議 一人否的罷)' 했으니, 이는 '같기를 바라면서도 다른 사람의 의견을 존중한다(求同尊異)'는 원리로 소수의 의견을 무시하지 않는다는 것이다. 도덕적 바탕이 없는 한계를 갖는 '다수결'의 서양식 민주주의와는 격이 다르다 할 수 있다.

고조선은 물질을 앞세워 욕망을 좇는 사회가 아니라 영적 진화를 중심에 둔 공동체였던 것으로 보인다. 약육강식을 넘어 밝음이 어둠을 교화하는 앞선 정신문명을 이루어 주변에 전하였던 것이다. 단군신화는 이같은 사실(史實)을 암시해 준다. 곰을 받드는 부족과 호랑이를 모시는 부족이 고조선의 문명을 받아들이고 싶어 하자, 그들에게 홍익인간이 되는 수련을 시킨 일을 나타낸 것이다. 곰부족은 수련을 소화하고 마음의 문을 열어 고조선 사회에 참여했으나, 호랑이부족은 수련을 견뎌내지 못해 떠난 것이라 해석할 수 있다.

이처럼 위대한 정신문명을 배경삼아 살아온 우리가 조상들의 큰 정신을 제대로 살려낼 때 정신문명이 활짝 꽃피는 21세기의 역사적 진화를 할 수 있을 것이다.

자연과 생명의 원리

– 병은 없다! –

1. 우주변화의 원리와 삶

　우주 삼라만상의 무궁한 변화는 음(陰)과 양(陽)이라는 두 기운의 모순과 대립, 화합작용을 통해 사계절이 순환하며 만물을 창조하고 길러낸다. 사람 또한 대우주의 기운으로 생겨나 하늘의 오행(五行)기운에 응하여 오장(五臟: 간(木), 심장(火), 비장(土), 폐(金), 신장(水)을 갖추고 삶을 영위하게 된다.

　사서(四書)의 하나인 중용(中庸)에서는 인간의 본성(性)은 하늘로부터 부여받은 것이요(천명지위성天命之謂性), 성(性)을 따르는 것이 도(道)이며(솔성지위도率性之謂道), 도를 깨우침이 교(敎)이다(수도지위교修道之謂敎)라고 하였고, 『동의보감』에서는 "사람은 우주에서 가장 영귀(靈貴)한 존재이다. 머리가 둥근 것은 하늘을 본뜬 것이오, 발이 모난 것은 땅을 본뜬 것이다. 하늘에 사시(四時)가 있으며 사람에게는 사지(四肢)가 있다. 하늘에 오행(五行)이 있으며, 사람에게는 오장(五臟)이 있다. 하늘에 육극(六極)이 있으며, 사람에게는 육부(六腑)가 있다"라고 하여 사람을 우주와 대비시켜 인식하였다. 만물의 영장으로 문명을 고도로 발전시킨 인간이라 하나 광대무변(廣大無邊)한 우주에서는 티끌에 불과한 존재이므로 우주와 만물이 변화하는 원리대로 살아야만 한다.

2. 자연(自然)은 생명의 바탕자리

우주는 밤에는 음으로 이완되고, 낮에는 양으로 긴장되어 운행한다. 식물은 햇빛을 받아 광합성을 하여 유기물을 만들고 흙으로부터 무기질을 흡수한다. 식물이 생산한 물질을 동물이 먹고 살아가고, 동물의 변이나 죽은 시체를 미생물이 다시 분해하여 식물이 살아갈 수 있는 토양을 만든다. 이것이 자연의 순환원리이다.

'원형이정(元亨利貞)은 천도지상(天道之常)이요, 인의예지(仁義禮智)는 인성지강(人性之綱)이라'는 말이 있다. '원형이정'은 주역(周易)의 건괘(乾卦)에 나오는데, 원(元)은 시작이자 으뜸을 말하며 봄을 뜻한다. 형(亨)은 번창하고 형통하다는 것으로 여름이다. 이(利)는 이롭다는 뜻을 지니는데, 만물이 열매맺는 가을에 비유된다. 정(貞)은 곧다, 바르다는 뜻이며, 결실한 뒤 저장되고 다음 성장을 위해 견디는 겨울에 해당된다. 이러한 하늘의 작용은 순서가 바뀌거나 어긋나지 않고 자연의 법칙에 따라 운행되기 때문에 결국 모든 것이 제자리로 돌아간다는 것이다.

인간사회 역시 자연의 일부로서 생태계에서 빠질 수 없다. 대지와 인체는 얼개가 비슷하다. 바위는 곧 뼈요, 흙은 살이다. 강줄기는 핏줄이며 물은 피, 풀뿌리 나무뿌리는 모세혈관에 해당한다. 그런데 인간은 눈앞의 이익을 위해 자연을 무참히 파괴하고 더럽히고 있다. 하늘은 매연과 먼지로 가득하고 땅은 깎이고 잘리어 상처투성이며 물은 썩어 코를 틀어쥐게 한다. 인간이야말로 지구의 이단자요, 자연을 갉아먹는 해충같은 존재이다. 삶의 터전인 공기와 땅과 물이 썩고 있는데 혼자 건강하기를 바라는 것은 나무에서 물고기를 구하는 일과 다를 바 없다. 생태계를 지키고 자연을 아끼는 일이야 말로 생명을 지키는 일이다. 자연의 품에서만 생명의 기운을 온전히 할 수 있다. 어진 마음을 베풀고, 의롭게 살며, 예를 알며, 지혜롭게 사는 것이 인간사의 기본 줄기임은 예나 지금이나 변함이 없다.

3. 바른생활건강법의 인간관

자연의 질서와 함께 맞물리는 인간의 삶도 관계의 법칙을 따라 넓어지며 풍성해진다. 인간은 관계속의 존재로 '다른 사람이 있기에 곧 내가 존재'할 수 있는 것이다. 따라서 우리는 서로에게 최선을 다해야 하며, 관계를 풍성하게 유지·발전시키려는 노력을 아끼지 않아야 한다.

인간은 자기인식능력이 있다.

자기인식능력이 있기 때문에 반성할 수 있고 선택할 수 있다. 인식이 커질수록 자유의 가능성도 높아진다. ❶ 우리는 시간을 무한으로 가지고 있지 않다. ❷ '행하지 않음'도 하나의 선택이다. ❸ 우리는 행위를 선택하며, 운명을 부분적으로 창조할 수 있다. ❹ 선택이 나에게 달려 있다는 인식이 커지면 결과에 대한 책임도 커진다. ❺ 나는 독립된 주체이지만 관계 속에서 살아간다.

자유와 책임

운명은 스스로 결정한다. 사는 방식과 변화되는 모습은 선택의 결과다. 우리는 삶과 '행함과 행하지 않음'에 대한 책임이 있다. 죄책감은 열심히 노력하지 않거나, 진실하게 살지 않았을 때 느낀다. 바른생활건강법은 환우들이 스스로 선택하지 못하고 다른 사람이 결정하게 했다는 사실을 깨우치고 자율(自律)로 나아가도록 북돋아 준다.

인간은 정체성과 관계를 찾아간다.

인간은 '관계 속의 존재'이므로 독특함과 자기중심을 지키면서도 다른 사람이나 자연과 관계를 맺기 위해 노력한다.

의미를 찾는 삶

바른생활건강법은 낡은 가치관과 세상살이의 혼란스러움으로 갈등할 때 살림살이(생활)의 뜻을 찾도록 도와준다. 옛 생각을 버리고 새 가치관을 세우는 것은 환우의 능력임을 믿는다. 바른생활건강법은 환우들이 좁은 울타리에 갇혀 사는 것으로 본다. 불안전하다는 느낌, 마땅히 했어야 할 것을 하지 않았다는 것을 인식하는데서 오는 것이 '죄의식'으로, 이는 '신경증적'인 것도, '치료되어야 할 증상'도 아니다. 삶의 의미는 열심히 창조하고, 사랑하고, 일할 때 자연스레 따라온다.

불안을 넘어서

불안은 존재를 유지하고 나타내기 위한 욕구로부터 나오므로 삶의 필수조건이며, 성장능력이다. 바른생활건강법은 불안을 인식하고, 이것을 건설적으로 다루는 방법을 찾도록 안내한다. 삶을 있는 그대로 보고, 행동하고, 스스로 결정하는 용기를 갖도록 격려한다. 모든 불안을 없애는 것이 치유는 아니며, 불안 없이 사는 사람도 없지만 가능하면 신경증적 불안 없이, 피할 수 없는 불안은 참아내면서 살도록 이끈다.

죽음에 대한 인식

❶ 죽음은 삶에 의미를 주는 기본조건이다. 인간답다는 것은 '죽음을 어찌할 수 없다'는 것을 아는 능력이 있다는 것이다. 죽음의 인식은 삶에 대한 열정이나 창조성의 바탕이다. 죽음과 삶은 맞닿아 있으며(生死一如), 죽음이 우리를 파괴할지라도 죽음에 대한 바른 생각은 우리를 구할 수 있다.

❷ 죽음에 대한 두려움은 고통이다. 죽음에 이르면 독소와 소·대변을 뽑아내기 위해 2~3개월 동안 고통이 따르며, 그 뒤 편안한 죽음을 맞게 된다. 죽음을 받아들이고 미리 죽음을 맞이할 준비를 해야 한다. 창자가 가난하면 고통 없이 임종을 맞을 수 있다. 바른생활건강법은 환우들이 가치를 두고 있는 것을 실천하는지 탐색하고, '사라짐의 위협'에 대해 집착하지 않게 하며, 죽음에 대한 바른 인식을 키운다. 삶을 긍정하고 오늘을 충실히 살면 죽음에 얽매이지 않는다.

역사를 바로 세워야 나라가 산다

曉山 辛完淳 (단군정신선양회 역사연구소장)

　우리 고대 역사에 대한 대체적인 시각은 일제강점기의 시각과 별로 다르지 않다. 환인·환웅·단군의 일만 년 역사가 엄연함에도 단군을 신화라 하고 고조선과 그 이전의 역사를 부정한다. 역사의 강역에 대한 인식도 중원과 유라시아대륙을 호령했던 역사는 부정한 채 압록강-두만강을 경계로 한 한반도만을 우리의 강역이라고 하고 있다. 삼국시대에 대한 인식도 초기의 기록을 부정하고 고구려는 소수림왕, 백제는 고이왕, 신라는 내물왕 때에 이르러서야 율령을 반포하고 고대 국가의 면모를 갖추었다고 가르치며 원삼국시대라는 용어로 초기 약 400년을 잘라버리고 있다. 대동강에서 원산에 이르는 강역과 발해를 인정하지 않는 관점을 '통일신라시대라는 개념이 합당한가'의 여부와 관계없이 쓰고 있다. 신라의 후손 김함보의 자손인 완안 아골타가 고구려와 발해의 후손들이 사는 지역에 금(金)나라를 세워 송나라를 양자강 밑으로 쫓아내는 등 민족의 기상을 떨친 역사가 있음에도 거란, 몽골 등과 함께 변방의 오랑캐 정도로 여기고 있다. 이러한 역사 인식은 내·외부의 조작과 왜곡에 의해 철저하게 짓밟혀 왔다. 우리 역사가 이처럼 왜곡된 원인은 중국과 일본 그리고 우리 내부에 있다.

1. 중국의 역사 왜곡

춘추필법(春秋筆法)에 의한 역사 왜곡

일찍이 공자가 〈춘추(春秋)〉를 지으면서 우리 역사를 왜곡하기 시작했다. 중국의 정치가이며 학자였던 양계초가 쓴 〈중국역사연구법〉에 따르면 공자는 한족(漢族)의 역사인 주나라를 이상국가로 생각하고 철저하게 춘추필법의 사필(史筆)원칙에 따라 역사를 썼다. 중국을 높이고 외국은 깎아내리는 존화양이(尊華攘夷), 중국의 역사는 자세히 쓰고 다른 민족의 역사는 간단히 쓰는 상내약외(詳內略外), 중국의 수치를 숨기는 위국휘치(爲國諱恥) 등이다. 춘추에서 비롯된 역사왜곡은 사마천의 〈사기(史記)〉, 반고의 〈한서(漢書)〉 등 모든 역사책에 일관되어 있다.

〈삼국지연의(三國志演義)〉를 통한 역사 왜곡

❶ 삼국지연의는 철저한 중화사관을 심기 위해 한족인 유비를 주인공으로 한 소설이며, 원나라 지치 연간(1321~1323)에 처음 나온 것을 명나라 나관중이 개작하여 1522년에 낸 것이다.

❷ 중국의 삼국시대는 45년간 존속한 위(魏)와 42년간 이어진 촉(蜀)과 51년간 존속한 오(吳)의 시대를 일컫는 바 우리의 삼국시대와는 비교되지 않는 짧은 기간이었고, 나라 규모도 중국 전 대륙을 통치한 적이 없었으며, 소설의 내용은 역사적 사실과 거리가 멀다.

동북공정을 통한 역사 왜곡

중국은 고구려와 발해는 중국의 지방정권으로 자기 역사라고 왜곡하고 있다. 소수민족의 분열을 막고 유사시 북한을 차지하려고 동북공정을 자행하고 있다.

2. 일본의 역사 왜곡

식민정책으로 '조선사편수회'를 만들어 우리 역사를 대대적으로 왜곡·날조·축소하였다.

1) 조선 강탈을 정당화하기 위해 단군을 신화화하고 고조선의 역사를 말살함으로써 3천년 이상의 우리 상고사를 완전히 지워버렸다.
2) 우리 역사는 중국 식민지인 한4군으로 시작되었다고 조작하였다.
3) 우리 민족의 중원대륙의 역사를 지우고 반도(半島)만의 지정학적 사관을 심었다.
4) 우리 역사는 굴욕과 복종으로 이어져 왔다고 조작하였다.
5) 조선사편수회에서 식민사관을 이어온 우리 식민사학자들의 행태는 지금도 계속되고 있다.

3. 허구의 한4군과 만리장성

1) 한4군은 실제 존재하지 않았고, 있었다해도 현 하북성·산서성·산동성 주변에 있었던 것을 중국과 일본이 한반도 북부에 비정함으로써 대륙과 중원에 있었던 우리의 강역을 축소·왜곡하였다.
2) 우리 역사가 중국 식민지인 한4군으로부터 출발했으며, '한민족은 반도라는 지정학적 위치 때문에 이웃 나라의 지배를 받고 살아야 한다'는 필연론으로 역사를 비틀었다.
3) 진시황이 쌓은 만리장성을 황해도 해주까지 라고 주장하여 한민족 역사 강역을 축소·왜곡하고 있다.

4. 역사가 바로 서야 나라가 산다

올바른 역사 복원

중국의 동북공정과 일본의 독도 침탈 등 역사 왜곡과 분쟁은 끊이지 않고 있다. 이를 바로잡기 위해서는 자주적 민족사관으로 과학적이고 합리적인 방법으로 우리 역사를 밝혀내고 바로 세워야 한다.

정치,경제,사회,문화 뿐만 아니라 천문학, 지리학, 지질학, 군사학적으로 접근하여 왜곡된 역사를 바로 세워야 한다. 우리는 외세에 억눌린 굴종의 역사만 가지고 있는 것은 절대 아니다. 세계 시원의 역사인 환국시대와 배달시대 그리고 단군조선의 역사뿐만 아니라 단군의 후예들인 흉노,선비,거란,여진,몽골 등도 우리 역사로 편입하고 자주적인 역사관을 정립해야 한다. 박창범 교수의 〈하늘에 새긴 우리역사〉가 좋은 예이다. 혼이 없는 몸이 없듯 역사 없는 나라는 존재할 수 없다. 역사는 과거이면서 미래다. 역사는 우리를 비추는 거울이기 때문에 참된 역사를 세워야만 미래를 기약할 수 있다.

단기(檀紀) 연호(年號) 되살리기

광복 이후 단기를 써 왔으나 박정희의 군사쿠데타 후 단기를 버리고 서양의 서기(西紀)를 쓰고 있다. 단기를 쓰면 역사의 정통성을 세우는 것은 물론 모든 국민의 자부심과 긍지를 높이고 통일에 대비한 민족 동질감 형성이라는 면에서도 크게 기여할 수 있다.

민족정신의 복원

우리 민족은 홍익인간 이념과 이화세계 건설이라는 우주적 사고를 가지고 있다. 홍익인간,이화세계는 인류 모든 가치의 기원이 되었으며 나아갈 방향이다. 이러한 이념과 정신을 되살려 온 인류가 고통과 갈등에서 벗어나 행복한 세상에서 살 수 있는 터전을 마련해야 한다. 그러기 위해서는 홍익인간과 이화세계 이념의 근본 원리와 사상, 역사성을 바로 세우고 알리고 실천해야 할 것이다.

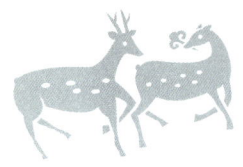
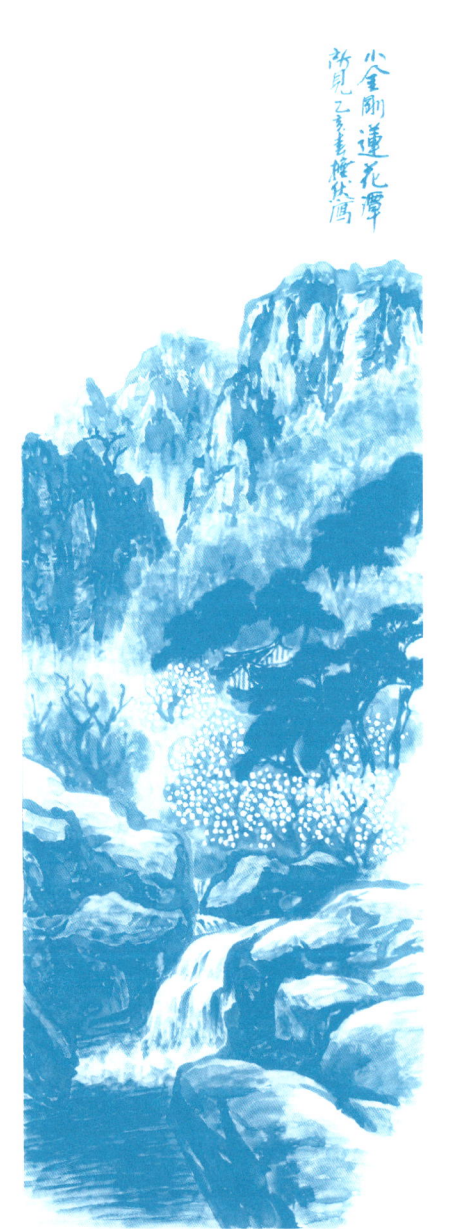
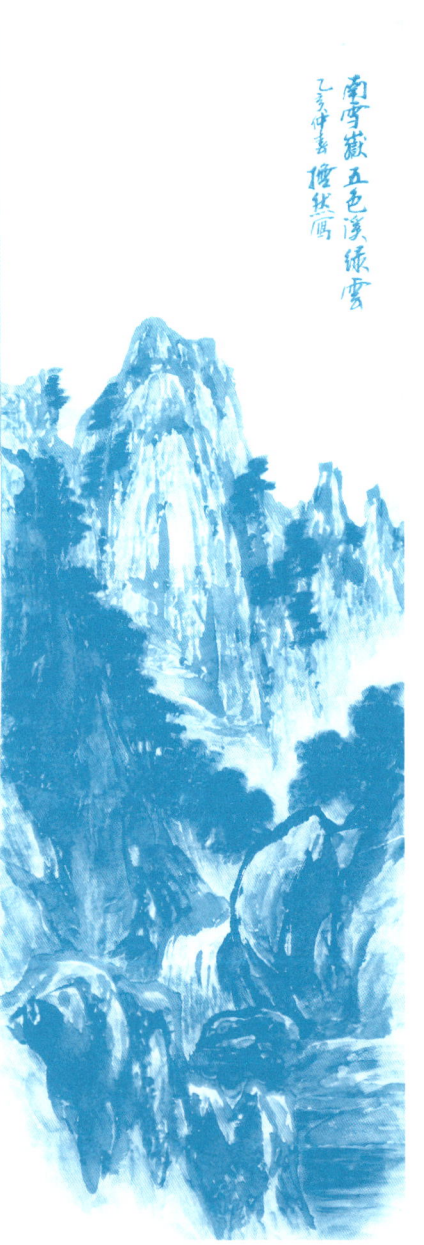

제 2 부

몸과 마음을
맑게 닦자

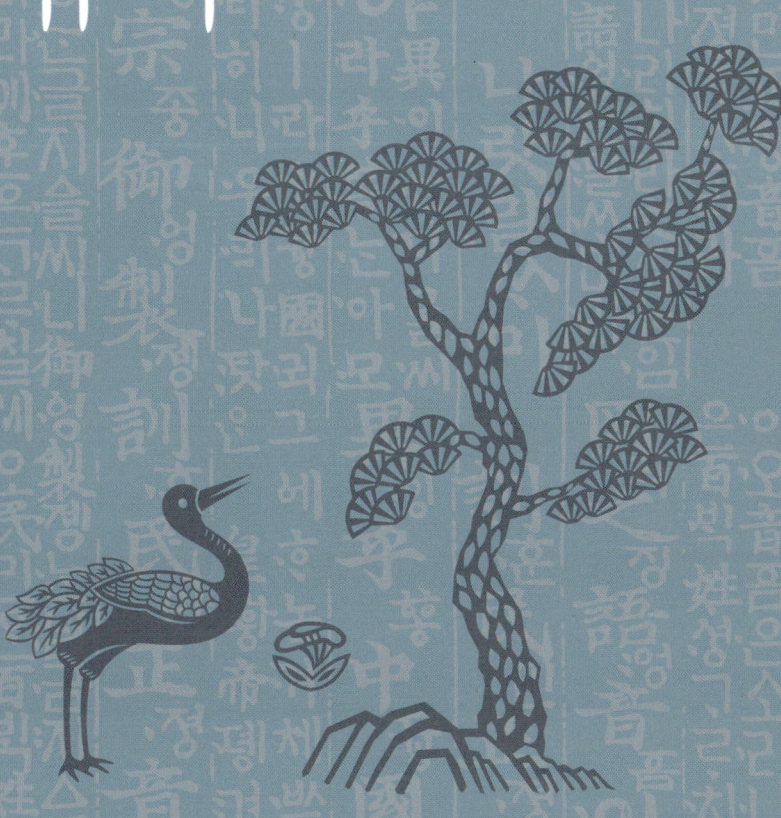

바른생활건강법

1. 바른생활건강법이란 무엇인가?

바른생활건강법(=민족생활의학)은 수천 년을 건강하게 살아온 선조들의 지혜를 모은 것이다. 향약집성방, 동의보감과 사상의학 등 세계에 자랑할 것이 많다. 여기서는 자연의학적인 면과 생활이 곧 건강법이었던 생활의 측면, 민간요법 등으로 정리한다.

바른생활건강법은 자연의학이다

'무병장수'는 인간의 가장 큰 바람이다. 나서 죽을 때까지 크고 작은 질병들이 끊임없이 우리를 괴롭힌다. 산에 사는 짐승들은 병을 앓는 일이 거의 없고 상처가 나도 금방 낫고 수명을 다 누린다. 아프면 천명에 따라 몸을 청소하기 위해 단식을 한다. 그리고 떠날 때를 알고 쓰레기 하나 남기지 않고 자연으로 돌아간다.

그런데 인간은 왜 병에 시달리는가? 야생동물들은 자연을 따르는 데 반해 인간은 자연을 거스르며 탐욕과 이기심으로 살기 때문이다. 끝없는 욕심으로 일관한 대가가 질병이다. 지구촌이 썩고, 탐욕으로 몸이 막히고 마음이 뒤틀려 있는데 어찌 건강할 수 있겠는가? "자연과 가까울수록 병은 멀고, 자연과 멀수록 병은 가까워진다."는 말처럼 병은 약이나 수술로 치료되는 것도, 의사가 낫게 해 주는 것도 아니다. 탐욕과 오만을 버리고 자연의 이치에 따르다 보면 저절로 낫게 된다.

바른생활건강법은 생활의학이다

'생활'이 곧 건강법이고 살림살이다. 이웃을 넘어야 할 대상으로 삼지 않고 함께 가야 할 사람으로 여기며, 사랑을 실천하는 삶이 곧 '생활'이요, '살림살이'이다. 돈이 세상을 지배하고, 부를 쌓기 위한 치열한 경쟁이 벌어진다. 따뜻한 체온을 나누며 살던 공동체 의식은 사라지고, 수천 년 이어온 '도타운 정'도 희미해 간다.

조상들은 고단함 속에서도 웃음과 눈물, 정과 한을 서로 더하고 나누는 '살림'살이를 해 왔으며, 삶의 정한을 예술로 승화시키는 멋과 여유를 보여주었다. '두레'는 어려움을 이웃과 함께 나누어온 공동체 삶의 본보기이다. 절기마다 과자, 떡, 술을 나누고 모두 모여 놀이와 굿판을 벌이며 이웃과 어울렸다. 떡 한 쪽이라도 나누며 어려운 이웃을 감싸주었다. '밥상이 약상'이라 하여 시고(酸), 쓰고(苦), 달고(甘), 맵고(辛), 짠(鹹) 다섯 가지 맛(五味)이 어울리게 차렸다. 계절의 변화에 따라 한냉온열을 조절하여 먹었으며 집과 옷도 이에 맞게 꾸려왔다. 노동요와 타령, 육자배기, 판소리, 농악 등도 몸과 마음의 조화를 이루게 하고 가슴속 응어리를 풀어주는 건강법이었다.

이러한 생활법, 곧 건강법이 서양문화를 분별없이 따르는 못난 후손들에 의해 외면당하고 있다. '매너'는 잘 알면서 큰 절은 할 줄도 모르고, 양식은 하면서 김치와 간장도 담글 줄을 모른다. 국악엔 음치이면서 팝송은 흥얼거린다. 조상을 모시는 일은 미신으로 여기고, 부모를 받드는 것마저 이해를 따진다. 이래서는 사회가 바로 서지 못한다. 조상의 얼과 지혜가 담긴 문화를 찾아 잃어버린 혼을 되살리고, 김치와 간장만이라도 가정에서 담가 먹어야 한다.

바른생활건강법은 서양의학과 어떻게 다른가?

❶ 서양의학은 수만 가지의 병이 있다고 하나 바른생활건강법은 병은 없다고 본다. 서양의학이 '병'이라고 부르는 것은 '몸이 음양의 부조화 등으로 잠시 균형과 질서를 잃었을 때 이를 바로 잡기 위해 자연치유력이 작용하는 상태'일 뿐이다.

❷ 서양의학은 병의 원인을 물리·화학·정신적 자극이나 병원체의 작용, 영양실조, 유전 등으로 보고 있다. 바른생활건강법은 탐욕과 오만, 자연을 거스르는 식·의·주생

활로 몸의 조화가 깨졌을 때 병의 증상이 나온다고 본다.

❸ 서양의학은 해부를 통해 발전해 왔다. 아픈 곳이나 증상에 따라 병명을 붙이고 각기 다른 처방으로 치료한다. 병명에 따라 진료과목을 만들고 과마다 전문의가 있으며, 몸을 기계의 부속처럼 다루는 국부치료법을 쓴다. 바른생활건강법은 몸은 통일된 유기체로서 작게 나누어 분석할 대상이 아니라고 보며, 심신의 균형과 조화를 회복하는 데 치유의 초점을 둔다. 국부 치료로 증상을 덜 수는 있으나 오히려 심신의 조화를 깨뜨리고 더 큰 병을 만들 우려가 있다고 본다.

❹ 서양의학은 전쟁때나 사용하는 기자재나 화학합성약물과 칼, 기계에 기댄다. '찢고', '죽이고', '태우는' 것이다. 바른생활건강법은 음양의 조화와 우주 자연 순환의 원리를 중시하며, 가장 흔한 햇빛, 공기, 물, 소금, 곡·채소 등을 약으로 쓴다. 바른 생각과 바른 생활로 자연의 이치와 생활의 도를 깨닫게 함으로써 스스로 병을 이겨내도록 한다.

❺ 서양의학은 증상을 병으로 보아 통증에는 소염진통제, 열나면 해열제, 설사는 지사제, 발작에는 합성마약, 항경련제를 준다. 바른생활건강법은 증상을 몸의 필요에 의해 생기는 것으로 보아 열이 나면 더 열이 나도록 하고 설사, 경련, 구토, 발열, 출혈, 부종, 복수, 트림, 방귀, 흥분 등이 있을 때는 그 증상이 더욱 원활히 되도록 하여 몸의 부담을 줄여준다.

❻ 서양의학은 대증요법(對症療法), 약물요법, 경감(輕減)요법이며, 바른생활건강법은 원인요법, 자연요법, 생활요법이다. 대증요법은 원인이 남음으로써 재발 위험이 있고, 자연치유력을 약화시켜 병약 체질로 만들 우려가 있으며, '약원병', '의원병'을 만드는 악순환을 부른다. 바른생활건강법은 자연치유력을 높여 스스로 병을 이겨내도록 하여 근본 치료를 꾀하며, 자연과 더불어 사는 법을 일깨움으로써 병나지 않게 하는 생활의학이다.

2. 병이란 무엇인가?

건강하다는 것은 몸이 균형을 유지하고 환경에 잘 적응할 수 있다는 것이다. 병은 몸의 균형이 깨지고 조정능력을 잃은 상태, 즉 '항상성'이 깨진 것이다. 몸은 언제나 항상성을 유지하려고 한다. 체액은 Ph 7.2~7.4의 약알칼리성, 체온은 36.5도가 정상인데 체온이 그 아래로 내려가면 혈관의 수축, 오한 등을 통해 체온이 떨어지는 것을 막고, 체온이 너무 높아지면 갈증을 일으켜 물을 마시게 하고 땀을 내 조절한다.

몸은 세포가 복잡하게 얽혀 서로 정보를 주고받으며 균형과 조화를 이루고 있는데, 어떤 원인으로 균형과 조화가 깨질 때 이를 회복하기 위해 해로운 것은 거부하며 필요 이상 쌓인 것은 빨리 내보내려 한다. 상한 음식이나 독이 들어올 경우 이를 빨리 내보내기 위해 토하거나 설사를 한다. 세균이 들어오면 이를 잡고 백혈구의 활동력을 높이기 위해 열을 낸다.

병은 곧 증상이요, 증상은 치료법이다. '병'은 잘못된 생활을 바로 잡으라는 자연의 경고요, 몸의 반성적 자기표현이다. '병을 약으로 삼으라'는 말처럼 병은 나태와 이기, 탐욕과 오만을 버리고 이웃에 대한 무관심과 사회에 대한 무책임을 반성하라고 한다. 병을 스승으로 삼고 사랑하고 감사해야 할 몸의 일부로 생각해야 한다.

3. 질병은 왜 생기는가?

반자연적인 생활에서 온다

하늘이 내린 생물의 수명은 크는 기간의 5배라 한다. 그렇다면 인간은 125살까지 살아야 한다. 사람은 동물과 달리 서서 걷기 때문에 뇌가 고도로 발달하여 문명을 이루기는 했으나, 대들보로 설계된 척추를 기둥으로 쓰면서 등뼈에 뒤틀림이 생겨 추골에서 나오는 신경계와 혈관을 누르면서 기계·화학적 미열을 냄으로써 심장, 신장, 혈관의 장해가 오게 된다. 음식을 익혀 먹으면서 자연이 주는 생명력을 잃게 되었고, 생존경쟁이 심해 남을 이기고 내가 살아야 한다는 삼역(三逆: 하늘-땅-사람을 거스름)의 생활이 극에 이르면서 질곡의 삶을 이어가고 있다.

마음에서 온다

먹을거리와 입을거리가 넉넉해지고 사는 것이 편해졌지만 남들이 나보다 잘 사는 것 같아 불만 속에 살아간다. 탐욕은 불만을 낳고 불만은 자연스럽게 흘러야 할 몸의 기운을 막히고 꼬이게 한다. 막히고 꼬이고 뒤틀린 것이 병이다. 탐욕 못지않게 몸을 병들게 하는 것은 오만이다. 노자는 '물은 만물을 이롭게 하면서도 공을 다투는 법이 없다. 항상 낮은 곳으로 흐르며 자기를 더럽혀 남을 깨끗이 하나 자랑하지 않는다' 하였다. 그러나 인간은 학식이 쌓일수록 교만해진다. 더 가졌다고, 높은 자리에 있다고, 더 배웠다고 안하무인이다. 이런 오만불손은 자연에서 자신을 이탈시키고 사회에서 소외시킨다. 이것이 또한 병이 된다. 만족과 기쁨은 욕심을 채워서 얻어지는 것이 아니고 줄임으로써 온다. 탐욕과 이기, 오만을 이겨내는 것이 건강에 이르는 길이다.

우리가 무너뜨린 생태계가 우리를 병들게 한다

식물은 햇빛을 받아 광합성을 하여 유기물을 만들고 흙에서 무기질을 흡수한다. 식물이 만든 것을 동물이 먹고, 동물의 시체를 미생물이 분해하여 식물이 살아갈 토양을 만든다. 자연의 순환 원리이다.

대지와 몸은 얼개가 비슷하다. 바위는 뼈요, 흙은 살이다. 강줄기는 핏줄이며 물은 피, 풀뿌리·나무뿌리는 모세혈관에 해당한다. 이 같은 자연을 눈앞의 이익을 위해 파괴하고 더럽히고 있다. 인간이야말로 지구의 이단자요 자연을 갉아먹는 해충과 같은 존재이다. 삶의 터전인 공기와 땅과 물이 썩고 있는데 나 혼자 건강하기를 바라는 것은 나무에서 물고기를 구하는 일과 다를 바 없다.

잘못된 식·의·주생활에서 온다

몸에는 땅의 정기가 숨쉬기에 제 땅에서 제철에 난 음식을 먹어야 한다. 여름 음식은 찬 성질로 더위를 이기게 해주며 가을에 난 곡식과 과일은 더운 기운으로 겨울을 나는

데 도움을 준다. 그런데도 여름에 겨울음식을 찾고 겨울에도 찬 것을 먹는 일이 많다. 유전자를 조작한 외국 농수축산물, 첨가물과 농약 범벅인 음식이 밥상을 차지해버렸다. 고기를 좋아하며 편식, 폭식을 일삼고 영양 많은 껍질을 버리고 부드러운 속살만 먹으려 한다. 육식, 폭식, 가공식은 사람을 급하고 공격적으로 바꾼다.

옷은 멋을 위해 몸에 꼭 달라붙는 것을 입는다. 추우면 두꺼운 옷으로 피부가 공기와 만나는 것을 막아 버린다. 피부는 단지 몸을 감싸고 있는 것이 아니라 호흡, 흡수, 배설, 감각, 보호 등 중요한 일을 하는데 이 같은 생활은 피부기능을 약화시켜 환경에 대한 적응력을 잃게 한다.

집은 두꺼운 벽에 단열제를 넣고 이중창을 달고 문을 꼭꼭 닫아 바깥과 완전히 차단한다. 육면이 석면으로 공해물질에 갇혀있다. 집이 숨을 쉬어야 사람도 숨을 쉰다. 자연과 조화된 집을 버리고 닫힌 공간에 스스로를 가두는 어리석은 생활이 심신(心身)을 갉아 먹는다.

햇빛, 공기, 물, 소금, 비타민C의 부족에서 온다

햇빛은 생명의 빛이다. 햇빛은 밝은 기운으로 활력을 주고 몸의 염도를 조절해 주며, 염증을 잡고, 살균소독을 하고, 비타민D를 만들 수 있게 해 준다. 음식(특히 고기나 가공식품)은 소화과정에서 일산화탄소를 만든다. 일산화탄소는 산소를 만나 이산화탄소가 되어 호흡, 대·소변, 방귀, 트림 등을 통해 몸 밖으로 나오는데 공기(산소)가 부족하면 독소로 몸에 쌓인다.

몸에 물이 70~80%에 이르고, 맑은 피가 잘 돌고 있다면 건강하다. 물이 부족하면 신진대사가 안 되어 온갖 이상을 겪게 된다. 여러 영양소들이 녹을 수 없고, 필요한 곳으로 가지 못한다. 양분을 흡수하면서 생긴 열이 나가지 못해 체온조절이 안 된다.

소금은 제독, 소염, 살균, 방부작용을 비롯해 피를 맑게 하고 신진대사를 촉진한다. 소금이 부족하면 무력증이 오고 장기가 힘을 잃어 신진대사가 안 된다. 소화가 안 되고 대·소변이 잘 나오지 않는다. 그러면 노폐물과 독소가 차고 저항력이 약해져 허약 체질이 된다. 몸에 생긴 염증도 쉽게 삭지 않는다.

비타민C는 신진대사를 돕고 혈구를 되살리며 저항력을 높여 준다. 비타민C는 점막과 점막을 튼튼하게 연결시켜 준다. 비타민C가 충분하면 세균에 잘 감염되지 않으며 피하출혈이 일어나지 않는다.

4. 어떻게 몸을 되살리는가?

몸은 스스로 치유하는 신비한 능력을 가졌다. 몸은 외부의 자극이나 내부의 문제에 대하여 스스로 해결책을 찾아 나선다. 방어적인 몸의 활동은 면역력이라 하며, 적극적인 역할은 자연치유력이라 한다. 몸 안에는 이미 100명의 의사가 있다. 이 의사는 어떠한 상황에서라도 주인을 위해 모든 노력을 진행하며 가장 좋은 치유효과를 가져온다. 우리는 이 의사를 믿어야 한다.

몸이 보여주는 자연치유 활동

❶ 통증과 염증을 만든다. ❷ 토하게 한다. ❸ 설사를 한다. ❹ 재채기(기침)를 한다. ❺ 열을 내고 흥분시킨다. ❻ 두드러기와 발진을 한다. ❼ 눈물과 콧물을 흘린다. ❽ 땀을 흘린다. ❾ 가스(방귀·트림)를 내보낸다. ❿ 출혈(出血)을 한다. ⓫ 경련(痙攣)을 한다. ⓬ 붓는다(부종浮腫).

자연치유력을 돕기 위한 행위

❶ 불균형을 바로잡아 조화롭게 해주고 ❷ 따뜻하게 해주고 ❸ 부족한 것을 보충해 주고(영양, 산소, 비타민, 미네랄 등) ❹ 독소를 빼 맑게 해주고 ❺ 자극하여 풀어준다.

위와 같이 작용하는 내 몸 안의 의사를 잘 살려내고, 5대 영양소를 잘 활용한다면 건강하게 살아갈 수 있다.

■ 바른생활건강 문답(問答)

Q 바른생활건강법이란 무엇인가?

'올곧게 사는 삶의 지혜'이다. 선현들의 지혜로 자연순환의 이치대로 살아가는 것이 최고의 생활법이고, 건강법이며 의학이다. 생활이라는 말을 풀면 '살림살이'라는 것이다. 남을 살리고 내가 산다는 큰 뜻이다. 풍토합일(風土合一), 생체일자(生體一者), 신토불이(身土不二) 이 모든 원리가 하나이다. 풍토에 맞는 생활을 통해 건강을 가꿔간다는 의미로서 정체성과 역사관이 분명해야 한다. 마음을 바꾸지 않으면 그 무엇도 안 된다. 가슴을 열어 전통 생활문화를 알고 자연의 이치에 맞게, 자연에 가깝게 살고, 하늘을 거스르면 안된다. 조상들의 지혜가 곧 '몸살림'이며 의학이다. 천·지·인, 정(精)·기(氣)·신(神)이 하나이다.

Q 전통문화란 무엇인가?

생활 자체가 문화다. 기나긴 역사에서 줄기를 이루어 온 것이다. 하늘의 뜻과 땅의 이치를 존중하고, 조상을 받들고 사람을 사랑하는 것이다. 천·지·인을 아우르는 것이 우리 문화의 특징이다. 식·의·주 및 모든 생활구조가 사람 중심이며 건강 중심이다. 우리 민족은 비는 민족이다. 명절, 제사, 천제, 혼인, 돌, 생일 등 다 비는 것이다. 나라의 번영과 민족의 안녕을 하늘과 땅, 천지신명께 비는 것이다. 이런 것들이 다 문화다.

Q 우리 가락, 우리 춤, 우리 문화의 특징은?

음악이란 민중들의 생활의 지혜이다. 우리는 낳는 순간부터 춤추고 노래한다. 노동의 고통과 생활의 애환을 달래 주는 보약이었다. 아낙들이 김을 매면서 끊어질 듯한 허리를 부여잡고 밭고랑을 헤쳐 나가야 할 때 아리랑 가락으로 고비를 넘어간다. 춤과 노래는 단순한 놀이에 그치지 않고 '노동하는 인간의 건강한 생명의 소리'이다. 괴로울 때나 즐거울 때 저절로 하게 되는 몸의 표현 중 가장 기본적인 것이 노래와 춤이다. 그것은 몸을 살리는 치유행위이기도 하다. 삶 자체가 춤이고 노래이다. 영가무도(靈歌舞蹈)하고 사는 것이다. 별도로 하는 것이 아니다. 가장 좋은 것이 대동놀이다. 그것이 아니면 주체성을 갖지 못한다. 사물놀이만 해도 모아들고 어깨가 들썩인다. 논에서 만드리(김매기) 할 때 풍물놀이를 하면 그 소리에 벌레들이 배가 터져 죽어버린다. 동식물도 음악을 들으면 생기가 넘친다. 조상들은 심지어 상가에서도 노래했다. 망자(亡子)가 즐겁게 가시도록 하는 것이다. 애도하는 것은 유교문화이다. 씻김굿도 노래하는 것이다. 춤은 생명이며, 나무 이파리 하나도 바람에 몸을 맡기고 계속 춤추며 생명의 끈을 이어간다.

Q 서양의학의 장단점은?

서양의학이 이 땅에 들어와 국민들 건강에 기여를 한 부분도 크다. 서양의학은 전쟁을 통해, 시체를 해부하며 발전해왔다. 그래서 외과수술과 응급조치에 큰 장점을 가지고 있다. 자연재해, 천재지변, 전염성 질환에도 잘 대처할 수 있다. 정형외과, 치아부전, 호흡장애 시 산소호흡기 꽂는 것, 탈장 등을 신속히 꿰매는 것, 천공이나 기흉을 수술하는 것 등은 장점이다.

못된 행위는 전부 약이나 주사에 의지하는 것이다. 또한 투망식 검사로 병명을 붙이고 의사말 따르지 않으면 몇 개월 못산다고 하면서 환우들을 몰아친다. 몸을 기계적으로 세분화시킨 것인데 이는 합당하지 못하다. 병을 다스려 같이 가는 것이 아니라 약물, 수술, 항암제, 방사선 등으로 공격하는 것이다. 피검사나 소변검사, 초음파면 다 알 수 있는데 비싼 촬영과 조직검사를 강요하여 사람을 파김치로 만들고 환우를 폭압적으로 몰아친다. 생명이 붙어 있는 날까지 실험을 해 버린다. 자연치유력을 치명적으로 파괴시켜 버린다. 통일유기체인 몸을 기계의 부품처럼 보면 안 되고, 화공약품으로 균을 죽여 치료하는 것, 부분적 수술, 눈에 보이는 것에만 대처하는 것으로는 온전한 치유를 할 수 없다.

Q 서양의학에서는 싱겁게 먹으라는데 왜 짜게, 맵게 먹어야 하나?

짜게 먹지 않으면 다 염증이 걸려버린다. 염증 치료는 소금이 아니면 안 된다. 소금, 고추장, 된장, 신김치만이 염증을 잡을 수 있다. 소금이 아니면 몸이 썩어버린다. 소금을 많이 먹으면 물을 많이 먹을 수밖에 없다. 그러면 피가 맑아지고 순환이 잘 된다. 짜게만 먹어도 병이 낫는다. 맵게 먹으면 땀도 나고, 눈물구멍도 트이고, 열이 난다. 열이 올라야 사람이 산다. 짜게 맵게 먹으면 추위와 더위를 이겨낸다. 위장이 튼튼해지고 대·소변이 잘 나간다. 어머니 양수가 바닷물과 염도가 같다. 몸에 염증이 생기면 신경염이 생기고 장의 연동운동이 안 되어 온몸에 무력증이 올 수 있다.

Q 왜 곡·채식을 해야 하고 현미오곡밥을 먹어야 하나?

모든 식물은 독과 약을 가지고 있으니 고루 섞어 먹으면 독성은 중화되고 약성은 상승하여 5장6부의 구조에 맞다. 생명력 있는 5가지를 조화되게 먹고, 채소를 먹으면 괴혈병 없게 된다. 보약이다. 현미는 섬유질이 많고, 100% 영양소가 살아 있고, 소화·흡수가 늦으므로 혈당이 조절된다. 오행, 오미, 오색을 고루 섞어 먹으면 생명의 보약이다. 현미가 좋다는 것은 여러 연구결과로도 나오고 있다.

Q 가공식품과 고기를 먹지 않아야 하는 이유는 무엇인가?

역사적으로 곡·채식에 적응해온 우리는 장이 길어 고기를 먹으면 소화·흡수, 배설이 잘 안 된다. 가공식은 보관하고 맛을 내기 위해 첨가물이 안 들어갈 수가 없다. 가공하면 생명력이 없어진다. 모든 것은 통째로 먹는 것이 좋다. 그리고 고기 자체의 질이 낮다. 가축은 원래 개만 육식이고 다 초식인데, 유전자조작으로 키운 방부제 섞인 곡물과 골분을 먹이고, 성장촉진제, 항생제, 부신피질호르몬제 등으로 키운다. 광우병은 인간에게 주는 하늘의 경고이다.

Q 단식의 가장 큰 효과는?

모든 것이 마음 먹기에 달려 있는데 다 비워버리니 마음이 편해버린다. 얽매임에서 해방되고 너그러워진다. 욕심부릴 것도 없어지고 정신의 혁명이 와 본연의 양심으로 돌아가게 된다. 펑펑 우는 사람이 많다. 그만큼 절실했고 그 상태에서 해방되었다는 표현인 것이다. 복수가 찼을 때 단식하면 빠지는데 감사의 말 빼고 무엇이 남겠는가? 반면 그렇게 간사할 수 없는 것이 사람이다. 병이 나으면 예전의 고통과 아픔, 감사의 마음을 잃어버린다.

단식도 자극의 일종이다. 음식을 먹으면 노폐물이 나오는데 몸에 쌓인 노폐물을 처리할 때 단식이 아니면 완전히 청소가 안 된다. 단식을 하면 지방과 단백질 공급이 안 되어 이상세포가 괴사하게 된다. 죽염 먹고 단식해버리면 병원체들이 다 굶어 죽는다. 충들도 더러운 것이 없으니 먹고 살 것이 없어 다 빠져나가 버리고, 결핵균도 피가 맑으면 굶어 죽어 버린다. 단식은 심신이 조화되는 자기발견의 수련과정이기도 하다. 자극은 감각과 지각을 뚜렷하게 한다. 추위와 배고픔이 가장 큰 자극이다.

Q 단식으로 다이어트를 하는 사람들이 많은데…

인위적으로 설사제를 먹으면서 나시스 같은 독약을 먹고 단식을 하는 것은 극히 위험하다. 변을 잘 봐야 하는데 그런 본질적인 문제를 해결하여 몸을 온전히 살리는 데 초점을 두어야 한다. 상업적 목적으로 단기간에 살 몇 kg 빼는 식으로 현혹하고, 또 거기에 혹하여 빠져드니 안타깝다. 당분 공급이 없이 단식을 하면 전해질이 빠지고 저혈당에 걸려 버린다. 그래서 산야초효소와 현미오곡조청, 죽염을 반드시 공급해야 하는데 이러한 조치 없이 '무조건 굶는 것'은 지극히 위험한 행동이다. 미용을 위해 생명을 내거는 무모한 행동은 즉시 그만둬야 한다.

Q 생채식이 필요한 이유와 주의할 점은 무엇인가?

풀이나 과일은 몸을 차게 하므로 몸이 약한 사람은 흡수를 잘 못할 수 있다. 장이 늘어진 사람들이다. 소장이 짧은 사람들(빼빼한 사람들)은 다소 힘이 들 수 있다. 소모성 질환(당뇨, 결핵 등)은 회복을 시켜서 생채식을 해야 한다. 생채식을 해야 몸을 근본적으로 깨끗이 할 수 있다. 피를 맑게 하니 체질을 완전히 바꾼다. 생채식은 찬 음식이므로 체온이 1℃ 정도 떨어진다. 섬유질이 많고 수분이 많아 설사가 나온다. 큰 상관은 없으나 설사가 계속되면 마그밀이나 상쾌효소를 안 먹으면 된다. 양파, 마늘, 생강, 고추장, 무 등 열을 내주는 음식과 발효음식으로 맵고 짜게 먹어야 체온을 유지할 수 있다. 뿌리채소와 잎채소를 골고루 먹어야 음양의 조화를 기할 수 있다. 잎(찬 음식)은 음, 뿌리가 양(더운 음식)이다.

채소만으로는 산소 공급이 부족하므로 소금과 물을 많이 먹어야 한다. 열을 많이 내주는 음식은 인삼, 산초, 고추씨, 무 등이다. 짜고 맵게 먹으면 아무 탈이 없다. 병약자는 어린아이처럼 먹어야 한다. 많이 먹으면 죽는다.

Q 물을 하루 2.5L 이상 마셔야 하는 이유는 무엇인가?

생수는 산소를 공급해 신진대사를 활성화시킨다. 물이 있어야 몸이 보들보들하고 체온이 잘 조절된다. 물을 안 먹으면 몸이 굳고, 자가 중독으로 변을 못 보고, 장의 연동운동이 안 되어 독소가 쌓이고 몸이 흐트러진다.

Q 건강과 산소의 역할은?

산소가 부족하면 제일 먼저 뇌세포가 죽어버리고 세포들이 살 수가 없다. 또한 몸 안에서 연소가 안 된다. 병원의 무균실은 사람을 죽이는 곳이다. 균이 없는 곳은 사람도 살 수 없는 곳이다. 전염은 없다. 짜고 맵게 먹으면 괴혈병이 없어서 전염이 안 된다.

**Q 왜 숙변이 만병의 근원이며,
숙변 없이 건강한 생활을 하기 위한 방법은 무엇인가?**

숙변은 가스를 만들고 해로운 미생물의 서식처가 된다. 몸에서 음식이 썩는데 사람이 어떻게 살겠나. 더러운 물에 고기가 살 수 없는 것과 마찬가지다. 한마디로 독이다. 먹으면 무조건 내보내야 한다. 쌓이면 병이 된다. 하수도가 막히면 어떻게 되는가? 숙변이 쌓이면 열이 오르고 토하게 되는 것도 마찬가지 원리다. 갑자기 열이 올라가는 것은 영양과잉으로 잡균들이 많이 생겨 그것을 태워 죽이려 열이 나오는 것이다. 그래서 풍한서습(風寒暑濕)이 생기는 것이다. 노폐물이 쌓이면 대장에 게실과 작은 혹이 생긴다. 가스가 차고 분해 배설이 안 되니 독소가 쌓여 버린다. 변비가 숙변이 되어 전체적으로 막히고, 소통이 안 되니 머리도 아프고, 요산·요독이 차서 전립선 비대, 방광염, 요실금, 신우염으로 간다. 막히면 병이고 트이면 낫는다.

Q '암' 하면 죽음을 떠올리는데 예방과 치료를 위한 방법은?

잡곡 먹고, 맵고, 짜게, 채소 먹으면 안 걸린다. 생활이 건강하면 암이 없다. 평소생활에서 정상세포가 잘 살 수 있는 환경을 만들어주어야 한다. 암은 '무산소증식세포'로 산소 부족과 일산화탄소의 정체, 지방과 단백질의 과잉으로 일산화탄소가 넘치는 지방, 단백질과 결합하여 화학적 반응을 일으켜 종양으로 굳은 것이다. 고기를 구워먹거나 채소를 익혀먹을 때, 튀긴 음식 등을 자주 먹을 때 나타난다. 숙변이 쌓이면 몸에 일산화탄소가 많아져 암을 일으키는 원인이 된다.

병원에서는 항암제, 방사선, 수술로 없애지만 암은 건드리면 성난다. 죽여 없애려고 공격해서는 결코 나을 수 없다. 달래고 어루만지고, 보듬고 가야 할 동반자로 여겨야 한다. 산소를 잘 공급하면 일산화탄소는 이산화탄소가 되어 몸 밖으로 나온다. 따라서 평소 몸에 산소를 잘 공급하여 글로뮈를 살려내고 체액을 중화시켜주면 된다. 단식과 생식을 통하여 몸에 쌓인 노폐물, 즉 숙변과 불포화지방산, 분해되지 않은 단백질 등을 밖으로 내보내고 체질을 개선한다. 냉온욕 등으로 산소를 충분히 공급해주고, 열요법(겨자요법) 등을 하여 종양 덩어리를 녹여낸다. 죽염이나 감잎차, 느릅나무껍질 등을 활용하면 좋다. '암'이라는 생각을 떨쳐버려야 한다. 그것이 가장 큰 치유법이다. 병명에 매달리면 살아나기 어렵다.

Q 항암제와 방사선 치료의 문제점은?

몸의 면역력을 떨어뜨려 치료 효과보다 부작용이 많다. 항암제 맞아서 암 나은 사람 없다. 6개월 내에 반드시 다시 발현한다. 항암제는 뼈에 염증을 만들고, 몸을 파괴시켜 악순환을 하게 된다. 암세포는 정상세포에서 나온 것으로 정상세포와 거의 비슷하다. 따라서 암세포를 죽이는 약은 반드시 정상 세포도 죽이고 마는 것이다. 항암제는 '알킬화제'라는 독가스에서 시작하였다. 세포에 독을 넣어 세포를 죽이고자 하는 것이다. 암세포만 죽이고 정상세포에는 작용하지 않는 항암제는 없다. 항암요법을 쓸 경우 재발률은 50~100%에 이른다. 방사선도 마찬가지다. 쪼이는 양이 많을수록 암세포가 잘 죽겠지만 정상세포의 피해 또한 막심하다. 많은 양의 방사선은 오장육부를 망치고 합병증과 후유증을 크게 한다. 정상세포를 암세포로 만드는 '암화현상'을 부르기도 한다.

Q 정신질환, 우울증 등이 문제가 커가는 데 해법은?

변을 보고 짜게, 맵게 먹고 몸을 청소하면 우울증, 정신장애, 자폐 등 다 없어진다. 허브향이 도움이 된다. 살균을 해주고, 피부를 자극해서 기분을 좋게 한다. 향기 치료를 잘 활용하라.

Q 피부병은 왜 생기나?

피부는 단순히 몸을 감싸는 보자기가 아니고 보호, 감각, 분비·배설, 호흡, 혈액순환 촉진, 체온조절, 흡수작용 등을 통해 건강을 유지시켜 주는 중요한 기관이다. 피부는 외피와 내피로 나누는데 외피는 살갗, 손·발톱, 각막 등이고 내피는 내장벽을 이룬다. 내장의 이상은 피부를 통해 드러난다.

폐가 나쁘면 혈색이 하얗고, 신장이 나쁘면 검게 된다. 간이 안 좋으면 혈색이 푸르게 되고, 심장에 문제가 있으면 붉게 된다. 피부병은 내장이나 내분비선, 신경계통에 이상이 있을 때 생긴다. 요산·요독이 쌓여 신장이 과로하면 신장과 방광에 이상이 오므로 그 부담을 덜어주기 위해 노폐물을 피부로 내보내는 것이다. 아토피, 비듬, 무좀, 치질과 눈병, 방광염, 신우염, 중이염, 축농증 모두 마찬가지다.

모든 질병은 땅을 멀리해서(我土避아토피) 온다. 겉에 드러난 것만 보면 피부병은 나을 수 없다. 내장의 오염도는 내장 밖의 오염도보다 1000배가 높다. 내장이나 내분비선, 신경계통 이상이나 방광염, 요실금, 전립선염, 전립선비대, 변비, 숙변 때문에 나타나는 것이 피부병이기 때문이다. 병원에서는 부분 이상으로 보고 발진이나 염증, 가려움증이 없어지면 치료된 것으로 보지만 치료를 멈추면 재발하고, 고질병이 되어 버린다. 더 무서운 것은 약에 의한 내장기관 약화와 뇌에 미치는 영향이다. 피부병 환자는 정서가 불안해져 우울증과 정신질환을 많이 앓아 자살률이 매우 높다. 약이나 연고로는 원인을 없애지 못하기 때문에 증상은 더욱 심해진다. 부신피질호르몬제가 몸에 쌓이면 기능부진이 나타나고 기형아를 낳는 경우도 있다.

피부병을 나으려면 몸의 노폐물을 없애야 한다. 또한 신우염, 요도염, 방광염을 해결해야만 한다. 피부병은 명현반응이 심하게 나타나 통증과 가려움증을 동반하고 온몸에서 진물이 나오는가 하면 비늘처럼 피부가 벗겨져 나오기도 한다.

Q 고혈압은 어떻게 해야 하나?

고혈압은 과식과 고기류 위주의 식생활, 즉 영양과잉으로부터 온다. 이러한 식생활이 오래 되면 혈관에 찌꺼기가 쌓여 피가 탁해지고 혈관이 좁아진다. 혈관이 좁아지면 혈액량이 줄어 심장이 압박을 받고 혈압이 올라간다. 또 신장이 노폐물을 처리하지 못해 혈관이 부풀어 혈압이 오른다. 고혈압은 병이 아니다. 변이 막혀서 체액으로 나쁜 물이 들어가서 혈압이 올라가니 대소변만 잘 보면 없어진다. 아침만 안 먹어도 좋아진다. 관장을 하여 배변을 꾀하고 하루 2.5리터의 생수를 마시고, 모관운동을 하여 혈액순환을 좋게 해주어야 한다.

병원에서는 혈압강하제(이뇨제)나 베타차단제를 써서 일시 혈압을 낮추지만 고칠 수 없다. 억지로 혈압을 낮추면 혈액순환은 더욱 나빠지고 피가 굳어 뇌경색 및 뇌혈전을 일으킬 가능성마저 있다. 이뇨제인 댄디곤 종류를 먹으면 혈관의 노폐물을 빼줘 일시 좋아진 듯 하나 평생 먹어야 한다. 야콘과 매육농축액, 난유, 죽염 등이 좋다.

Q 당뇨병은 왜 걸리며 치료법은 무엇인가?

당뇨병은 장기와 글로뮈가 연화·소실되어 나타나는 증상이다. 관상동맥과 랑게한스샘도 상해버린다. 가공식이나 과식, 당분을 너무 많이 먹으면 몸에 포도당이 많아지는데 이를 분해하기 위해 췌장에서 인슐린을 많이 내게 된다. 당분이나 인공감미료 섭취가 많아질수록 췌장은 인슐린을 더욱 많이 내보내고 그러다보면 스트레스나 기타 다른 요인으로 췌장의 인슐린분비가 적어진다. 그러면 당분은 분해되지 못하고 혈관 속으로 들어가게 되는데 이때 지나치게 높은 혈당을 떨어뜨리기 위해 오줌으로 당분을 내보내는 것이 당뇨인 것이다. 당뇨가 되면 발이 뜨거운 증상이 나타나며, 피부가 헐고 면역력이 떨어져 상처가 잘 낫지 않는다. 백내장, 녹내장, 몸이 야위는 등 여러 합병증으로 마침내 죽음에 이르는 병으로 '조용한 살인마'라 한다.

병원에서는 인슐린과 혈당강하제를 넣지만 자연치유력을 퇴화시켜 췌장의 기능을 완전히 망가뜨려 불치의 병을 만든다. 생식을 하고 물, 소금, 비타민C를 적절히 먹어 피를 맑게 하고, 단식과 관장으로 숙변과 독소를 없애고 적절한 운동으로 췌장이 살아나도록 한다. '누우면 죽고 걸으면 산다'는 말은 당뇨병에 특효약이다. 오곡조청, 야콘, 뜸부기, 미역 등을 많이 먹고 치커리엑기스 등을 쓰면 좋다.

Q 평상, 목침을 써야 하는 이유는?

사람은 서서 살기 때문에 척추가 전후좌우로 뒤틀려 병이 오게 된다. 딱딱한 평상에서 자면 틀어진 척추를 바로 잡을 수 있다. 경침은 어긋난 목뼈를 바로 잡아 주고 이비인후과 계통이나 치아 이상, 기관지 염증을 막아주고 소뇌와 연수의 기능을 활발하게 해 준다. 피의 60%는 머리 쪽에 쓰인다. 경침을 베고 평상에서 자면 어깨통증이 없어지고 허리가 반듯해지고 머리가 열을 안 받아서 좋다. 힘들이지 않고 잠잘 때 병이 나을 수 있으니 얼마나 좋은가? 오동나무는 가볍고, 균이 생기지 않고, 온도 변화가 없어 사계절 기분 좋게 쓸 수 있다.

Q 건강한 아이를 낳기 위한 방법과 불임증의 해법은?

옛 어머니의 방식대로 식·의·주생활이 건전해야 하고, 노동을 해야 한다. 산부인과에 가지 말고 집이나 조산원에서 자연분만을 해야 한다. 그리고 반드시 낳은 뒤 3일 간 아이를 굶겨 배내똥을 누게 해야 한다. 배내똥이 나오지 않으면 평생을 병약하게 살게 된다. 기능 장애인이 아니고서는 100% 불임은 없다!! 바른생활건강법을 실천하여 지방이 빠지고 몸이 따뜻해지면 해결된다.

Q 소아(성인)병의 해결책은?

소아암이 많이 나온다. 어머니가 싱겁게 먹어 양수가 싱거워 병을 안고 나오는 것이다. 배내똥을 빼내지 않고 곧바로 우유를 먹여버리니 문제는 더 커진다. 수술이나 인위적인 출산과정에서 아이가 받는 고통이 너무 크다. 침대 위에서는 옆으로 아이가 나오니 자연출산이 어렵다. 중력이 작용하는 자세(옛 어머니들 방식)로 아이를 낳아야 한다. "산부인과에서 병주머니를 달고 소아과로 간다"는 말을 기억해야 한다.

Q 아침을 먹지 않으면 몸이 부실해지지 않을까?

현대 생활은 영양 과잉이다. 2500kcal 먹으면 소화흡수가 안 돼 건강을 해치게 된다. 아침 먹으면 장의 연동이 안 되고 배설호르몬인 모틸린이 나오지 않게 된다. 아이들도 아침을 안 먹으면 키도 잘 크고 머리도 좋아진다.

Q 왜 발효음식이 중요한가?

발효가 되어야 에너지를 만든다. 그래야 몸이 따뜻해지고 이로운 미생물이 많아져 효소작용을 돕는다. 고기와 가공식품 등은 해로운 미생물을 증식시켜 활성산소를 만들어 몸을 해치는 독소가 된다.

Q 바람직한 옷 입기 방법은?

통풍이 첫째고 면이라야 피부에 상처가 안 난다. 대맥(帶脈)인 허리에 띠를 묶어야 콩팥에 좋고 장의 운동이 잘 되어 배뇨·배설이 잘 된다. 꽉 조이는 옷은 공기가 통하지 않아 좋지 않다. 먹을 수 없는 것은 피부에 바르지 않아야 한다. 화장품은 대부분 화학합성품으로 몸에 해롭다.

Q 바람직한 주거생활은?

통풍이 잘 되게 하고, 자연을 소재로 집을 짓고, 높지 않은 곳에서 땅의 기운을 받으며 살아야 한다. 나무 높이를 넘으면 발효도 안 된다. 몸의 기능도 퇴화하게 된다.

**Q 제도권 의학과는 어떤 관계인가?
보조적인 차원의 보완책인가, 극복 차원의 대안인가?**

서양의학이 전통의학과 민간 차원에서 이루어 낸 성과를 검증도 없이 터부시하지 말고 가슴을 열고 진위를 진지하게 알아볼 것을 권한다. 서양사람들이 연구한 것은 무조건 과학적이라 믿고 따르면서 왜 수천 년 동안 생활을 통해 검증해 온 전통민간의학의 치료법은 비과학적이라는 딱지로 비웃는지 이해할 수 없다. 문제는 환우들을 살려낼 수 있느냐, 건강의 길로 이끌어 낼 수 있느냐는 것이다. 생명을 살리는 것에 바탕을 두고 판단해야 한다. 생명을 살려내야 진정한 의학이다.

Q 국민들의 건강을 위한 종합 해결책은?

나물 먹고, 소금 먹고, 물 마시고, 노동하고 사는 것이 최고의 건강법이다. 밥 잘 먹고, 잠 잘 자고, 똥 잘 누면 끝이다. 서양의학에 대한 맹종(盲從)을 버리고 가정에서 생활을 통해 자기 몸을 돌보아야 한다. 최고의 보약, 밥상이 살지 않으면 건강은 없다. 바른 식·의·주생활을 하여 자연치유력을 키우도록 노력해야 한다.

정부차원에서 '생활건강지도사'를 교육하여 면이나 동 보건소에 배치해야 한다. 주민들이 생활속에서 건강하게 살 수 있는 방법을 지도하고 아플 때 스스로 낫도록 도와주는 역할을 하도록 해야 한다. 그리 된다면 나라를 살리는 큰 의학이 될 것이다.

Q 현재의 법적, 제도적 한계를 넘어설 방법은?

침구사나 생활건강지도사, 물리요법사 등 여러 대안의료 제도를 통해 민중의료의 대중화가 가능하도록 정부가 방향 전환을 해야 한다. 유럽이나 미국은 자연의학에 대한 엄청난 연구를 하고 있다. 또다시 그들의 연구물을 가져다 쓸 것인가? 하루빨리 서양의학 일변도의 정책을 바꿔야 한다. 비제도권 의료인의 옥석을 구분할 수 있는 방법(자격증 시험)을 찾아 실력 있고 인술을 펴는 진실한 의료인들이 사회적 역할을 다할 수 있도록 해야 한다. 무조건 못하도록 막고 처벌하는 것이 아니라 다른 나라들처럼 결과가 잘못되었을 때 책임을 크게 묻는 방식이 되어야 할 것이다. 의료의 자기결정권을 가로막는 의료기득권 세력을 국민의 힘으로 넘어서야 한다.

Q 의료제도의 개혁방안과 민중 건강권을 온전히 하기 위한 방안은?

제도권 의료계가 기득권을 버려야 한다. 상업적 태도를 버리고 진정한 마음으로 인술을 베풀어야 한다. 그리고 성인병, 생활습관병, 퇴행성 질환, 난치병은 효과 좋은 비서양의학적인 방법이 있음을 인정해야 한다. 오늘날의 의사는 목수(木手), 토수(土手), 용접공에 다름 아니다. 그들에게 기계와 약물 없으면 어찌할 것인가? 근본적으로는 의료체계를 확 바꾸어야 한다. 의사가 되는데 10년 세월이 걸리고 엄청난 돈이 드는데 '본전 생각'이

나지 않을 사람이 얼마나 되겠는가? 따라서 의과대학생의 일정 비율을 정부가 지원해 가르치고, 일정기간 월급을 주면서 의무복무를 하게 하는 제도를 만들어야 한다. 그러면 상업적 논리로 환자들을 몰아치는 일은 줄어들 것이다. 그렇게 변화를 이끌어 가야 한다. 사법연수원제도에서 그 예를 찾을 수 있다.

잉태, 태교, 출산, 육아

한 생명이 건강하게 나기까지 100년의 정성이 필요하다. 남자는 씨를 만들어 내지만 여자는 씨를 받아 태어나기 때문이다. 지금의 나는 이미 할머니 뱃속에 나의 어머니가 태아의 형태로 자리 잡고 있는 순간에도 완성된 형태의 난자로 존재하고 있었기 때문이다. 할머니 뱃속의 나의 어머니, 태아인 어머니 뱃속에 완성된 형태로 자리 잡은 절반의 나, 내 뱃속의 딸아이 그리고 딸아이 속에 있는 씨앗. 이렇게 여성은 씨앗을 받아 태어난다. 이 사실로 우리는 생명을 선택하고 조절할 수 없음을, 내가 이 세상에 지음 받아 태어나는 순간부터 자기생명운동을 충실히 하는 것이 생명 받은 이의 도리임을 깨달아야 한다.

1. 건강하지 못한 몸과 인공분만의 악순환

태초로부터 생명을 잉태하고 나고 자라게 했던 자연스런 삶의 과정이 의학이란 명목과 무통분만이라는 이름의 이윤논리로 변질되었다. 생명의 과정을 자연스레 삶 속에서 배우지 못한 현대인들은 사회가 심어준 막연한 공포가 두려워 소위 전문가들에게 삶의 주도권을 고스란히 넘겨버렸다. 그 결과 불임률 15%, 자연유산율 20%, 조산율 15%이며, 사산(死産)도 해마다 크게 늘고 있다. 건강보험공단에 따르면 2011년 개복(제왕절개)수술 16만 1793건 중 양막 조기파열, 전치태반과 같이 수술이 불가피한 경우는 2만 80건에 불과했다. 부모가 아이를 잉태하지 못하고, 임신을 유지할 능력이 크게 낮아졌을 뿐 아니라 출산의 과정조차 이겨내지 못하는 몸과 정신 상태가 되어버렸다.

갓난아이들은 엄마젖을 충분히 먹지 못하고 있고, 소아과 항생제 처방률은 56.4%(건강보험심사평가원)에 이르며, 검증되지 않은 예방접종에 따른 부작용과 위험을 안고 자라고 있다. 어미의 따뜻한 품을 빼앗기고 나면서부터 공포심을 느끼는 아이들. 분유로부터 시작되어 이유식과 오염된 음식으로 절여진 몸. 생활습관병과 아토피로 고생하는 아이들…. 온몸으로 뛰고 날면서 자라야 할 아이들을 책상 앞에 앉혀 놓기 위해 '과잉행동장애'라 진단하고 정신과 약물을 먹이는 파렴치한 어른들. 몸도 마음도 정신도 망가진 아이들은 우리의 미래다.

태아는 면역체계와 신체조직을 만들어가는 과정에 있기 때문에 합성 호르몬, 비스페놀A, 프탈레이트, 알킬벤젠 등 환경호르몬이나 납, 수은 등 중금속에 특히 취약하다. 따라서 임신 전후의 여성은 합성호르몬에 특히 주의를 기울여야 한다. 합성호르몬은 몸에서 쉽게 배출되지 않고 지방층에 쌓여 태아에 영향을 주기 때문이다.

병원은 하지 않아도 될 초음파검사를 정부 보조금을 타먹기 위해 여러 이유를 붙여 수십만원의 의료비를 산모에게 부담시키고 있다.

치욕스러우며 인권과 자연적인 질서를 파괴하는 분만대

모든 동물은 자신의 아늑한 보금자리에서 새끼를 낳는다. 티벳의 어느 부족은 어두운 동굴에서 아이를 낳아 시력이 5.0에 이른다고 한다. 우리는 병원에서 출산하는 것이 공식이 되어 있고, 밝은 불빛 아래서 낳으니 갓 나온 아이가 놀랄 뿐 아니라 시력도 보호받지 못하고 있다. 중력이 작용하는 수직 상태가 아닌 분만침대에 누워 양다리를 고정시키고 아이를 낳게 하는 일은 의료진의 편리를 위한 것일 뿐 산모를 위한 배려가 전혀 없는 폭력에 다름 아니다. 등을 대고 눕는 출산 체위는 혈액순환을 막아 충분한 산소를 공급하지 못하게 하고, 태반이 잘 나오지 못하게 하며, 중력에 따른 자연스런 출산을 불가능하게 한다.

그러한 잘못된 출산법을 따르다 출산이 힘들어지고 출산 시간이 길어질수록 산모에게 진통제(무통분만)나 합성호르몬(인공 옥시토신)을 투여하는 것이 흔해진다. 그러나 몸은 약을 쓰지 않았을 때 통증에 대해 더 효과적이고 자연스럽게 대처한다. 분만실의 각종 기계와 의료진, 밝은 불빛 등의 위압적인 환경과 무통분만을 위한 진통제 사용, 자궁수축을 위한 인공 옥시토신의 투여는 출산을 더 어렵게 하여 태아의 상태는 급박해지며, 결국 개복(제왕절개)수술을 선택하게 된다. 제왕절개는 정상분만에 비해 합병증 가능성이 5~10배나 높고, 분만사망률도 4배나 높다. 분만실 환경, 분만대, 진통제나 인공 옥시토신 사용과 제왕절개는 피할 수 없는 관계를 가진다.

인공분만의 피해자는 산모, 아이, 가족 그리고 온 사회다

아이는 정상적인 진통을 거쳐야 한다. 진통은 아이가 생존하기 위해, 세상에 나아가기 위해 반드시 거쳐야 하는 과정이다. 오늘날 산모들은 자신의 당할 고통을 생각하고 그 고통을 피하는데 온 신경을 집중한다. 하지만 그 고통이 자신에게 필요한 것이란 생각은 하지 않는다. 무엇보다 그 고통이 아이에게 꼭 필요한 과정이란 생각을 못한다. 고통을 겪지 못한 생명은 세상을 살아가는 준비를 하지 않은 채 태어나는 것과 같다. 생명은 주위 환경에서 오는 고통을 끊임없이 이겨내며 살아야 한다. 진통과정에서 옥시토신이 많이 나와야만 그 뒤 엄마 몸에서 젖이 충분히 나오며, 자궁도 빠르게 수축되고, 태반도 부드럽게 떨어져 나온다. 진통은 엄마 몸을 건강하게 하며 아이가 세상에 태어나기 위한 몸을 준비시켜 준다. 엄마의 양수에서 따스하게 보호받는 환경에서 벗어나 세상을 스스로의 힘으로 살아가야 한다는 사실을 온몸 세포 구석구석에 새기는 과정이 바로 진통이다.

흙으로 반죽한 그릇이 세상에 나오려면 뜨거운 불에 굽는 과정을 거쳐야 한다. 불에 굽지 않고 모양만 만든 그릇은 제 역할을 다 하지 못하듯 아이도 마찬가지다. 흙에서 그릇으로 다시 태어나는 과정이 바로 진통이다. 진통을 빼앗긴 아이는 세상을 제대로 살아갈 힘을 빼앗긴 것이며, 불에 굽지 않은 그릇과 같다. 진통이란 고통을 이겨내야 아이가 자기 힘으로 살아갈 수 있게 된다.

2. 올바른 잉태와 태교_지성이면 감천이라

생명이 난 지가 수억 년인데 야생동물이나 사람이나 태어난 과정은 우주의 힘이 맺혀야 한다. 부부가 맺어지면 한 가정이 이루어지는데, 가정을 이루면 종족이 보존되어야 한다. 종족보존의 원리를 알려면 할아버지 할머니 아버지 어머니 밑에서 살면서 세상 이치를 터득하고 지혜를 배우고, 혼인하기 전부터 마음가짐, 몸가짐을 다스려야 한다.

세상살이 공부는 가정생활을 하면서 농사짓고, 텃밭 갈며, 가축을 길러가면서 자연스럽게 해 가는 것이다. 잉태를 한다는 것은 북두칠성을 비롯한 뭇 별의 기운과 천지신명의 조화로 조상님으로부터 귀한 생명을 지음받은 것이다. 그 귀한 생명을 얻기 위해 날을 받고, 중력의 기가 뭉친 자리를 선택하며, 시간을 정해 합방을 한다. 온 정성을 다 쏟는 것이다. 정성을 다하면 하늘도 감동해서 온전한 생명을 주신다.

조상들의 훌륭한 자손 두기 지혜

잉태란 조화(造化)의 이치로 하늘이 준 자연스런 생명의 보존원리가 작용하는 것이며, 태교는 교화(教化)의 이치로 물소리, 바람소리, 비파소리, 일하는 소리 등으로 새 생명을 키우는 것이다. 태교란 인간이 '훌륭한 후손을 출생시키기 위해 어머니의 태중에서부터 가르친다'는 뜻인데, 더 넓게는 '아이가 잉태되기 전부터 아버지와 어머니의 몸과 마음을 삼가는 것' 까지를 말한다.

잉태법

❶ 독소 제거 및 건강한 난자 유지와 기형아 예방을 위해 바른생활건강법을 실천한다.
❷ 명상이나 신념 다루기(원하는 자녀 상 설정)을 한다.
❸ 합방일 7~10일 전부터 반드시 금욕생활을 한다.
❹ 잉태 장소는 자연과 친근한 곳, 기운이 좋은 곳을 택해야 한다.
❺ 화목한 대화, 건전한 생활, 금욕을 통해 가정을 안정시키고, 악한 짓을 하지 말며, 책을 읽거나, 음악감상이나 명상을 하는 것이 좋다.

태교시 생활법

① 임신부들은 열과 땀이 많이 나므로 물, 소금, 비타민C를 매일 권장량의 2배 이상 섭취해야 한다. 양수는 바닷물의 염도와 같아야 한다.
② 땅의 기운을 받아야 한다.
③ 우리 땅에서 난 신선한 곡·채소로 음식을 먹는다.
④ 충분한 양의 맑은 산소를 마시고 태양의 기운을 받아야 한다.
⑤ 옛 어머니들의 가리고쟁이 문화를 알아야 한다. 꽉 조이는 팬티는 부인과 질환을 부른다.
⑥ 굽 높은 신발을 신지 않아야 한다.
⑦ 배꼽 주위의 대맥(帶脈)을 띠로 매야 한다.
⑧ 꾸준히 운동한다(바른생활건강법 6대 법칙 운동).

- **8자걸음과 붕어운동** : 임신 초기에 오는 입덧은 장에 머물러 있는 숙변이 원인이다. 장이 꼬여 자율신경이 조화를 이루지 못하고 변비 등으로 막힐 때 심하다. 이때 동물처럼 네 발로 서서 아침, 저녁으로 8자 걸음을 5분씩 5일 동안 기어다니고 붕어운동을 하면 장운동이 되어 입덧이 없어진다.

- **모관(毛管)운동** : 임신중독증은 임신 말기에 오는데, 신장, 간장, 폐 등이 상하고, 태반도 고장나므로 태아가 죽을 수도 있다. 대부분 발의 고장에서 비롯되니 모관운동을 꾸준히 하여 혈액순환을 좋게 하며 발의 염증을 막아야 한다.

- **합장합척(개구리)운동** : 순산을 원하는 임산부에게 꼭 필요한 운동이다. 좌우 발신경이 대칭이 되도록 하며, 골반 내 혈액순환이 잘 되도록 도와주어 임부를 건강히 하고 태아의 정상 발육도 촉진한다.

- **움직이기** : 옛 어머니들은 밭 매고, 부엌에서 불 때고, 청소를 하는 등 임신 중에도 쉬지 않고 일을 하여 순산할 수 있었다. 요즘은 입식부엌, 좌변기, 세탁기, 침대 등으로 편하게 살다 보니 운동이 부족하여 자궁이 제대로 수축되지 않아 애를 먹는다. 몸을 적절히 움직이면 거꾸로 든 아이도 제자리를 찾고 순산할 수 있다.

3. 출산과 육아

위험한 상태가 아닌 한 자연분만을 해야 한다

자연분만은 대 원칙이다! 자연분만은 가장 자연스런 출산 형태로 출혈이 적고 회복이 빠르며 후유증이 없다. 여성은 아이를 낳고 몸이 새롭게 태어나는데 분만 후 산후조리가 잘 되면 그만큼 건강할 수 있다.

아기는 산도(産道)를 나오면서 10개월간 구부리고 있던 몸을 펴고 척추를 곧게 하여 건강한 생활을 할 수 있게 된다. 자연분만을 하면 몸의 365절이 자연수축하여 스스로 회복된다. 출산을 하는 곳은 아늑한 가정이 가장 좋고, 경험많은 산파가 있는 조산원을 이용하면 병원보다 좋은 점이 훨씬 많다. 전국의 마을마다 조산원을 세우는 일은 곧 우리의 미래를 새로 설계하는 중차대한 일로 꼭 애써서 이뤄내야 한다.

분만할 때는 산모가 관장을 해서는 안 된다. 엄마가 힘을 쓸 때 뿜어져나오는 똥을 아이가 나오면서 얼굴에 뒤집어쓰는데 이 과정을 통해 미생물을 접하고 면역력을 기르게 되는 것이다. 관장을 해버리면 이 과정을 건너뛰게 되어 아이의 면역력이 길러지지 못하게 된다.

배내똥을 배설시켜야 한다

아기가 태어나면 엄마는 빈 젖을 물려야 한다. 엄마젖을 빠는 것을 신호로 엄마의 젖이 돌기 때문이다. 대개 어머니가 젖이 48시간 나오지 않는 것은 천명에 따라 갓난애에게 자연단식을 하도록 하는 것이며, 이때 아기는 10개월 동안 내보내지 못했던 태변을 싸게 된다. 천명을 거역하고 소젖을 먹이는 행위는 불의무도한 행위이다.

병원에서는 아기를 낳자마자 분유를 먹이는 경우가 많은데 그러면 소화중추가 작동하여 배내똥이 나오지 못하고 장에 쌓여 아토피나 신생아 황달 등 각종 질병을 부르게 된다. 젖이 안 나오는 동안 아기에게는 생수와 감잎차, 염분(죽염)을 조금씩 먹이면 된다. 배내똥이 나온 다음 산모에게서 초유가 나온다. 우유회사와 야합한 병원에서 낳자마자 아기에게 우유꼭지를 물리는 것을 단호히 거부해야 한다. 아이를 신생아실로 데려가는 것은 엄마와 아이의 정서 형성에도 좋지 않을 뿐 아니라 데려간 아이에게 임의로 분유를 먹일 가능성이 매우 크니 반드시 품에 안고 있으면서 신생아 단식을 실천해야 한다.

태어난 아이를 100분 이상 나체 상태로 두어야 한다

태아의 심장은 우심방과 좌심방 사이에 난원공이라는 구멍이 있어 탯줄에서 받은 깨끗한 피가 우심방에서 난원공을 통해 좌심방-좌심실을 통해 상반신으로, 우심방에서 우심실로 간 피는 하반신으로 돈다. 아이는 태어나면서 스스로 피를 돌리게 되는데, 이 때 난원공이 닫힌다. 생후 100분 정도에 얼마간 닫히고 완전히 닫히는 데는 4개월이 걸린다고 한다. 아이를 막 낳았을 때 발가벗겨 두어야 난원공이 제대로 닫혀 좌심방의 깨끗한 피가 우심방의 더러운 피와 섞이지 않고 온 몸을 돌게 된다. 또한 피부호흡을 통해 심폐기능이 좋아지게 된다. 아이를 낳자마자 강보에 싸서 엄마와 떼어놓는 것을 막아야 한다.

아이는 엄마젖을 먹고 자란다

젖을 먹이면 산모의 자궁은 빠르게 예전의 크기로 돌아가고 임신 중 쌓인 지방도 쉽게 없어진다. 유방암에 걸릴 위험도 낮다. 젖은 이상적인 영양소가 포함되어 있기 때문에 아기에게 가장 좋은 음식이다. 젖에 들어 있는 지방은 특히 아기의 두뇌발달에 중요하다. 젖은 감염으로부터 아기를 보호하는 면역물질이 들어있기 때문에 약으로도 이상적이다. 젖이 부족하면 현미오곡가루로 죽을 쑤어 먹이면 좋은 영양식이다.

예방접종은 면역력 형성에 해롭다

감기나 콜레라, 소아마비, 홍역, 수두, 간염 등 아이들이 걸리는 병은 화학백신으로 막을 수 있는 병이 아니다. 이들은 잘못된 식·의·주생활 등으로 면역력이 떨어지지 않는 한 충분히 막을 수 있다. 어려서는 모유를 통해 어머니가 전해 준 항체(抗體)로, 자라서는 자연스럽게 바이러스와 싸우면서 형성된 면역력으로 가볍게 지나갔다. 그러나 백신이 나오면서 면역체계에 구멍이 나고 있다. 대부분의 백신에는 수은과 알루미늄이 들어 있다. 채소, 생선, 물, 흙 등에 있는 천연 수은은 메틸수은으로 몸에 영향을 미치지 않고 쉽게 배출되지만 화학백신에 든 수은은 인공 합성한 에틸수은으로 뇌에 쌓여 신경세포를 파괴하여 사망, 자폐, 마비, 류머티즘, 관절염, 학습장애 등의 원인이 된다. 합성 알미늄은 알츠하이머, 뇌손상, 마비증상, 알레르기, 아토피 등을 부른다. 의사들은 '짜고 매운' 음식 때문에 위궤양이나 위암이 오는 것처럼 말하지만, 위암은 화학제산제에 들어있는 합성 알류미늄의 부작용으로 밝혀지고 있다. 소금의 천연 나트륨과 고추의 캡사이신 성분은 몸에서 미생물 등과 상호 조화를 이루며 면역력을 빠르게 회복시켜 준다.

면역체계가 형성되지 않은 신생아 때 맞는 간염백신에는 일일허용치의 125배에 이르는 합성수은이 들어있고, 3차례 추가로 접종하는 간염백신에는 40배가 넘는 합성수은이 들어 있다. 생후 2개월부터 18개월까지 간염백신 4차례와 DPT(디프테리아, 백일해, 파상풍 혼합백신)를 맞게 되면 허용치의 1,400배나 되는 합성수은이 아기 몸에 들어간다. 이렇게 짧은 기간에 여러 화학백신이 투여되면 서로 다른 중금속과 화학물질이 섞이면서 상승작용을 일으켜 위험이 더 커질 수도 있다. 그러나 혼합 백신에 대한 안전성 검사는 시행된 적이 없다. 석유찌꺼기에서 뽑아낸 합성화학약물에 아이는 물론 어른도 길들여지면 안 된다. 아이가 아플 때 죽염과 생수를 먹이고 관장을 해주면 대부분 좋아진다.

전통 운동법을 한다

전통놀이는 아이를 건강하게 키운 훌륭한 유산으로 어떤 외래사상, 침략에도 무너지지 않고 지혜로운 교육법으로 이어져 왔다.

- 도리도리 : 머리를 좌우로 흔드는 동작. 목뼈를 자극하여 바로 잡아주고, 머리의 혈액순환을 좋게 하여 기가 잘 통하게 한다.
- 쥐엄쥐엄 : 손을 쥐었다 폈다 하는 동작. 손과 팔에 힘이 차고 피를 돌린다.
- 곤지곤지 : 한 손의 검지로 다른 손의 바닥을 찧는 동작. 손바닥에 모여 있는 혈을 자극하고 집중력도 길러 준다.
- 짝짝궁짝짝궁 : 손뼉을 치는 동작에 맞춰 하는 소리로 손바닥의 혈을 건드려 오장육부

에 자극을 주어 연동운동을 시킨다. 호르몬 분비를 원활하게 한다.
- **불아불아** : 쪽 겨드랑이에 손을 넣어 세우고 좌우로 흔들며 두 다리를 번갈아 땅에 닿게 한다. 다리에 힘이 붙게 하고, 평형감각을 익히게 한다.
- **시상시상** : 두 손을 잡고 밀었다 당겼다 하면서 평형감각을 익힌다.
- **섬마섬마** : 서지 못하는 아이를 세워놓고, 잡았던 손을 떼려 하면서 혼자 서는 법을 가르치는 운동이다.
- **에비에비** : 손바닥을 밖으로 향하게 하고 좌우로 흔든다. 해서는 안 되는 것을 말할 때 약간 겁주는 말로서 무서움을 가르치는 말이다.
- **에헴에헴** : 손바닥으로 입을 막고 이 소리를 내면 오관과 뇌를 자극하여 총기를 더해 준다.
- **질라래비훨훨** : 새가 날듯 두 팔을 들어 아래위로 흔드는 동작. '지기를 받아 태어난 이 생명, 활활 잘 살아가자'는 뜻이다.
- **귀 잡고 들어주기** : 머리(귀) 부분을 두 손으로 잡고 올렸다 내렸다 하는 동작. 척추를 바로 펴주어 잘 커나가게 한다.
- **깍꿍** : 놀라게 해 주려고 눈을 뜨고 '깍꿍!' 한다. 세상살이의 근본 원리를 깨달으라는 것이다.

적어도 2년은 엄마품에서 키워야 한다

아기는 24개월이 되어야 면역력이 형성되고 기본 인성이 결정되므로 그 동안은 반드시 엄마가 돌보며 키워야 한다. 직장을 이유로 갓난아이를 남에게 맡기는 일은 결코 바람직하지 못하다. 출산·육아에 대한 사회적 뒷받침이 확대되어야 하겠지만 그렇지 못한 상황이라 해도 최소 2년은 엄마가 직접 길러야 한다. 유럽 등이 공공육아에서 '가정육아'로 방향을 튼 것을 보아도 이유를 알 수 있다. 가정에서 엄마의 따뜻한 품을 느끼며 자란 아이와 낳자마자 남의 손에서 길러진 아이가 어찌 같은 정서를 가질 수 있겠는가?

산-들-바람-햇님이 아이들을 키운다

아이들은 자연 속에서 야생마처럼 길러야 한다. 요즘 부모들은 아이들을 지나치게 감싸 안아 자생력을 키워주지 못한다. 조금 아프면 병원 가고, 조금 추우면 두꺼운 옷을 입히고, 떼를 쓰면 뜻을 모두 들어줘 버린다. 이렇게 하는 것이 아이가 올곧고 책임있는 어른으로 성장하는 데 도움이 될 것인가? 자생력과 인내력, 더불어 사는 가치를 아는 교육에 대해 깊이 생각해 보자.

전통문화는 기나긴 역사가 빚어낸 지혜의 결정(結晶)이다. 선현들의 소중한 정신문화와 삶의 지혜를 바탕으로 현재의 모순을 헤쳐 나가고 건강한 생활문화를 자리매김하는 으뜸은 단연코 바른 잉태·태교·출산·육아법으로 아이들의 미래를 열어주는 것이다.

아이들은 부모와 어른의 거울이다!

식·의·주(食·衣·住) 생활문화와 세시풍속(歲時風俗)

1. 지역 풍토와 하나되는 삶

땅에서 살아가는 사람의 삶을 규정하는 근본 요인은 땅 자체이다. 추우면 두꺼운 옷을 입어야 하고 더우면 몸을 식혀야 한다. 추운 러시아에서는 고기나 독한 술이 맞고, 더운 인도에서는 찬 과일이 좋다. 지구의 기후는 매우 다양한데, 다양성이야말로 인류의 신체나 문화의 다양성을 이루게 한 요인이다.

게으름, 더운 지방의 생존 조건

사람은 정상 체온보다 약 3~4℃만 높아져도 단백질이 굳어 목숨이 위험하다. 따라서 더위에서 살아남으려면 체온이 올라가지 않도록 해야 한다. 열대지방에 살기 위해서는 첫째, 햇볕을 줄이고 열을 빨리 내보내야 하고 열이 많이 나지 않도록 대사량도 낮춰야 한다. 그래서 햇볕을 가장 많이 받는 머리를 보호하기 위해 곱슬머리가 된 것이다. 곱슬머리는 단열재 구실을 하며, 햇볕이 직접 머리 피부에 닿지 않게 하고 공기가 통하게 하여 땀을 잘 증발시킨다. 땀샘도 약 5백만 개로 온대지방 사람의 2배나 된다. 땀을 잘 내보내기 위해서 팔다리도 길다. 피부도 멜라닌색소가 많은 검은색으로 강한 자외선이 열을 올리는 것을 막아준다.

둘째, 기질적으로도 순화되는데, 지나친 열은 몸을 너무 이완시킨다. 움직이고 긴장하고 생각하는 것은 심장을 뛰게 해 혈류를 몸 깊숙이 전하면서 온도를 올린다. 따라서 열대지방에서 열심히 활동하면 무리가 따른다. 여름에 밥맛이 떨어지듯 열대지방 사람들은 먹는 것을 탐하지 않으며 게으르다. 땀흘려 일하는 것은 죽음을 재촉하는 길이다. 차분히 명상하고 최소한의 먹을거리로 살아간다.

셋째, 먹을거리는 과일(대개 차다)이나 곡물, 채소가 주를 이룬다. 살균을 위해 맵고 짜게 먹으며 강한 향신료를 많이 넣는다. 인도사람들이 명상과 요가를 하며 카레를 많이 먹고 소고기를 먹지 않는 것은 풍토에 맞는 생활인 것이다. 열이 많은 소고기를 먹는다면 몸이 온전할 수가 없다. 더운 지방에 찰진 음식은 없다. 장이 긴 열대사람이 찰진 것을 먹으면 변이 잘 안 나간다. 쌀밥이 부실부실한 것은 이유가 있는 것이다.

집은 바람이 잘 통하게 얼기설기 엮어 사는 것이 기본이다.

한대지방, 육식문화 발달

따뜻한 달의 기온이 10℃를 넘지 않는 한대지방은 1년 내내 추위로 긴장을 느낀다. 얼어 죽지 않기 위해서는 온기가 빠져나가지 않도록 하고, 고열량 음식으로 에너지를 높여야 한다. 열을 유지하기 위해 몸통이 짧아야 하고, 머리털은 보온을 위해 굵은 갈기머리가 좋다. 피부색은 얼핏 열대와 반대로 흰색이 좋을 것 같지만, 흰 눈에서 반사되는 자외선 양이 많으므로 황갈색 계통이 맞다.

추운 지방에서 체온이 일정하려면 몸의 혈류량은 높이고 피부의 혈류량은 줄이고 몸의 표면적을 체적에 비해 적게 해야 한다. 추운 지방에는 식물성 식품이 거의 없다. 유목이나 수렵으로 얻은 육류를 주로 먹어왔다. 자연 자체가 저장고 역할을 하여 저장할 필요가 없고, 그럴 수도 없다. 음식이 담백하고, 가공하지 않은 날것으로 먹는 경우가 많다. 생선, 순록, 절인 생선, 치즈 등으로 음식의 종류가 적고, 체온을 높이기 위해 독한 술을 마신다. 털옷, 가죽옷을 입고 집도 밀폐되게 지었다.

문명을 세운 온대지방

온대지방은 열대와 한대의 특징이 다 나온다. 여름에는 '이완', 겨울에는 '긴장' 상태가 된다. 계절의 변화는 몸과 정신활동에 자극을 주어 문명을 꽃피우게 하였다. 정착해 살면서 벼, 밀, 보리 등 저장 가능한 곡식을 키우고 가축을 기름으로써 재산을 쌓을 수 있었다. 문명과 도시가 생겨났고, 지배−피지배, 가진 자−못 가진 자의 불평등 사회가 되었고, 지배를 위한 국가가 만들어졌다.

온대지역은 음식의 종류가 많고, 조림이나 발효음식이 발달했다. 옷은 농사에서 나온 것으로 지어 입었으며, 집은 개방적인 ㅡ자형으로 겨울 북풍은 막고 여름 태양은 조절하는 방식으로 터를 잡고 지었다.

기후 특성에 맞게 오랜 세월 적응하며 이어 온 것이 각 민족의 문화와 습성이다. 조상들이 수천 년 동안 깨쳐온 문화를 버리고 서양 한대지방에서 들어온 문화를 생각 없이 따라하니 어찌 온전할 수 있겠는가? 풍토에 합일되지 않는 생활은 몸과 정신을 병들게 한다. 소금을 예로 들어 보자.

'싱겁게 먹어야 한다'는 의견은 서양식 생활에서는 맞을 수 있다. 서양인들은 유목민족으로 육식을 즐겼다. 그들의 장은 고기의 독을 빨리 내보내도록 동양인보다 짧게 진화해 왔다. 말을 타고 활발히 움직이던 그들이 생활이 편해지고 땀을 적게 흘리게 되었으므로 전보다 싱겁게 먹어야 할 이유가 생긴 것이다. 그러나 먹는 습관은 하루아침에 변하지 않아 소금이 과잉되고 그 결과 싱겁게 먹자고 하게 된 것이다. 더구나 그들이 먹는 소금은 나트륨 99% 이상의 암염이다.

우리는 농경사회로서 장도 채식에 맞게 길다. 채소나 곡식은 분해 · 배설과정에서 독이 덜 나오므로 장이 길어도 지장이 적다. 일하며 땀흘리고, 온돌생활로 땀을 흘리니 짜게 음식을 먹었다. 여름에는 땀을 많이 흘리는데 고기는 많이 먹으면서 싱겁게 먹으니 긴 장에 고기가 분해되면서 나오는 독가스가 가득 차게 되었다. 소금이 부족한 장은 연동 · 분절운동을 하지 못해 변비가 생기고 암모니아나 황화수소 같은 독가스가 온몸을 돌면서 암도 만들고, 고혈압도 일으킨다. 지역풍토에 맞는 생활이야말로 지켜가야 할 전통이자 생명을 온전히 할 지혜의 결정(結晶)이라 할 수 있다.

2. 식생활(食生活)

식은 운명을 좌우한다

먹는 것은 피와 살과 생명을 가름한다. 무엇을 먹느냐에 따라 건강은 크게 영향을 받는다. 식생활은 인성을 결정하여 사람의 운명을 바꾸고, 민족성을 만들어 민족의 앞날을 좌우한다. '밥 한 그릇에 세상사가 다 들어 있다(식일완만사지食一碗萬事知, 동학 2대 교주 최시형)', '밥이 하늘이다'는 말처럼 조상들은 음식을 소중히 해 왔다.

우리의 식생활은 어떠한가? 식량 자급도는 23%이다(쌀을 빼면 5% 미만). 밀, 콩, 감자, 옥수수 등 상당한 수입 곡물들이 식탁을 지배하는데 유전자 조작이 된 경우가 많다. 또 수확 후 1~3년간 저장했던 것을 10일~65일에 걸쳐 배로 나르는데, 이때 살충제, 방부제 등 맹독성 농약을 쏟아붓는다. 빻아진 곡물은 조미료, 방부제, 색소, 표백제, 탈취제 등 400가지가 넘는 첨가물이 들어가 간장, 된장, 고추장을 비롯한 라면, 과자 등 4,000여 가지 가공식품이 된다.

육류는 어떠한가? 가축은 사료로 길러지는데 사료에는 17가지 이상 첨가물이 들어간다. 방목 소는 6년 넘게 길러야 600kg으로 자라지만 사료를 먹여 가두어 기를 경우 24개월 만에 600kg이 된다. 문제는 초식동물에게 육류를 먹이면 온갖 질병에 걸리게 되는 것이다. 세계를 휩쓴 광우병, 사스, 구제역 등이 그 예이다. 이를 막기 위해 사료에 항생제 및 여러 약물을 넣고, 수지타산을 맞추기 위해 성장호르몬을 넣는다. 이러한 육류를 먹으면 인간도 기형아를 낳게 된다. 그런 고기를 먹는 국민들이 과연 건강할 수 있겠는가? 우리 땅에서 난 생명력 있는 농산물과 전통(발효)식품의 가치를 알고 적절하게 먹도록 해야 한다. 이윤논리가 앞서는 세상에서 자기가 만들지 않는 음식으로 건강을 지킬 수 없다.

저항력이 없는 신체는 어디서 오는가?

우리 민족은 풍토에 맞는 고유의 식생활을 가지고 있는데 외래문화가 분별없이 들어오고 이기주의가 판치면서, 식생활에서 지역풍토 합일의 원칙을 내던져 버렸다.

조상들은 음식상을 차릴 때도 자연 순환의 원리에 맞게 차렸다. 밥상은 오장오부에 맞게 목-화-토-금-수의 오행과 청-적-황-백-흑의 오색, 산-고-감-신-함의 오미가 골고루 섞였다. 채소도 5가지 색과 5가지 맛을 고루 섞어 먹었다. 오행-오색-오미를 조화롭게 섞어 음식을 만들면 독성은 가고 약성만 남아 최고의 보약이다. 또한 계절의 변화에 따른 몸의 상태에 맞게 온열한랭(溫熱寒冷)을 조절하여 여름에는 보리밥을 먹어 몸을 서늘하게 해주고, 겨울에는 쌀밥과 뿌리채소, 고춧가루, 무 등을 먹어 열을 내주었다.

경제논리로 수입 농산물이 식탁을 점령하고, 편리를 미끼로 가공식이 밥상을 대신하고 있다. 영양에 대한 잘못된 인식은 육식, 과식, 미식을 가져왔다. 육식은 장에 많은 부담을 주고, 섬유질이 없어 장이 늘어지며, 숙변을 정체시켜 기능을 떨어뜨린다. 장은 약해지고 건강은 파괴되는 악순환이 반복된다.

장독대 없이 건강 없다!

냉장고 문화도 바꾸어야 한다. 음식을 차게 먹으면 몸도 차게 되어 병으로 이어진다. 냉장고는 음식을 산패(酸敗)시킨다. 옛 음식은 대부분 발효음식이었기 때문에 냉장고에 들어가지 않아도 변하지 않았다. 발효되지 않은 음식을 먹으면 장에 혐기성 미생물(유해균)이 급증하여, 장염을 일으키고, 활성산소가 많아져 몸이 망가지게 된다. 가공식품이나 고기가 대표적이다. 음식을 간간하게 하면 냉장고의 필요성도 줄고, 이웃과 서로 나누어 먹는다면 장기간 보관할 일도 적어진다.

오곡밥에 김치, 간장, 된장, 고추장, 장아찌, 젓갈, 청국장 등 발효음식을 먹으면 호기성 미생물(유익균)이 늘고, 발효되어 열을 내고 세포에 산소를 보내 유산소체질이 된다. 발효음식을 만들려면 반드시 장독대가 있어야 한다. 장독대를 마련해 장류만은 꼭 담가 먹어야 한다. 조상들이 장독대를 천지신명과 칠성님께 가정의 안녕을 비는 기도 도량 제단으로 정결하게 모신 이유를 되새겨 보자.

3. 의생활(衣生活)

"옷이 날개"란 말이 있다. 옷이 품위를 나타낸다는 말이다. 체온을 유지해줄 깃털도, 털도, 두겹도 없는 인간은 동물과 달리 옷을 입는다. 지혜가 있어 추울 때는 털이나 깃털처럼 옷을 만들어 입고, 위용을 나타낼 때는 화려한 옷을 걸친다. 맹수로부터 배를 보호하기 위해 가죽띠을 배에 두르고 다니기도 하였다. 때와 장소에 맞게 옷을 입고 사는 것은 만물의 영장으로 설 수 있게 조물주가 인간에게 내린 특권이다.

건강과 의복

인간은 36.5℃의 체온을 유지해야 건강하다. 사계절이 뚜렷한 우리는 계절에 맞는 옷을 입어야 했다. 봄과 가을에는 따뜻함과 선선함에 알맞는 무명으로 만든 옷, 여름에는 통풍이 잘 되는 삼베나 모시, 갈포(칡)로 만든 옷, 겨울에는 명주나 솜으로 두꺼운 옷을 지어 입었다. 남녀의 옷차림도 여성은 음(陰)이므로 땅의 지기를 최대한 받을 수 있도록 펑퍼짐한 치마를, 남자는 양(陽)이므로 상투를 틀어 하늘의 양기를 받게 하고, 그 기운이 빠져나가지 않도록 바지에 대님을 매 체온을 맞추고 혈액순환을 돕게 하였다.

정자는 체온보다 4도 낮을 때 가장 활동성이 좋다고 한다. 그래서 조물주는 남성 생식기를 밖에 내놓아 더우면 늘어나 공기 접촉면을 넓혀 온도가 내려가게 하고, 추우면 오므라들어 온도를 유지하게 하였다. 청바지는 몸에 생식기를 밀착시켜 온도 조절을 막아 정자활동을 둔하게 한다. 젊은이들의 정자수가 반으로 줄어든 원인 중 하나가 옷에 있다.

한복은 겨울에 내복을 입지 않아도 따뜻하다. 넓은 품이 열을 갈무리하여 단열층을 만들어 주기 때문이다. 여름 옷은 성근 소재로 만들었기 때문에 통풍이 잘 되고 살에 달라붙지 않아 시원하다. 삼베와 무명은 해독 작용도 한다.

여성들의 옷은 어떠한가? 여성은 습한 기운을 가지고 있으니 통풍이 잘 되어야 한다. 그래서 겉옷은 치마에 속옷은 밑이 터진 가리고쟁이를 입으니 공기가 잘 통하여 생식기 질병이 없었던 것이다. 지금은 삼각팬티는 기본이고, 팬티스타킹에 거들 등 꽉 조이는 속옷, 더하여 몸에 딱 붙는 바지를 입으니 어디로 산소가 들어가겠는가? 암은 '무산소증식세포이다. 옷차림이 어떠해야 하는가를 잘 생각해봐야 한다. 염색을 하면 두뇌와 이목구비에 장애가 생긴다. 합성화학 화장품은 독극물이므로 절대로 써서는 안 된다. 유방도 옛날 어머니들은 헐렁하게 생활했고 보통 4~5명의 자녀들에게 젖을 먹임으로써 항상 열려 있었다. 요즘 여성들은 젖도 짧게 먹이고, 몸매를 핑계로 꽉 동여매니 움직일 수 없고 산소도 들어가지 못하니 어찌 병이 나지 않겠는가?

허리로는 대맥(帶脈)이 흐르는데, 허리띠를 매면 콩팥도 좋아지고 허리도 꼿꼿해지며, 장의 연동운동이 활발하여 배뇨,배설이 잘 되어 건강할 수 있다.

옷은 품위를 나타낸다

옷은 품격을 보여주며 신분을 나타내는 방편이었다. 일상생활에서 평상복과 나들이 옷을 구별했다. 나들이 때는 두루마기를 걸쳐 품위를 유지하였다. 옷을 단정히 입고 어찌 경거망동한 행동을 하겠는가? 생활한복이라도 입으면 품위가 있고 행동도 더 아름다워지고 마음도 흐트러지지 않을 것이다.

의식으로서의 옷

혼인이나 돌, 회갑연의 길한 행사에는 생명력 있는 색상의 옷을 입었다. 혼인 예복의 경우 오색 중에서 청색, 적색, 황색 등이 선택되었다. 돌 때의 색동저고리도 마찬가지이다. 서양 흉내를 내면서 신부는 흰 웨딩드레스, 신랑은 검은 양복을 입고 혼례를 치르는데 죽음의 의식 때 입는 옷들이지 살아있는 자연의 색깔과는 거리가 멀다. 특히 검정색은 암흑 죽음을 상징한다.

4. 주거생활(住居生活)

집은 생활의 공간이자 맹수의 침입을 막아내고 풍한서습(風寒暑濕)을 조절하며 일과 놀이와 인간의 덕목을 행하는 보금자리이다. 우리는 하루의 반 이상을 집에서 산다. 따라서 주거생활이 건강에 미치는 영향은 자못 크다.

풍수지리는 과학이다

'인걸은 지령'이라 해서 좋은 땅을 찾아 터를 마련했다. 3대가 함께 사는 초가삼간은 효친의 정신이 깃들었다. 여름에는 앞마당, 가을에는 툇마루, 겨울에는 방에서 애경사를 원활하게 치러 왔다. 전통집은 자좌오향(子坐午向)으로 산을 등지고 앞에는 물이 흐른다. 좌청룡 우백호로 산이 감싸주고, 앞에는 안산과 조산이 있어 편안하고 아늑한 곳을 명당으로 삼았다. 뒷산은 겨울 찬바람을 막아주는 천혜의 조건이며, 남향 산기슭에서는 산야초들이 난다. 물은 농사에 없어서는 안 되며 살림에도 필수이다. 집은 산 밑에 한 마리 학이 마을을 보듬고 나는 자태로 자연과 어울리게 지었다. 남향집은 햇볕이 겨울에는 깊숙이 들어와 추위를 막아주고 여름에는 처마머리에 머물다 가므로 더위를 피할 수 있어 더할 나위 없이 좋은 조건을 주는 살림터이다.

집의 구조는 북부는 추위 때문에 밀폐된 'ㅁ' 자형, 중부는 중간형인 'ㄴ' 자형이며, 남부는 'ㅡ' 자형으로 지역에 따라 추위와 더위를 이기면서 살아왔다.

풍수지리는 미신이 아니고 지혜로운 동양의 지리과학이다. 묘지 명당을 찾아 복을 바라는 왜곡된 태도를 지양하면서 그 가치를 살려내야 한다.

자연친화적으로 빚은 집

전통 집들은 재료가 자연에서 난 나무, 흙, 돌이다. 계절에 따라 온도와 습도를 조절해 주며, 겨울에는 따뜻하고 여름에는 시원한 숨쉬는 집이다. 집은 바람이 통하게 하고 사통오달하도록 하였다. 200년이 넘게 유지되며 쓰레기 한 점 없이 온전히 자연으로 돌아간다. 예술적으로도 뛰어나 처마와 용마루의 아름다움, 자좌오향의 배치와 주변과의 조화가 스며들듯 하다. 절제되고 검소한 정신이 깃들어 격조를 느낄 수 있고, 있는 듯 없는 듯 소박하고 자연에 동화된 모습을 보여준다. 담은 나지막하게 둘러 시적인 정취를 풍긴다. 사립문도 높이고 늘 열어놓고 통과하는 데 의미를 두었다. 조상들의 열린 정신을 엿볼 수 있다.

아파트는 소재부터 자연과 멀 뿐 아니라, 막히고 닫혀 바깥과 끊긴 구조이다. 빽빽하게 높이 솟으니 햇볕이 잘 들지 않고, 통풍이 되지 않는다. 음식도 발효되지 못한다. 동선도 짧아 운동이 부족할 수밖에 없다. 고층에 살면 남자는 정자가 줄고, 미숙아, 저숙아, 자폐아가 나올 가능성이 커지고 우울증이 생기는 일이 많다. 아파트는 가축을 기르는 양계장과 다를 바 없다. 야생마처럼 길러야 할 아이들을 그 속에서 키우고 있으니 건강할리 없다.

땅의 기운을 받으며 살아야 건강하다. 땅 기운은 나무 높이까지 미친다니 대략 3층 높이와 같다. 임산부의 유산율이 5층 이상에 사는 경우가 낮은 곳에 사는 경우의 2배에 달한다는 통계로 볼 때도 생각할 점이 많다.

아파트, 침대, 소파, 식탁, 좌변기 망국론

전통생활은 바닥에 앉고, 방바닥에 누워 잤다. 지금은 앉을 때는 소파, 자는 것은 침대, 밥은 식탁에서 먹으니 앉았다 일어설 일이 별로 없다. 앉았다 일어서면 다리와 단전에 힘이 들어간다. 침대, 소파, 식탁을 없애면 하루에도 수십 번 앉았다 일어나는 운동이 되어 건강에 좋은데 편리만을 좇아 살면서 따로 헬스장에서 쳇바퀴 뜀박질만 한다.

옷이나 식기를 씻을 때에는 반드시 천연세제를 써야 한다. 건강한 잠자리를 위해서는 오동나무평상이 좋다. 딱딱한 침상은 낮 동안 굽은 허리를 곧게 펴주어 척추의 뒤틀림을 바로 잡아 준다. 수맥파를 막아 줄 수도 있다. 베개는 오동나무 반달베개(경침)가 좋다. 반달베개는 목뼈를 자극하여 혈액순환을 도와 머리에 맑은 기운이 흐르게 한다.

5. 세시풍속(歲時風俗)

우리 문화는 비는 문화이다. 조상들은 늘 자연에 감사하고 천지신명께 자신을 낮추며 두손 모아 가정의 행복과 지역사회의 안녕 그리고 나라의 평안과 번영을 빌어 왔다. 그 흔적이 세시풍속이다. 따라서 세시풍속에는 조상들의 살림살이의 지혜가 모두 들어 있다.

정월

- 설날 : 설빔을 입고 조상에 차례 올리고 어른께 세배를 드린다. 친인척과 덕담을 나누고, 윷놀이를 하며, 젊은 부녀자들은 널뛰기, 남자들은 연날리기를 한다.
- 대보름 : 동신제(洞神祭) 및 당산제를 지내고, 귀밝이술을 마시며, '부럼 깬다' 하여 밤·호두·은행·잣 등 딱딱한 과일을 깨물고 '약밥'을 먹는다. 액막이를 위해 달맞이와 달집태우기를 한다.

2월

- 초하루 : 정월보름 전날 세운 볏가릿대의 곡식을 풀어 솔떡을 해먹고, 집 안팎을 깨끗이 한다. 콩을 볶아 먹고 깨강정을 만들어 먹는데 이는 건조한 날씨에 물을 청하게 하여 수분을 보충하고 오줌을 잘 누게 하기 위한 것이었다. 바닷가에서는 풍신제(風神祭)를 지내며, 상정일(上丁日)에는 문묘(文廟)에서 석전제(釋奠祭)를 행한다.
- 영등제 : 영등은 농신이자 바람신인데 천계에 살다가 2월 초하드랫날 내려와 스무날 올라간다고 한다. 영등은 바람을 몰고 오므로 바람의 피해를 면하기 위해 영등할머니와 며느리에게 풍신제를 드리는데 이를 '바람 올린다'고 한다.

3월

- 삼짇날 : 음력 3월 3일로 세 개의 양(陽)이 겹친 날이다. '화전(花煎)놀이'라 하여 전이나 국수를 먹고, 활을 쏘았다.
- 한식(寒食) : 제사를 드리고, 주과(酒果)를 마련하여 성묘를 한다. 묘가 헐었으면 잔디를 입히고 봉분을 고치기도 한다. 불을 막기 위해 한식제를 올리며 찬 음식을 먹고 물을 많이 마신다.

4월

- 초파일 : 부처님 오신 날. 큰 재(齋)를 올리고 전각에 등불을 켠다. 찐떡, 어채(魚菜), 만두 등을 해먹는다.

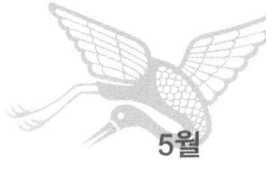

5월

- 단오절(端午節) : 수릿날이라고도 한다. 차례를 지냈고, 부녀자들은 창포물에 머리와 얼굴을 씻고 창포뿌리를 깎은 비녀를 꽂고 그네를 뛰었다. 남자들은 씨름판을 벌였고, 삿된 것을 막기 위해 창포뿌리를 허리에 차고 다녔다. 일체감을 위해 '단오제'와 '단오굿'을 지냈다.

6월

- 유두(流頭) : 6월 보름. 개울에서 목욕하고, 동쪽으로 흐르는 물에 머리를 감는다. 좋지 않은 일을 쫓고, 더위를 먹지 않는다고 믿었고, 농사법을 알려주신 고시할아버지께 풍년 농신제를 올렸다.

7월

- 칠석 : 견우와 직녀가 1년에 한 번 만나는 날. 여자들이 길쌈을 하면서 더 잘할 수 있도록 직녀성에 빈다.
- 백중(百中) : 7월 보름. 익은 과일을 따서 사당에 천신(薦新)을 올렸다. 일꾼들에게 돈과 휴가를 주어 놀도록 하였고, 난장을 트고 마을마다 장기자랑을 하였다. 농사를 마치고 발을 깨끗이 씻는 날이다.

8월

- 추석(仲秋節) : 벌초와 성묘를 한다. 차례를 지내고 강강수월래, 씨름, 반보기, 올겨심니 등을 한다. 오곡이 풍성한 최대의 명절이다.
- 석전제(釋奠祭) : 각 지방 문묘에서 가을 석전제를 지낸다.

9월

- 중구절(중양절: 重陽節) : 9월 9일. '화채(花菜)'를 만들어 먹고, '국화전'도 부쳐 먹는다. 산이나 들에서 '풍국(楓菊)놀이'를 즐긴다.

10월
- 개천절 : 개천대제. 민족의 생일날로 최상의 경축일이다.
- 상달고사 : 고구려의 동맹, 예의 무천, 부여의 영고 등 추수감사의 제천의식(祭天儀式)이 있었다. 고려 때는 팔관회가 맥을 이었고, 조선시대에는 고사 혹은 안택으로 이어진다. 시제를 올리는 달이다.

11월
- 동지(冬至) : 밤이 가장 긴 날. 팥죽을 먹는데, 팥을 삶은 물에 찹쌀로 새알처럼 만들어 죽을 쑨다. 빨간 팥죽을 차려 놓는 것은 악귀를 쫓기 위해서였다.

12월
- 제석(除夕), 제야(除夜) : 한 해의 마지막인 섣달 그믐날 밤. 자면 눈썹이 희어진다고 하여 윷놀이를 하거나 이야기를 하며 날을 샌다.

  - 사직제 : 2월, 8월, 동지와 섣달 그믐날밤에 지냈다. 주권을 상징하는 행사로 만물을 주관하는 지신(사신: 社神)과 농사를 관장하는 곡신(직신: 稷神)께 제사를 올리고 풍년과 국태민안을 빌었다.

  - 주권을 상징하고 국태민안을 빌었던 3대 행사
      ① 개천대제 : 장군봉, 왕실봉, 천왕봉 등의 이름이 있는 큰 산에서 지낸 천제이다.
      ② 사직대제 : 사직단, 사직공원 등에서 올렸다.
      ③ 국조대제 : 국조전, 단군전, 단성전, 삼성전 등에서 모셨다.

· **24절기표(농업에 필요한 절기)**

달(음력)	절기	양력 일자	황 경
1월(孟春月)	입춘(立春)	2월 4일경	315°
	우수(雨水)	2월 19일경	330°
2월(仲春月)	경칩(驚蟄)	3월 6일경	345°
	춘분(春分)	3월 21일경	0°
3월(季春月)	청명(淸明)	4월 5일경	15°
	곡우(穀雨)	4월 20일경	30°
4월(孟夏月)	입하(立夏)	5월 6일경	45°
	소만(小滿)	5월 21일경	60°
5월(仲夏月)	망종(芒種)	6월 6일경	75°
	하지(夏至)	6월 21일경	90°
6월(季夏月)	소서(小暑)	7월 7일경	105°
	대서(大暑)	7월 23일경	120°
7월(孟秋月)	입추(立秋)	8월 8일경	135°
	처서(處暑)	8월 23일경	150°
8월(仲秋月)	백로(白露)	9월 8일경	165°
	추분(秋分)	9월 23일경	180°
9월(季秋月)	한로(寒露)	10월 8일경	195°
	상강(霜降)	10월 23일경	210°
10월(孟冬月)	입동(立冬)	11월 7일경	225°
	소설(小雪)	11월 22일경	240°
11월(仲冬月)	대설(大雪)	12월 7일경	255°
	동지(冬至)	12월 22일경	270°
12월(季冬月)	소한(小寒)	1월 6일경	285°
	대한(大寒)	1월 21일경	300°

* 황경(黃經) : 춘분점에서 황도를 따라 동쪽으로 잰 천체의 각거리
* 황도(黃道) : 지구를 중심으로 한 천구상의 태양 궤도

5대 영양소 :
햇빛, 공기, 물, 소금, 과일·채소(비타민C)

1. 햇빛(열)

모든 생물은 태양의 기운으로 살아간다. 사람은 물론 동·식물, 심지어 미생물까지도 햇빛을 받지 않으면 염도(鹽度)를 유지하지 못해 살아갈 수 없다. 자외선은 살균과 소독 작용을 한다. 간장이나 된장 항아리의 뚜껑을 열거나 이불을 말리는 것 등은 건조뿐만 아니라 살균과 소독을 위한 것이다. 또 자외선은 피부에서 콜레스테롤을 이용하여 비타민D를 만든다. 비타민D는 장에서 칼슘과 인을 흡수하도록 돕고 적당한 양을 혈액 속에 저장하여 뼈를 강하게 한다.

적외선은 피부의 말초혈관이나 가는(細) 동맥을 열어주어 피를 잘 공급해주며 신진대사를 촉진해 산소와 영양공급을 늘려 노폐물이 빨리 나오도록 해준다.

햇빛이 적은 북유럽에 우울증이 많은데, 부족한 일조량 때문이다. 햇빛은 피부질환, 몸의 염도 조절, 뼈 강화, 정서 안정 등 많은 부분에 영향을 준다.

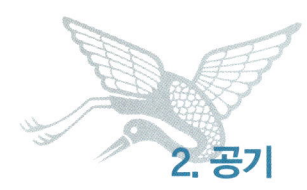

2. 공기

　음식을 먹지 않고 90일까지도 살 수 있으나 공기 없이는 단 5분도 살기 어렵다. 생물은 공기를 마셔서 들어온 산소로 영양소를 산화시키고 이 과정에서 생기는 에너지로 살아간다. 산소는 혈관을 통해 각 장기로 가는데 부족하면 가슴이 답답하고, 두통, 구토, 입맛이 없는 등 이상을 느끼게 된다. 산소에 가장 민감한 것은 뇌세포이며 뇌는 몸에 들어온 산소의 25% 정도를 쓴다. 뇌에 산소공급이 2~3분만 안 되어도 뇌세포가 파괴되기 시작한다고 한다. 그만큼 산소가 중요하므로 기억력, 집중력, 사고력, 창의력 등에 끼치는 영향은 크다. 산소가 부족할 경우 음식이 소화될 수가 없고, 인지능력이 떨어지며, 태아의 경우 저능아나 기형아가 될 가능성도 있다. 에어컨이나 난로를 켠 방에 오래 있으면 머리가 띵한 것도 산소가 부족한 탓이다. 지하철이나 건물지하에서의 생활도 산소 부족의 원인이 된다. 표준 산소농도는 약 21%인데 대기오염 등으로 만성적 산소 부족상태로 살고 있다.

　산소 함량이 낮고 방부제 등이 든 가공식품이나 설탕, 술, 카페인 음료 등을 먹으면 독을 분해하면서 많은 산소를 쓴다. 육류는 곡·채소에 비하여 산소가 1/4~1/3밖에 들어있지 않아 많은 산소가 소모된다. 고기를 배불리 먹은 뒤 졸음이 오고 하품이 나는 것은 산소 부족 때문이다. 공해와 스트레스, 음주, 흡연, 육류 위주의 식생활을 하면 지속적인 산소 부족을 겪게 되고, 그 때문에 쌓인 독소들은 만성피로, 암과 같은 난치병을 부른다. 태운 것, 뜨거운 것, 끓인 것 등은 산소가 없으며, 소화되면서 산소를 많이 쓴다. 풍욕은 피부를 통해 산소호흡을 해주는 것이며, 냉·온욕, 관장 등도 산소를 받아들일 수 있는 좋은 방법이다.

　공기의 78%를 이루는 질소도 몸에서 중요한 일을 한다. 질소는 단백질의 중요 성분 가운데 하나로 단백질의 16% 정도가 질소다. 단백질은 몸 안에서 일어나는 여러 가지 변화를 돕는다. 생물의 몸에서 일어나는 변화를 돕는 물질을 효소(酵素)라고 하는데 모든 효소는 단백질이다. 산소는 세포에서 포도당이 천천히 타는 것(산화)을 돕고, 그 변화를 돕는 건 질소가 들어 있는 효소들이다. 질소가 없으면 생물이 생물 노릇을 할 수 없는 것이다. 질소가 들어 있는 효소는 몸에서 일어나는 모든 변화를 돕기 때문에 질소는 모든 생물에게 꼭 필요하다.

3. 물(생수)

옛 중국의 관자(管子)는 "땅은 만물의 본원이며 모든 생명의 근원이다. 물은 땅의 혈기(血氣)이니 근육과 혈맥(血脈)을 통하여 흐르는 것과 같다. 그러므로 물은 만물을 온전하게 한다. 만물의 본질이며 생명의 담즙인 것이니 물을 얻지 못하면 생명을 잃는다" 하였다. 물에 대한 탁월한 해석이라 하지 않을 수 없다.

물은 생명의 근원

모든 생명은 삶의 원천을 물에 기대고 있다. 최초의 생명체는 바다(물)에서 생겨났다. 사람도 어머니의 양수에서 잉태가 시작된다. 이처럼 물은 생명활동의 중추이며, 생명이 약동하는 곳에는 물분자의 활발한 운동이 있다. 공자는 "물이 있으니 인간이 건강하고, 나라가 건강하도다!" 하였다.

물은 삶의 기본 요소

지구 표면의 70%를 물이 차지하듯 몸의 70~80%도 물로 구성되어 있다. 물은 산소와 더불어 생존에 가장 필요한 요소이다. 물을 안 마시면 신진대사가 되지 않아 독소를 내보내지 못해 자가중독을 일으키고 체온조절도 안 되어 1주일도 못 가서 죽게 된다.

물의 생리적 효용 및 기능

물은 입→위→장→간장·심장→혈액→세포→혈액→신장→배설 등의 순서로 돌면서 ❶ 세포의 형태를 유지하고 대사작용을 높이며, ❷ 혈액과 조직액의 순환을 쉽게 하고, ❸ 영양소를 녹이고 흡수, 운반해서 필요한 세포로 가져다주고, ❹ 불필요한 노폐물을 밖으로 내보내며, ❺ 혈액을 중성 내지 약알카리성으로 유지시키며 ❻ 열을 발산시켜 체온을 조절하는 등 중요한 역할을 한다. 물의 순환, 동화, 배설, 체온조절 등이 잘 되느냐가 건강의 척도가 된다.

물 마시는 방법

어른은 물을 하루 2.5ℓ 이상 마셔야 한다. 여름에는 3ℓ 이상 마셔야 한다. 하루 배설되는 물의 양은 ❶ 호흡 시 수증기로 약 600ml ❷ 땀 등 피부호흡으로 약 500ml ❸ 대·소변으로 약 1,400ml이다. 500ml 정도는 음식으로 자연스럽게 들어오니 나머지 2,000ml는 생수로 마셔야 한다. 물은 몸에서 떠나면 안 된다.

물은 홀짝홀짝 자주 마셔야 한다. 인간이 서서 걸으면서 등뼈와 장이 처져 제 기능을 하지 못해 병이 오므로 한꺼번에 많이 마셔서 장이 처지면 좋지 않다. 위장이 약한 사람들은 더욱 조금씩 자주 마셔야 한다.

생수 만드는 법

물은 정수가 안 된다. 가라앉혀 먹는 것이 좋다. 시중의 생수는 다 증류수이며 멸균처리 한 것이다. 항아리에 맥반석과 숯, 구운소금 1%를 넣어서 정화시키면 약수가 된다. 물을 한모금 마실 때마다 보약으로 생각하고 자연에 고마움을 느껴야 한다.

4. 소금 : 하늘이 내린 신약(神藥, 보약)

천혜의 비밀을 간직한 소금은 독성과 약성을 함께 가지고 있어 어떻게 먹느냐에 따라 독도 되고 약도 될 수 있다. "짜게 먹지 마라", "짜게 먹으면 고혈압 걸린다" 등 싱겁게 먹어야 한다는 것은 고정관념이 되어 있다. 그러나 세상 어떤 것이고 약 아닌 것이 없고, 약 중에 독을 갖지 않은 것 또한 거의 없다. 소금 역시 약과 독이 같이 있지만 독보다는 약으로써의 기능이 훨씬 큰 '하늘이 준 보약'이다.

생명이 있는 모든 것은 소금기를 머금고 있으며, 염도에 따라 생성(生成)과 성장(成

長), 유지(維持), 소멸(消滅)을 한다. 보통 담성(淡性)이 강한 생물은 허약하고 질병이 잦으며, 함성(鹹性)이 강하면 병 없이 오래 산다.

소금에 대하여 정확히 알아야 한다

소금이 해롭다고 하려면 가장 먼저 '좋은 소금'과 '가공된 정제염'의 차이를 밝혀야 한다. 시중의 소금은 대부분 수입된 것으로 공업용이다. 가공된 소금은 염화나트륨이 거의 99.9%인데, 우리 서해안 갯벌에서 나는 토판과 장판에서 만든 천일염은 온갖 미네랄(Ca, K, Mg, Mn, Ni, Si, Fe, P 등)이 약 10~15% 정도 들어 있어 세계에서 가장 좋은 소금이다. 필수 미네랄이 부족할 때 병이 온다는 것은 널리 알려진 바이다. 반찬을 싱겁게 만들면 쉬 썩듯이 염분이 부족하면 염증과 각종 질병이 온다. 봄과 가을에 생산된 소금은 응고력과 흡착력이 높아 쓰고 짜며 갱도가 높아 먹을 수 없다. 음력 5월에서 7월 사이에 생산된 여름소금은 쓴맛, 짠맛, 응고의 성분이 낮은 가장 질 좋은 소금인데 소금 포대에 맑은 물을 뿌려 15일 이상 말린 뒤 900℃ 이상의 불로 구워 간수와 불순물, 해로운 성분을 없애고 써야 한다.

소금의 효능

제독(해독), 염증 제거, 정혈(淨血: 혈관벽 광물질 제거), 신진대사 촉진(노폐물 배설), 살균·항균, 방부, 해열 작용, 생신작용(파괴된 세포 회복), 체질 개선(약알칼리로 중화), 조압작용(혈압, 체중 등 균형 유지), 자연치유력을 높여 주며 이로운 균 형성.

소금의 여러 쓰임새

- 몸 마사지, 피부염, 환부찜질, 염수열탕(염분농도 3% 이상)에 목욕하면 동맥경화를 풀고 지방층을 녹여내며, 노폐물을 몸 밖으로 내보낸다.
- 소금으로 이를 닦으면 입 냄새와 염증을 없애고 이를 튼튼하게 하며, 갑상선결절, 식도염, 위궤양, 알레르기, 멀미, 식욕감퇴, 무력증, 식중독, 복통 등 질병을 막아주고 자연치유력을 높여 준다.

- 소금은 음식의 발효원료이다. 밥을 지을 때나 생수를 만들 때, 떡, 강정, 식혜, 전, 탕약, 효소 등 사람이 만들어 먹을 수 있는 모든 음식에는 반드시 소금(1%)이 들어가야 한다. 특히 밥을 지을 때 소금을 넣으면 찰지고, 굳거나 쉬지 않으면서 밥을 비롯한 모든 음식의 소화력을 도와주고 맛을 더욱 좋게 만든다. 무엇보다 소금이 아니면 장류나 모든 음식물을 발효시킬 수 없고 지속적으로 보존할 수 없다.
- 식초, EM, 산야초효소 등 발효식품을 만들 때는 소금이 1% 정도 들어가야 한다. 소금은 썩지 않는 성질을 가지고 있어서 균의 활동을 방해하지만, 이로운 유산균은 소금에 강하기 때문에 소금을 뿌리면 다른 균들은 죽고 유산균만이 남아 그 숫자가 늘어나게 된다. 유산균은 '박테리오신'이라는 물질을 생성해 나쁜 균을 물리치고 발효시켜 음식을 아주 오랫동안 보관할 수 있게 한다.
- 가축도 3% 농도의 소금물을 먹이면 건강하게 큰다.

소금의 섭취량

❶ 성인은 하루 5~15g 정도를 먹는다.
❷ 계절, 노동, 땀이 나는 정도에 따라 조절한다.
❸ 좋은 소금이라도 체액(體液)의 균형을 맞추기 위해 한 달에 하루씩 소금 먹지 않는 날을 정해 지킨다.

적절한 염분, 질병 예방에 필수

싱겁게 먹으라는 정부, 의사, 언론인들의 말은 국민들을 병마의 길로 이끌고 있으며 이는 천벌을 받을 일이다. 단언컨대, 현대의학이 병을 고치지 못하는 이유 중 하나는 싱겁게 먹도록 하기 때문이다. 가장 나쁜 합성화학첨가물이 들어간 배합사료를 먹여 키운 육류와 단당류(설탕), 식용유, 물엿, 가공식품 등 인간이 먹어서는 안 될 식품들에 대해서는 의사나 언론이 말 한마디 하지 않는다.

병은 싱겁게 먹어서 온다. 소금을 필요한 만큼 먹지 않으면 해독을 못해 독이 몸 안에 머물고, 해독 관련 장기가 약화된다. 또 소염작용이 잘 되지 않아 염증에 시달리고 피도 탁해져 병의 원인이 된다. 무력증이 와 활동이 힘들어지고 소화, 흡수, 배설 기능이 약해진다. 저항력이 떨어져 약해지고 아프게 된다. 고혈압이건 당뇨건 염분이 부족하면 염증을 잡을 수 없고 혈액순환이 안 되므로 나을 수 없다. 파괴된 세포가 재생되지 않아 혈관괴혈병을 치료할 수도 없다.

병은 세균이나 독이 들어왔을 때 이겨내지 못하면 생긴다. 우리 몸이 필요한 소금의 농도가 가장 정확하게 유지되는 장기는 심장이다. 이를 다른 말로 소금 염(塩) 자를 써 염통이라고도 한다. 고기를 소금에 절여 두면 썩지 않는 것과 마찬가지이다. 생명 유지에 필수적인 소금이 가장 적당하게 유지되는 심장은 암이 걸리지 않는다. 맑고 깨끗한 피가 온 몸을 고루 돌아 면역력이 튼튼하다면 몸을 해치는 부패균이 들어와도 끄떡없다. 그러기 위해서는 체액이 적정한 염분 농도를 유지해야 하는 것이다.

반드시 '좋은 소금으로 짜게!' 먹어야 한다. 공업용 소금을 버리고 세계 최고의 서해 갯벌에서 태양의 기운을 받고 나온 천일염을 '생명의 보약'으로 삼자.

소금에 대한 이야기

'무릇 약은 신 것으로 뼈를 기르고, 매운 것으로 힘줄을 기르며, 짠 것으로 맥을 기르고, 쓴 것으로 기를 기르며, 단 것으로 살을 기른다'는 옛 말이 있다. 소금은 맥을 기르는 (혈액순환) 일을 한다는 것이다. 북호록(北戶錄)에서는 "소금은 살과 뼈를 굳게 하고 독충을 없애고 눈을 밝게 하고 기운을 돕는다."고 했다. 로마의 시인 호라티우스는 "소금과 빵은 기아를 이기고 뺨을 붉게 하네. 소금과 빵이 있으면 생활이 넉넉하네"라고 했고, 영웅전의 플루타르크는 "물과 빛과 봄과 대지는 인류가 신성시하지만 그것들도 소금에는 미치지 못한다"고 하였다. 소금을 알면 세상이 보인다.

소금이 고혈압을 일으킨다는 일부 연구결과를 절대시하는 의사들은 소금 섭취가 고혈압과 무관하거나 오히려 혈압을 적절하게 유지하게 해 준다는 연구들에는 왜 눈과 귀를 막고 있는지 스스로 물어봐야 한다.

5. 과일·채소와 비타민C

비타민C의 역할

비타민C는 교원질(膠原質)을 만드는 데 꼭 필요하다. 모래와 모래를 끈끈하게 이어주는 시멘트처럼 비타민C는 각 점막, 세포와 세포, 조직과 조직을 단단하게 해주므로 피부의 바깥과 안쪽의 조직들을 이어주어 세균감염과 피하출혈을 막고, 위장 및 비뇨기의 점막을 보호하고 생식기, 호흡기 등 몸의 모든 기관에 결체조직을 만들어 신진대사를 활발하게 한다. 비타민C가 부족하면 피하출혈이 일어나고, 괴혈병에 걸릴 위험에 처하게 되며, 구강염, 구내염 등 많은 질병을 일으킬 소지를 안게 된다.

비타민C의 공급

야생동물들은 몸에서 비타민C가 만들어진다고 한다. 그러나 인간은 주택에 살면서 두꺼운 옷과 이불 등으로 피부기능이 퇴화하고, 화식으로 인해 소화, 배설기능이 퇴화되는 등 반자연적인 생활을 함으로써 몸에서 비타민C를 만들 수 없게 되어 음식물로 섭취해야 한다. 비타민C는 운동, 흡연, 사우나, 스트레스, 노동 등으로 늘 파괴된다. 열병 환자, 임산부는 많은 비타민C를 필요로 한다.

비타민C는 찔레나무와 해당화열매에 가장 많다. 감잎, 고추잎 등 녹황색채소와 과일류에도 많다. 과일류는 속보다는 껍질에 많이 있다. 생채소나 과일을 섭취하면 비타민C가 알맞게 보급된다. 비타민C를 약으로 보충하려고 해서는 절대 안 된다.

비타민C는 화학적으로 불안정해 열이나 빛, 공기 등에 의해 잘 파괴되므로 채소나 과일을 오래 두거나 열처리할 때 주의한다. 비타민C를 끓이면 과일은 1/2, 양배추는 1/10 이상, 시금치는 1/40로 준다. 무 잎을 끓이면 5분 이내 100%, 20분 뒤 80%만 남을 정도로 파괴되므로 싱싱할 때 먹는 것이 좋다(생식이 좋음).

비타민C의 효능

❶ 뼈나 이가 크는 데 도움을 준다. ❷ 피부의 안쪽 조직을 건전하게 한다. ❸ 모세혈관을 건전하게 한다. ❹ 세균에 대한 저항력을 높인다. ❺ 산소의 신진대사를 촉진한다.

❻ 혈구 재생을 돕는다. ❼ 혈액의 응고 시간을 줄인다. ❽ 혈압을 생리적으로 조절한다. ❾ 호르몬 분비를 촉진한다. ❿ 면역성을 높인다. ⓫ 교원질(膠原質)을 만드는 데 반드시 필요하다. ⓬ 글로뮈(동정맥접합관動靜脈接合管)의 강화에 도움을 준다.

햇빛, 공기, 물, 소금, 비타민C는 쉽게 접하기 때문에 소중함을 잊기 쉬우나 어느 음식이나 약보다도 중요하다. 비싼 보약보다 가까이 있는 물 한 모금, 소금 한 톨, 햇빛 한 줄기가 지친 몸과 마음을 잘 회복시켜 줄 수 있다.

소식, 아침 안 먹기, 단식, 생채식

– '먹지 않는 즐거움'도 있다! –

1. 적게 먹기, 아침 안 먹기

적게 먹고 오래 씹자

많이 먹으면서 운동마저 부족하면 소화를 시킬 수 없다. 그러면 위나 장에 부담이 가 밑으로 처지게 되고, 변비에 시달리면서 몸이 고장나게 된다. 건강하려면 적게 먹고 운동을 많이 해야 한다. 음식은 꼭꼭 씹어 먹어야 소화효소가 많이 나오고 위에 부담을 덜 주고 이와 턱도 튼튼해진다. 적게 먹으면 의사가 필요없는 생활을 할 수 있다.

아침을 먹지 말자

몸의 생리상 아침은 배설 주기이다. 소변 배출 실험을 보면 하루 세끼를 먹으면 먹은 것의 75%, 저녁을 안 먹고 아침-점심을 먹으면 65%, 점심-저녁 두 끼를 먹으면 거의 100%를 배설한다. 아침을 먹지 않으면 노폐물이 다 나와 독이 쌓이지 않는 것이다. 아침을 먹으면 장의 연동을 돕는 호르몬인 '모틸린'이 나오지 않아 배설에 장애가 온다. 2~3일 동안 먹기만 하고 변을 보지 않으면 뇌에 출혈이 일어난다.

현대의 생활은 밤에 과식, 과음하는 경향이 많다. 그것이 채 소화도 안 된 상태에서, 몸이 깨어날 준비를 하는 아침에 또 먹으면 이겨낼 수가 없다. 동방 민족은 하루 800~1500kcal가 적당하다. 간염, 당뇨, 고혈압 등은 아침을 먹지 않으면 자연히 없어진다.

아침을 먹지 않으면 1시간을 벌 수 있다. 바쁜 현대인에게 천금같은 시간이 아닐 수 없다. 새로 생긴 시간을 더 나은 삶을 위해 투자하자!!

2. 단식, 그 되살림의 비밀!

― 단식은 천명이며, 칼을 대지 않는 수술이다! ―

아프면 입맛이 떨어진다. 그러나 우리 의식의 한 켠에서는 '먹지 않으면 죽는다', '먹지 않으면 큰 일 난다'는 생각이 뿌리 깊게 스며들어 있다. 그러나 단식은 '새로운 삶으로 이끄는 신비한 힘'을 준다. 짐승들도 아프면 먹지 않는다. 단식이 아니면 어떤 질환도 다스릴 수 없다!

식중독에 걸리면 설사를 하고 토하기도 한다. 독을 밖으로 내보내 활력을 찾고자 하는 자정작용이다. 감기에 걸리면 콧물과 기침이 나는 것도 노폐물을 밖으로 보내 몸을 청소하려는 것이다. 이처럼 몸은 자연순환의 원리를 따르는데 자연의 이치에 어긋나게 살기에 많은 문제가 생긴다. 조금만 아파도 약을 먹고, 단식을 하면 3~4일이면 나을 감기를 병원에서는 1주일이 지나도 떨치지 못한다. 입맛이 없으면 음식을 줄이거나 하루이틀 먹지 않으면 되는데 '먹어야 기운이 난다'는 믿음으로 억지로 먹으려 애쓴다. 그러면 몸은 더 고통받고, 병마를 떨치기보다 보듬는 쪽으로 나아간다.

단식은 왜 필요한가?

먼저, 심신의 조화를 찾기 위한 방법이다. 조상들은 자식을 바란다든지 소원을 빌 때, 새벽에 정화수를 떠놓고 정성을 다해 기도하였다. 잡념과 욕심을 버리고 마음을 가다듬어 천지신명께 소원을 빌었다. 단식 또한 절제되지 않은 과식과 무분별한 식생활, 지나친 음주 등으로 무너진 심신을 단정히 하고 자신을 혁신하고자 할 때 필요하다.

둘째, 단식이 아니면 거듭 태어날 수 없다. 단식은 고행이다. 그러나 고행을 통해 사물을 바로 볼 수 있고 큰 성취와 깨달음을 얻을 수 있다. 역사적으로도 큰 깨달음을 얻은 분들이나 큰 일을 이루고자 하는 이들이 꼭 거치는 과정이 '단식'이었다.

셋째, 단식은 몸과 마음을 깨끗이 해주는 청소부이다. 몸은 일상의 피로와 식생활로 인해 노폐물이 끼고, 막히고, 늙어간다. 이것을 약으로는 어찌할 도리가 없는데 단식을 하면 곳곳에 낀 노폐물을 영양소로 활용하며, 독소를 빼내 활력을 되찾게 된다. 혈관벽에 있는 찌꺼기는 단식이 아니면 청소할 방법이 없다. 단식은 늙은 세포, 병든 세포는 태워 버리고 새로운 세포를 만들어 몸을 새롭게 한다.

넷째, 생명의 소중함과 겸손의 미덕을 알게 한다. 한 끼의 식사가 얼마나 소중한 것인가, 이 한 끼를 위해 애쓴 농부들의 마음은 무엇이었을까? 무심히 지내온 문제들을 돌아보게 하며 자연 앞에 겸허한 존재로 설 수 있게 한다. 욕심에 가득 찬 생활에서 한 번쯤 주위를 돌아보게 하는 것은 단식이 주는 고귀한 선물이다.

'식(食)은 명(命)'이다. 어떤 음식을 어떻게 먹느냐에 따라 운명이 달라진다. 건강하게 태어났더라도 무절제하게 산다면 단명하거나 질병의 고통에서 헤어날 수 없다. 반대로 약하게 태어났어도 절제된 생활로 자신을 다스린다면 무병장수는 물론 삶도 적극적으로 펼쳐갈 수 있다.

단식은 천명(天命)으로 조물주는 낳을 때부터 '단식'을 하게 했다. 아이를 낳은 뒤 2~3일간은 산모의 젖이 나오지 않는데, 그동안은 젖을 먹이지 말라는 섭리이다. 배내똥을 내보내고 건강하게 살라는 것이다. 이를 어기면 배내똥이 나오지 않고 림프구의 면역력이 약화되어 아토피, 천식, 간염 등 병주머니를 달고 살게 된다.

언제 단식을 할 것인가?

❶ 우선 몸이 요구하는 대로 따르자. 식욕이 없으면 먹지 말자. 그러면 몸은 소화 흡수에 필요한 기운을 얻고 이상을 이겨내기 위해 면역력을 높여 '자연치유'의 힘을 발휘한다.

❷ 겨울에는 절식을 하자. 겨울에는 동식물의 70% 이상이 동면을 통해 단식을 하거

나 자연 감식을 한다. 그래서 봄이 오면 모든 동식물들이 새로운 생명력으로 기지개를 켠다. 하지만 겨우내 먹어댄 인간은 봄이 오면 기력이 쇠하여 춘곤증에 빠져든다. 자연은 일정한 주기로 변화한다. 태양의 흑점이 11년 주기로 변화함에 따라 가뭄, 홍수 같은 기후 변화를 일으키고 생태계를 순환시켜 자연에 강한 생명력을 불어넣어 준다. 사람도 자연순환의 이치에 맞춰 살아야 건강할 수 있다.

❸ 1년에 4~5일, 한 달에 1~2일, 일주일에 하루단식 등 자연스럽게 시도해 보자. 먹는 음식은 다 나오지 않고 일부가 남아 독이 된다. 이러한 독을 밖으로 빼 내기 위한 가장 좋은 방법이 단식이다. '자기 몸은 자기가 다스린다'는 믿음으로 조금만 마음을 열면 어렵지 않다.

단식은 칼을 대지 않는 수술이다!

회복식

단식을 통해 심신을 정화하고 건강을 회복시킬 수 있으나 무지와 탐욕으로 회복식 과정에서 구미가 당겨 과식함으로써 오히려 건강을 해치는 일이 생길 수 있다. 반드시 전문가의 지도에 따라 실천해야 한다.

❶ 2일~3일 단식 뒤 회복식

2일~3일 단식 후 회복식은 이틀 한 사람은 회복식을 2일 하되 첫째 날 점심 저녁 현미오곡가루 죽을 200g, 된장국물을 곁들어 먹고 둘째 날은 점심 저녁 현미오곡가루 죽 300g을 된장국에 먹으면 된다. 그 다음은 정상적으로 하되 현미오곡밥에 채소를 많이 먹고 반찬은 맵고 짜게 오랫동안 씹어서 먹는 것이 좋다.

❷ 4일~5일 단식 뒤 회복식

4~5일 단식을 한 뒤 회복식을 할 때에는 200g씩 이틀간 현미오곡가루죽을 간기가 있는 된장국, 감식초를 곁들인 오이냉채를 먹고, 다시 이틀간은 300g을 김치 국물이나 된장 국물에 먹는다. 5일째 되는 날은 점심 저녁 400g씩 먹되 장이 손상을 입지 않도록 김치를 잘게 찢어 오래 동안 씹어서 입안에서 죽을 만들어 먹는다.

단식을 한 뒤 장은 어린아이의 상태로 돌아가므로 거친 음식은 자제하고 양을 차츰 늘려가는 것이 중요하다. 음식의 욕구를 참아야 하기 때문에 단식보다 회복식이 더 어렵다는 사람이 많으며 실제 회복식을 잘못하여 단식을 하고도 효과를 제대로 보지 못하는 경우도 있다.

❸ 10일 이상 단식 뒤 회복식

10일 이상 단식을 한 뒤 회복식을 할 때는 현미오곡가루죽을 3일간 100g, 4일간 200g, 4일간 300g씩 점차 늘려나가되 굳이 10일이 아니더라도 오래 하는 것이 좋다. 10일 이상 장기단식을 하는 경우는 단식과정과 회복식을 하면서 반드시 전문가와 상의해야 한다. 회복식을 하면서 과식을 하면 음식이 내려가면서 장에 상처를 주거나 중첩이 되어 오히려 사경(死境)에 이르러 수술을 하게 경우도 있다. 회복식을 시작하면 음식을 앞에 놓고 적게 먹는다는 것은 도인의 경지에 이르지 않고서는 매우 어렵다. 그래서 회복식을 할 때도 매일 관장을 하는 것이 좋으며, 단식을 하면서도 매일 발효된 효소를 먹어주어야 한다.

3. 생채식

몸을 새로 태어나게 하는 생채식

인간도 원시시절에는 생식을 했다. 그러나 화식을 하면서 야생의 예민함을 잃어버렸다. 생식을 1년 하면 종양, 간질, 고혈압, 당뇨 등 다 나을 수 있다. 생식을 하면 90%는 새 생명을 얻는다. 생식은 피를 맑게 하고 세포를 되살리기 때문이다. 피가 맑아지면 정신과 육체가 같이 좋아진다. 물을 하루 2.5L 이상 마시고 생식을 하면 세포가 1년이면 완전히 바뀌어지고 체질이 개선된다.

생채식의 효과

❶ 배변을 촉진하여 숙변을 제거한다. ❷ 당뇨병, 고혈압, 암을 예방하고 모든 질병이

치유될 수 있다. ❸ 체질을 바꿔준다. 채소에 들어있는 여러 미네랄이 체액을 중성으로 만들어 주고 조절작용을 통해 건강을 유지해 준다. ❹ 젊음과 장수를 보장한다. 늙은 세포가 떨어져 나가고 새 세포가 자라나 젊어진다. ❺ 최고의 미용법이다. 독소를 배출하고 피가 잘 돌아 피부가 고와지고 탄력이 생긴다. ❻ 머리가 좋아진다. 노폐물이 배설되니 장이 깨끗해지고 머리가 맑아진다. ❼ 인성을 변화시킨다. 초식동물은 온순하고 육식동물은 포악하다.

생채식의 방법

❶ 뿌리채소와 잎채소를 골고루 5가지 이상 섞어 된장국을 약간 쳐서 먹는다. 채소는 잘게 썰어 식초, 참기름, 고추장, 된장, 김치, 겨자에 버무려 먹는다(즙, 범벅도 좋다). 이때 조청, 소금, 산야초효소 등을 곁들이면 더욱 좋다. ❷ 아침은 먹지 않고 물, 소금, 감잎차로 대신한다. 점심, 저녁 두 끼는 오곡가루와 생채소를 먹는다. ❸ 발효식품인 김치, 고추장, 간장, 된장, 장아찌와 냉채, 겉절이 등 익히지 않은 것을 고루 먹는다. ❹ 화학조미료를 쓰면 안 된다. 간식은 감자, 과일 등을 깨소금을 찍어 한두 개 정도 먹을 수 있다.

생채식으로 혈당이 떨어지면 어지럽고 숨이 가쁠 수 있다. 영양가가 많은 오곡조청과 산야초효소(당분 공급)를 물에 타 먹으면 좋다.

생식은 45일을 1단위로 60일, 90일, 120일, 150일, 180일, 210일, 240일, 270일까지 하는데, 병에 따라 전문가의 도움을 받아야 한다.

종양, 고혈압, 당뇨, 정신질환, 간질환 등 난치성 질환을 앓는 환우들이 단식을 할 때는 최하 11일~30일, 생식도 45일~270일 이상해야 온전히 체질을 바꿀 수 있다.

오줌·똥만 잘 누면 병이 없다!

정신없이 돌아가는 일상생활은 몸을 돌볼 기회를 주지 않는다. 정신적 압박이 큰 생활에서 몸은 병들어 간다. 진리 같은 건강의 원칙은 '잘 먹고, 잘 자고, 잘 누는 것'이다. 셋 중 중요하지 않은 것이 없지만, '잘 배설하는 것'이 건강하게 사는 열쇠다. 무엇이든 쌓이면 썩기 마련인데 숙변이 문제가 되는 것도 그 때문이다.

속이 더부룩하고 배가 볼록하며 불편한 느낌을 가질 때가 많다. 화장실에서 오랫동안 힘을 주어 가느다란 변을 한줄기 보고 끝이다. 시원한 맛이 없다. 변비이다. 무서운 것은 요실금, 전립선비대, 암 등 만병으로 발전하게 되는 것이다.

우리가 한 끼에 먹는 양은 300~600g이다. 하루 900~1,800g을 먹는 것이다. 이처럼 많은 양을 3번 먹으면 3번 변을 보아야 한다. 그런데 하루 한 번이나 이틀에 한 번, 심지어 3~4일에 한 번 똥을 싸는 사람도 있다.

인간은 동물과 달리 서서 걸으면서 위와 장이 길어지고 연동운동이 잘 되지 않아 변비에 걸릴 우려가 높다. 온대 황인종은 장의 길이가 혀부터 항문까지 앉은키의 9~10배, 열대 흑인종은 10~13배가 되며, 한대 백인종은 7~8배이다. 각 민족은 이에 맞게 음식, 옷, 주거, 생활습성을 가져왔다. 우리는 곡·채소를 먹으며 살아왔는데 서구 식생활로 바뀌면서 육식, 미식, 기호식품에 기대 편하게 살다보니 장운동이 부족해 노폐물이 쌓여 변비가 생긴 것이다.

1. 모든 병은 변비로부터 시작된다

 음식은 식도-위장-유문-십이지장-공장-회장(소장)-충양돌기를 통해 오른편 대장으로 올라가 간장 뒷부분에서 위장 뒤를 거쳐 비장 뒤 횡행결장을 통해 왼쪽 대장으로 내려와 S자형 결장을 거쳐 직장항문으로 나온다. 위와 같이 각 기관을 거쳐 찌꺼기가 나오려면 12시간 정도 걸린다. 이 음식 찌꺼기가 장에 남아 있는 것이 변비이고, 장에 오래 머물러 있는 묵은똥을 숙변이라 한다. 숙변은 대장의 주름이나 주머니(게실)에 담겨 썩으면서 가스를 만드는데 대장을 약화시키며 피를 타고 퍼져 병을 부른다.

 육류나 가공식은 분해과정에서 요산, 요독이 나와 혐기성(嫌氣性)미생물이 늘어난다. 혐기성미생물은 염증을 만들며 산소와 비타민C를 소모하여 괴혈병을 일으켜 피 속에 노폐물을 침투시킨다. 장에 자극을 주고 섬유질이 없어 대장을 늘어지고 부풀게 한다. 늘어난 장은 겹치고 과장결장이나 거대장이 되어 기능이 떨어져 건강은 무너진다.

 운동 부족도 변비를 부른다. 몸은 근육이 받쳐주는데 소화기관도 마찬가지다. 근육이 건강하려면 규칙적인 수축, 팽창이 필요하다. 소장이나 결장이 잘 움직이기 위해서는 배에 힘이 있어야 되는데 운동 부족은 근육을 약화시켜 변비를 부른다.

 환경공해, 술·담배, 스트레스도 변비의 원인이다. 변비가 오래가면 대장은 노폐물이 가득 찬 정화조처럼 되어 버린다. '똥독이 오르면 죽는다'는 말이 있듯 숙변은 때로 생명까지 위협한다. 숙변이 쌓이면 장에 생긴 독가스가 뇌로 들어가 머리가 아프다. 이 가스가 자궁이나 방광, 전립선 등을 압박하면 피의 흐름이 나빠지면서 충혈과 염증을 일으키고, 산소와 영양이 잘 흡수되지 못해 부스럼이나 여드름, 기미 등이 나온다. 배에 가스가 차면서 아랫배가 나오고 몸무게가 늘며 어깨결림, 허리통증, 정서불안 등이 찾아온다. 여성은 생리통이 심해지면서 생리혈이 검어지거나 생리가 불규칙해지기도 한다. 임신이 잘 안 되고 하체가 저리고 냉증이나 요통이 오면서 분비물이 많아지고 조로현상까지 와 신경이 날카로워질 수 있다. 변비가 지속되면 노폐물이 혈관으로 들어가 혈압이 올라가고 뇌출혈이 온다. 뇌경색, 당뇨, 뇌졸중, 중풍, 치질, 관절통, 대장암 등 많은 병이 변비에서 비롯된다.

2. 변비는 숙변을 부른다

숙변은 대장 주름이나 게실에 숨겨져 있는 끈적끈적하고 오래된 숯 모양의 똥 찌꺼기이다. 숙변은 담즙산과 세균, 기생충, 음식부패물 등이 결합된 노폐물로 암모니아, 인돌, 스카톨, 황화수소, 메탄 등을 만들어 배에 가스가 차게 하고 방귀나 변으로 나올 때 지독한 냄새를 풍긴다.

숙변이 쌓이면 먼저 소화불량이 오고, 위염, 위산과다, 위궤양 등으로 발전하며, 가슴앓이, 심계항진, 뇌출혈에 의한 두통을 느끼게 된다. 혈액순환이 안 되어 손발 냉증, 고혈압, 심장병 등 순환기 병이 오고, 피에 독소가 많아져 간, 신장질환 등을 앓게 된다. 저항력의 약화는 천식 등 기관지 질환을 부른다. 창자의 장애물이나 자극들을 없애버리면 천식, 후두염, 인후 카타르 등의 병은 없어진다. 장에 숙변이 가득하면 기분이 안 좋을 뿐 아니라 뇌혈관의 신경이 마비되어 행동장애, 우울증 등 정신질환이 올 수 있다. 숙변은 정상인도 5~7kg, 심하면 9~14kg이 쌓이는데 숙변이 생기지 않게 하려면 변비에 걸리지 않도록 해야 한다.

3. 변비를 막고 숙변을 없애려면

첫째, 곡·채소 위주의 식사를 한다. 곡·채소는 섬유질이 많아 장의 연동운동을 촉진해 배변을 도와준다. 현미오곡밥에 채소를 적절히 먹으면 호기성미생물이 많아지고 발효된 영양소가 귀로환원(歸路還元)되면서 변비가 없어지고 피가 맑아진다. 섬유질은 스펀지작용으로 중금속을 흡수하고, 배변을 촉진한다. 채소의 비타민C가 염분과 만나 혈관과 세포를 튼튼하게 하여 장운동이 활발해진다. 육류나 분식(아교성분 많음), 백미,

백설탕, 흰밀가루 등은 숙변을 정체시키니 먹지 말아야 하며, 과식도 경계해야 한다. 좋은 음식도 많이 먹으면 위와 장이 부담을 받아 아래로 처진다. 과식을 하면 반드시 찌꺼기가 많이 쌓이게 된다.

둘째, 생수와 소금, 비타민C(감잎차, 과일, 채소)를 꾸준히 먹는다. 물을 적게 먹으면 대장벽은 수분이 부족해져 변이 단단해진다. 하루 5~15g의 염분을 섭취한다. 환우들은 소화, 흡수가 잘 되는 죽염이 좋다. 소금은 장의 연동운동을 활발하게 해 배변을 촉진시킨다.

셋째, 적당한 노동과 운동을 생활화한다. 편한 생활은 근육을 풀어지게 하고, 몸을 무력하게 한다. 근육을 건강하게 하려면 규칙적인 수축, 팽창이 필요하다. 운동은 근육, 표피 뿐만 아니라 내장을 이루는 내피도 자극해 강화한다. 많이 걸으면 발바닥을 자극해 변비가 오지 않는다. 배와 몸을 자주 문지르거나 기체조 등을 하면 아주 좋다.

넷째, 아침밥을 먹지 말자. 오전은 배설의 시간으로 아침을 먹지 않으면 어제 먹은 음식이 100% 나온다. 배설을 돕기 위해 물 500g, 소금 3g, 감잎차 1~2컵만 먹는다.

다섯째, 꽉 조이는 옷을 피하고 면으로 된 헐렁한 옷을 입는다. 조이는 옷, 두꺼운 옷, 화학섬유는 피부호흡을 막아 산소 부족을 가져오고, 각 기관의 움직임을 둔화시켜 소화액이 잘 나오지 못한다. 영양소의 연소-순환-배설이 이루어지지 않아 변비를 부른다. 막힌 공간, 식탁, 침대, 좌변기 등 운동을 필요없게 하는 생활도 숙변을 만든다.

여섯째, 단식과 생식을 통해 몸을 새롭게 태어나게 한다. 숙변을 없애고 겹쳐 있는 장벽을 조절해 장을 튼튼하게 하는 데는 단식과 생식이 가장 좋다. 숙변을 없애고 체질을 바꾸기 위해 물, 소금, 비타민C만 먹음으로써 본래의 치유력을 회복시키는 것이다. 단식 중 마그밀과 상쾌효소을 먹고 날마다 관장을 하여 변통을 원활하게 한다. 단식 3일 정도 되면 엄청난 변을 본다. 한 번의 단식으로 숙변을 완전히 없애기는 어렵다. 1년을 주기로 치밀히 계획하여 해야 한다.

단식을 통해 비우고 나면 생식으로 장을 되살리고 몸을 재구성해야 한다. 생식은 현미오곡가루와 5가지 이상의 생채소를 주식으로 1일 2회 먹는 것이다. 단식 중 나오지 않은 숙변이 생식을 통해 나오는 예를 종종 볼 수 있다.

생명을 살리는 신의 선물
발효(효소)

1. 속속 밝혀지는 미생물의 신비

눈에 보이지 않는 미생물은 페스트, 콜레라 등 여러 질병을 일으킨다고 보아 무섭고, 싫은 존재로 여겼지만 여러 연구를 통해 해로운균(부패·병원균)과 이로운균(발효균)으로 나뉜다는 사실이 밝혀졌다. 페스트를 비롯해 사스, 조류독감, 신종플루 등을 부른 많은 미생물이 해로운 반면, 인간의 건강에 이바지하는 이로운 미생물도 매우 많다. 미생물은 지구상에 세균이 약 1백만 종, 곰팡이가 1백50만 종이 있는 것으로 알려져 있다. 이 미생물의 일부가 인간을 살리는 크나큰 역할을 하면서 인간과 더불어 사는 가장 중요한 친구로 거듭나고 있다. 미생물의 역할 중 가장 중요한 부분은 발효에서 찾을 수 있다.

발효(醱酵)는 미생물(세균, 효모, 곰팡이)이 가지고 있는 효소를 이용해 유기물을 분해하는 과정이다. 미생물이 유기물에 작용해 어떤 현상을 일으킨 결과 몸에 좋은 물질이 만들어지면 발효라고 한다. 발효에는 어떤 미생물이 작용하느냐가 중요하다. 같은 포도로 발효를 시키더라도 미생물의 종류에 따라 포도주가 되기도 하고 포도식초도 된다. 파스퇴르는 알콜발효, 젖산발효, 아세트산(초산)발효를 발견하였고, 부흐너는 효모가 당분을 알콜과 이산화탄소로 분해하는 알콜발효를 밝혀냈다.

발(醱) 자는 '술이 만들어지다'는 뜻이고, 효(酵) 자는 '삭히다'는 뜻으로, '효'는 발효를 시키는 주체인 효소를 말한다. 따라서 발효에는 효소의 작용이 들어 있다. 효소는 모든 생명체에 수없이 많고, 유기물이 분해되려면 반드시 효소가 필요하다. 맥주나 빵을 만들 때 쓰는 효모(酵母)도 곰팡이나 세균처럼 미생물의 하나지만 효소를 만들어내는 효소덩어리다. 미생물들은 곡물 등의 성분을 변화시켜 잘 흡수되고 몸에 좋은 효소, 아미노산, 비타민, 유기산 등을 만들어 낸다.

효소는 항염·항균작용을 하여 고름이나 염증 등을 없애주고, 균들이 들어오면 막아내고 물리치는 일도 한다. 음식을 소화·흡수하는 데도 도움을 주기 때문에 효소가 모자라면 소화능력이 떨어진다. 또 혈액순환 등 대사작용을 하는데, 자기치유, 자기연소, 자기분해·배출, 세포 부활, 혈액정화 등 여러 일을 아우른다.

몸에도 수천 종의 효소가 있어 대사를 하는 과정에서 나름의 역할들을 한다. 예를 들면 프로테아제는 단백질을 아미노산으로 분해하고, 아밀라아제는 전분을 포도당으로 만든다. 인간은 날 때 100년 이상 쓸 수 있는 효소를 가지고 나온다고 한다. 생명유지관리의 핵심 물질인 효소가 없으면 우리는 1분도 살아갈 수 없다.

발효균(이로운균)의 효능

발효균은 소장과 대장에 수백 조 마리가 살고 있는데 이 발효균의 면역작용으로 우리가 살아간다. 발효균은 면역계를 활성화시키면서 세균과 바이러스가 침입할 때 알려주고, 암세포가 커가는 것을 막아주며, 혈액에 면역글로블린A 항체가 많이 생산되도록 하여 면역력을 높여 준다. 그리고 숙변을 없애주고 해로운균으로부터 독성물질이 나오는 것을 막아준다. 나아가 대사물질 중에 있는 천연항생제가 세균의 성장을 억누르기 때문에 미생물에 의한 피부발진도 막아준다. 몸에서 비타민B1, B2, B6, B12와 비타민K를 합성하며 비타민B군을 안정화시켜 준다.

발효의 힘을 보여주는 사례가 있다. 복어의 '테트로톡신(Tetrotoxin)'이란 독은 청산가리보다 10배 이상 강한 맹독성이라 아주 적은 양으로 수십 명을 죽일 수 있는데 해독제도 없고, 영하 20도에 얼려도 그대로라고 한다. 그런데 일본 이시카와현 사람들은 복어알젓을 즐겨 먹는다. 이는 숙성(熟成) 때문이라고 한다. 복어알을 그릇에 담고, 쌀겨를 듬뿍 넣고 버무려 숙성실에 2년 이상 두면 많은 미생물이 테트로톡신을 먹어치워 건강한 먹을거리로 만들어주는 것이다. 미생물의 엄청난 힘과 생명세계의 신비를 보여주는 일이라 하지 않을 수 없다.

발효균과 부패균 그리고 일반균(중간균)

균은 발효균과 부패균, 그리고 일반균으로 나눈다. 그런데 발효균과 부패균의 세력관계에 따라 일반균은 힘이 센 쪽에 붙는다고 한다. 대장균이 대표적인데, 수가 가장 많은 해바라기성 일반균이 어디에 붙느냐에 따라 장에서 발효와 부패가 판가름된다고 하니 발효균이 얼마나 중요한지 알 수 있다.

발효균의 종류는 바실러스균(고초균), 효모, 유산균, 누룩균 등이 있다. 바실러스균은 청국장을 띄우는 균이며, 곡물을 주로 발효한다. 효모는 막걸리나 빵을 발효하기도 하고 액상발효를 활발히 한다. 유산균은 요구르트나 김치를 발효하며 액상발효를 주로 한다. 누룩균은 누룩이나 메주 등 곡물을 주로 발효시킨다.

흰쌀을 컵에 넣고 물을 부어 3~4일이 지나면 악취가 난다. 부패균이 작용하기 때문이다. 반대로 현미를 넣고 물을 부으면 새싹이 난다. 이는 현미의 배아에 여러 미네랄이 있어 부패를 막고 발효균을 활성화시키기 때문이다. 고기를 그릇에 넣고 물을 살짝 부어 두면 곧 부패균이 번성한다. 고기를 먹으면 장에 오래 머물며 가스를 내뿜는다. 냄새가 독하면 장에 부패균이 많은 것이다. 대장은 재흡수기관이므로 부패균이 뿜어낸 독이 온몸으로 퍼져 갖은 질병을 일으킨다.

호주의 한 의사가 암덩어리를 잘라 박테리아, 곰팡이, 미생물, 바이러스 등 온갖 부패균들이 득실거리는 것을 증명했다고 한다.

발효음식은 천혜(天惠)의 보약

발효음식이 건강에 좋다는 것이 알려지면서 인기지만 왜 좋은지는 잘 모른다. 첫째, 발효시키는 원료 자체가 건강에 좋다. 청국장의 원료인 콩, 김치의 원료인 배추, 마늘, 생강, 고추, 포도주의 원료인 포도 등은 다 몸에 좋은 것들이다. 좋은 재료로 발효를 시키니 발효된 식품도 건강에 좋은 것이다. 둘째, 발효되면서 이로운 물질이 생길 수 있다. 청국장은 끈적끈적한데 이는 콩에는 없는 좋은 물질이다. 셋째, 발효를 시키는 균이 좋은 경우이다. 장에는 100조 마리의 세균이 살고 있는데, 비피더스균과 유산균 등은 몸에 좋은 균이다. 오래 묵은 간장에는 발효균이 보통 음식들보다 수십 배 많다. 발효되어 유산균이 많은 발효식품은 어떤 기후나 환경에서도 변질이 없다.

먹는 것이 곧 몸이 된다. 효소가 많은 음식으로 몸을 채우면 건강해진다. 농약과 비료를 쓰지 않고 땅의 기운과 태양 에너지를 가득 받은 자연의 먹을거리에 효소가 많다. 채소나 과일이 좋다는 얘기다. 전통 발효음식의 비밀이 밝혀지면서 김치와 장류, 식초, 장아찌, 젓갈 등의 가치가 더욱 높아지게 되었다. 한국식품연구원은 잘 숙성시킨 된장은 맛뿐 아니라 의학적 효능도 뛰어나다는 사실을 증명했다. 숙성된 된장은 암세포 억제 기능이 있으며 몸에 좋은 복합발효미생물이 가득해 생리활성은 물론 최고의 맛과 품질을 나타냈다고 한다. 전통 음식이 참살이 밥상인 것이다.

기름진 음식은 균들이 사는 대장까지 가기 전에 소장에서 대부분 소화·흡수된다. 소화되지 않는 식이섬유가 많은 음식은 대장까지 갈 수 있다. 소장을 지난 식이섬유는 대장에 있는 균들이 가장 좋아하는 음식이다. 식이섬유가 좋은 이유는 대장안의 세균을 좋은 균 쪽으로 이끌기 때문이다. 발효음식은 조상들의 슬기로 빚은 약이므로 꼭 만들어 먹어야 한다. 발효음식으로 살아가면 병원이 필요없다. 사람이 거듭나듯 음식은 발효로 다시 태어난다. 발효는 생명살림의 바탕이다.

발효균이 많은 장 환경을 만들어야

장속 세균은 성인병의 원인이 되는 비만, 콜레스테롤, 당뇨 및 면역력과 직접 관련이 있다. 장속 세균은 건강에 큰 영향을 준다. 같은 음식을 먹어도 어떤 사람은 발효가 되고 어떤 사람은 부패가 되는데 이는 장에 발효균과 부패균 중 어느 것이 많으냐에 따라 좌우된다. 장에 발효균이 많으면 똥이 황금색이고 독한 냄새가 나지 않는다.

발효균을 가지려면 좋은균을 많이 먹어야 한다. 좋은균 덩어리인 발효음식이 우선임은 두말할 나위가 없다. 아울러 장을 좋은균이 잘 자랄 수 있는 환경으로 만들어 주는 것이다. 발효는 김장독에서만 되는 것이 아니라, 사람의 대장에서도 매일 일어나므로 발효음식을 많이 먹는 것이 매우 중요하며, 세균이 좋아하는 식이섬유를 많이 먹는 것도 필수적이다. 발효균과 부패균의 싸움이 벌어지는 장에서 발효균이 수적 우위를 누리도록 특별히 신경을 써야 한다.

2. 기적의 물, 식초 이야기

식초가 좋다는 것은 잘 알려진 상식으로 60여 가지의 유기산이 있는 식초를 '자연이 준 기적의 물'이라고도 한다. 피로회복은 물론 성인병을 예방하고 치료하는 데 뛰어난 효과를 내며 살균력이 강해 여름철 건강식 중 최고이다. 알칼리성으로 몸의 대사를 원만하게 해주고, 칼슘의 흡수를 돕고 살이 찌는 것을 막아 여성들에게 특히 좋다. 현대에 와서 세 번의 노벨상을 받았는데 핀란드의 바르타네박사는 음식물을 소화·흡수하여 에너지를 만드는 것은 식초에 든 초산이 주동적인 역할을 한다는 것을 밝혀내 노벨생리학상을 받았고, 영국의 크레브스와 미국의 리프먼 박사는 식초의 구연산이 산소이용률을 높여 젖산의 발생을 억제한다는 연구로 노벨생리학상을 받았으며, 미국의 브롯호와 독일의 리넨박사는 식초의 초산성분이 현대 문명병의 원흉인 스트레스를 해소하는 부신피질호르몬을 만들어준다는 연구로 노벨생리학상을 수상하였다.

식초는 ❶ 주성분인 초산은 피로를 느끼게 하는 젖산이 생기는 것을 막고, 젖산을 분해하여 스트레스와 피로를 풀어준다. ❷ 어혈을 없애줌으로써 혈액순환을 잘 되게 하여 성인병을 예방·치유한다. ❸ 살균과 해독작용이 뛰어나다. ❹ 혈액 속의 불순물을 없애주며, 혈관을 수축시켜 혈압을 높이는 호르몬을 억제하며 ❺ 구미를 당기게 하고 산패를 막는 등 여러 작용을 한다.

식초는 물에 빙초산을 섞고 아미노산 등을 넣은 합성식초와 곡물과 과일을 발효해 만든 천연식초가 있다. 자연발효시킨 천연식초는 마실 수 있다. 식초를 음식에 적절히 넣고, 물에 타 꾸준히 마시면 아프지 않고 장수할 수 있다. 하루 소주 한 잔 정도가 좋은데 여러 번 나눠 마시거나 5배 이상 묽게 해서 마시는 것이 좋다. 소화를 돕지만 위에 자극을 주므로 속쓰림이 있는 사람은 피하고, 식후에 마시는 것이 좋다.

3. EM(이로운 미생물, Effective Micro-organisms)을 알자

　미생물은 생명의 기운을 키워주는 것과 부패와 오염, 병을 부르는 두 부류로 나뉘는데, EM은 이로운 미생물집단의 약자로 유산균, 효모, 광합성균, 방선균 등 80여 종의 미생물로 만든다. 자연에 있는 미생물 중 정화(淨化)나 이로운 물질을 합성하고 생산하는 기능을 가진 미생물을 배양시킨 '복합미생물집단'으로, 잘 배양된 EM 1ml에는 1억 마리의 미생물이 있다고 한다. EM미생물군은 호기성과 혐기성 2가지 미생물이 공생하며 부패를 억눌러 몸과 자연을 되살리는 힘을 갖는다고 한다. 처음으로 EM을 만든 일본의 히가 테루오 박사는 공존할 수 없다고 여긴 호기성과 혐기성 미생물이 서로 먹이를 교환하면서 항산화작용과 항산화물질을 만들며 같이 살고 있다는 것을 밝혀냈다.

　재미난 것은 미생물은 승자독식(勝者獨食)의 법칙을 따라 약한 것들이 강한 것을 따른다는 것이다. 우두머리격의 미생물이 한 쪽을 장악하면 몇 조나 되는 다른 미생물들은 우두머리를 따른다. 예를 들어 대표적 이로운균인 비피더스균이 장을 장악하면 건강하게 되고, 해로운균의 세가 크면 질병에 시달리게 된다고 한다. 해바라기성 미생물은 세가 강한 균을 따라 활동하게 된다. EM은 해로운균을 이로운균으로 바꿔주는 힘을 갖는 우두머리격인 미생물 집합체인 것이다.

　EM은 탄산가스, 암모니아, 메탄가스, 황화수소 등을 왕성하게 먹어치우며 항산화물질을 만듦으로써 농축산업, 환경정화, 의료뿐 아니라 방사능, 대기 오염, 산성비, 오존파괴 등의 문제를 해결하는 뛰어난 물질이다.

　음식을 발효시키거나 산야초발효액 등을 만들 때 EM과 볶은 소금을 1~2%씩 넣으면 발효가 더 잘 되고, EM과 소금을 탄 물로 과일과 채소 등을 씻으면 오염을 덜어낼 수 있다. 관장을 할 때 물에 섞어 쓰면 장을 이로운균이 많은 상태로 바꿔줄 수 있고, 집안 곳곳에 뿌려주거나 무좀 등에 발라도 효과가 있다. 작물에도 EM을 탄 물을 뿌려주면 싱싱한 열매를 거둘 수 있다. EM을 알면 삶이 윤택해진다.

- **호기성(好氣性) 미생물** : 산소가 있어야 사는 세균. 남조, 아조토박터, 고초균, 초산균, 메탄세균, 유황세균 등.

- 혐기성(嫌氣性) 미생물 : 산소 없이 사는 세균. 비피더스균, 유산균, 호모균, 유용방선균, 누룩곰팡이균, 발효균, 유산환원균, 녹색유황세균, 박테로이데스, 갈녹색광합성세균 등.

가정에서 꼭 만들어 먹어야 할 발효음식
- 김치 : 배추·무김치, 깍두기, 열무김치, 오이소박이, 파김치, 겉절이, 갓김치, 동치미, 나박김치, 깻잎김치, 부추김치, 고들빼기김치, 미나리김치 등
- 장류 : 간장, 된장, 고추장, 청국장(낫또), 초장, 양념간장
- 식초 : 감, 사과, 현미, 매실, 살구, 포도, 우엉, 솔잎, 다슬기 등
- 장아찌 : 매실, 오이, 감, 마늘, 마늘쫑, 무, 깻잎, 양파, 고추, 더덕, 고들빼기, 우엉, 양파 등
- 젓갈 : 새우젓, 멸치젓, 황석어젓, 창란젓, 밴댕이젓, 어리굴젓 등
- 술 : 막걸리, 포도주, 맥주, 위스키 등(술은 도수 14도 밑으로만 발효가 되며, 음식도 장에서 발효되어 술이 된다.)
- EM(이로운 미생물, Effective Microorganisms) 발효액
- 식혜, 수정과, 오곡조청, 엿

삶을 위협하는
생활용품과 식품첨가물

1. 독성·유해물질로 만드는 생활용품

우리는 생활에서 쓰는 제품들에 대한 정보를 거의 모르고 있다. 이 물품들은 매일 쓰기 때문에 몸에 미치는 영향이 매우 크다. 최근에는 다양한 친환경 생활용품이 나오고 있으니 그나마 다행이라 하겠다. 내 몸을 사랑하는 것은 어려운 데 있지 않다. 꼼꼼히 따져라.

물품	구성 성분	피해 내용	대 안
샴푸	계면활성제, 살균방부제, 보습제, 중화제, 색소, 자외선흡수제	피부염, 두피 손상	친환경 제품을 쓰거나 소금물, 올리브오일 활용
입욕제	합성착색료, 프로필렌글리콜, 살리실산, 파라벤	알러지, 천식, 피부병	비타민C 1g, 귤껍질, 쑥, 창포 활용
세탁 세제	계면활성제	맹독성, 피부자극	친환경 제품, 비누, 중탄산나트륨 이용
치약	연마제(퍼옥사이드), 인산염, 착색제, 계면활성제, 감미료, 방부제, 불소	이 약해짐, 에나멜 손상, 알러지, 구내염, 암	소금 양치질 : 세균 억제, 감기 예방

물품	구성 성분	피해 내용	대 안
화장품	계면활성제, 살균방부제, 보습제, 중화제, 색소	모공을 막아 피부호흡 불가, 독소 침투	친환경 제품, 죽염수
입 헹굼제	트리클로산, 염화세틸피리디움, 사카린, 안식향산염, 파라벤, 라우릴황산나트륨	피부자극, 암, 독성, 돌연변이, 피부건조, 알러지, 유익균 죽임	쓰지 말 것
자외선 차단제	아연·크롬화합물, 계면활성제	알러지, 돌연변이, 피부염, 암	모자, 양산 *자외선은 적게 쐬어도 구루병 위험
립스틱	타르색소(84종), 계면활성제, 산화방지제	피부염, 암 유발	친환경제품 이용
해충 퇴치약	DEET(촉각마비약)	돌연변이, 유전독성	청소, 방충망, 모기장
냄비 후라이팬	불소수지코팅	300도 이상 가열 시 맹독물질 발생	친환경 제품
나무 젓가락	곰팡이 방지제, 이산화황	자극, 천식 유발	EM물에 헹궈 사용
랩	폴리염화비닐리덴	암 증식, 다이옥신	무첨가 폴리에틸렌계 랩 쓸 것
주방 세제	계면활성제	맹독성, 신경 장애, 수정란 방해	친환경 제품, 중탄산나트륨 이용
염색약	염모제, 방부제	발열, 천식, 신경장애, 혈소판 감소, 빈혈, 암 증식	특히 임신 중 사용 금지, 천연염료 활용
헤어용품	프탈산에스테르, 유연제, 피막제, 합성점액질	생식장애, 피부장애	적게 쓴다
전자 모기향	피레스로이드계 살충제	신경·면역계통 손상, 암	친환경제품, 청소·방충망, 모기장
비닐 벽지	프탈산에스테르 포름알데히드	신경장애, 생식장애, 암	천연소재 벽지, 자주 환기
카펫	페닐시크로핵산 살충제, 항균제	두통, 현기증, 암 유발, 진드기 기생	세탁, 자주 건조

물품	구성 성분	피해 내용	대안
전기담요 장판	강력한 전자파	유산, 이상 출산, 호르몬 이상	미리 데워 보온 사용. 온수매트 제품
건조 제습제	염화칼슘, 생석회, 실리카겔	암, 피부염	자주 환기·건조
의류 방충제	파라디클로로벤젠, 나프탈렌, 장뇌, 엠페드린	암, 알러지, 신경 이상	의류용 방충주머니(세균 제거)
화장실 탈취제	파라디클로로벤젠	암 유발, 알러지	친환경용품, 자주 청소
개미약	클로로피리보스(유기살충제)	맹독성, 구토, 설사, 두통, 목 통증	방충목재 활용
의약품	모든 약은 독	이물질로 판단 해독작용. 간, 신장에 부담	될수록 안 먹는다

2. 건강을 위협하는 식품첨가물

먹을거리에 넣는 첨가물로 허가된 품목은 화학합성품 400여 종, 천연첨가물 50여 종이다. 방부제, 살균제, 산화방지제, 착색제, 발색제, 표백제, 감미료, 팽창제, 유화제, 피막제 등 수도 없이 많다. 가축은 가두어 사료와 살충제, 항생제, 성장호르몬 등으로 키운다.

아이들은 햄버거, 달걀, 빵, 고기, 피자, 라면, 과자 등에 길들여졌다. 이런 습관은 청소년기에 들어가도 가공식, 육류 위주의 식생활로 이어지고, 그 무렵이면 인성이 어느 정도 굳어 버려 큰 자각 없이는 입맛을 바꾸기 힘들게 된다.

옛날 어머니들은 밭에서 곡식과 채소를 가꾸어, 정성껏 씻은 뒤 소금 넣고, 깨 치고, 고춧가루 섞고, 식초 뿌려 새콤달콤하게 조물조물 손맛을 내어 먹였다. 영양만을 준 것이 아니라 정성과 사랑 그리고 참을성과 예의 등 삶의 모습을 보여주었다. 조리과정의 수고 없이 즉석 음식을 먹는 아이들이 어디서 사랑과 정성을 배우겠는가. 아이를 바르게 키우려면 반드시 식생활부터 바꿔야 한다.

아이가 예뻐서 쥐어주었던 과자 봉지가 독이 되었다면 얼마나 슬픈 일인가? 보건당국은 식품 및 농축수산물의 사육·제조과정에 들어가는 첨가물과 유전자조작, 방사능에 대해 제대로 연구하고 해로움을 정확히 알려야 한다. 허용기준도 엄격히 세워 제대로 검사하고, 꼭 표시하게 해야 한다. 특히 학교급식은 반드시 안전한 우리농산물로 만들어 아이들이 건강하게 뛰놀고 해맑게 웃을 수 있게 해야 한다.

식품첨가물의 기능과 해로움

분류	첨가물 종류	들어가는 식품	효과	몸에 미치는 영향
화학 조미료	MSG, 아미노산류	라면, 자장면, 과자, 어묵 등 가공식품 대부분	감칠맛 냄	졸음, 두통·현기증, 소화불량, 치매·시력상실 위험
합성 착색료	녹색3호, 황색 2·4·5호, 적색 3호, 청색1·2호	아이스크림, 과자, 음료, 사탕, 껌, 초콜릿 등	빛깔을 내어 먹음직스럽게 함	소화장애, 집중력 부족, 행동장애, 알러지, 천식, 체중감소, 설사
합성 발색제	아질산나트륨	소시지, 햄 등 육류 가공식품	감칠맛, 붉은색, 식중독균 억제	빈혈, 호흡곤란, 급성구토, 간·혈액·콩팥장애, 발암물질 만듦.
합성 보존료	안식향산부틸, 소르빈산칼륨, 항곰팡이제	어묵, 빵, 과자, 음료, 치즈 등 가공식품 대부분	오래 보존하게 함	두드러기, 천식, 비염, 눈·피부 자극, 출혈성위염, 간기능장애, 암
합성 감미료	아스파탐, 아세설팜칼륨, 사카린, 액상과당	무설탕음료, 아이스크림, 요구르트, 단무지, 조미료	조금 넣어도 아주 달다	두통, 복통, 현기증, 관절통, 우울증, 경직·경련, 자궁·방광암
팽창제	염화암모늄, 탄산수소나트륨	과자 등 가공식품 대부분	부풀게 함	탄산·암모니아가스 발생, 카드뮴, 납 등 중금속 많이 포함
산미료	구연산, 호박산, 아스코르빈산	사탕, 과즙, 과자 등 가공식품	신맛을 냄	미숙아중독, 급성 출혈, 적혈구 감소
산화 방지제	디부틸히드록시툴루엔, 부틸히드록시아니솔	식용유지, 버터, 마요네즈, 마가린, 마른 어패류, 젓갈, 냉동어패류	지방이 산소와 결합하여 부패 방지	알러지, 칼슘부족, 성장결핍, 간·신장 손상, 위장장애, 뇌기형아, 유전자손상, 폐암

약의 상식 :
병원 약은 독이다!

　약이 넘치는 세상이다. 집집마다 약통을 준비하여 놓고 '삼시 세 때' 빼지 않고 약을 먹는다. '아프면 약'이 공식이 되어 있다. 사람들은 의사와 제약회사에 거짓 선전에 세뇌되어 '약이 병을 낫게 한다'는 잘못된 상식에 빠져 있다. 이 때문에 우리나라는 세계에서 가장 많이 합성 항생제를 처방하고, 합성 스테로이드 이용률이 최고이며, 합성물질과 중금속이 가득한 주사를 가장 많이 투여하는 나라가 됐다. 그러나 우리는 5,000년 동안 합성약 없이도 잘 살아 왔다!

1. 모든 합성 약은 독이다

　합성 마약인 코카인과 헤로인, 히로뽕 등은 혈류를 막고, 신경을 마비시키므로 먹으면 잠시 통증을 느끼지 않게 된다. 때문에 합성 마약은 대부분의 약에 들어 있다. 그러나 합성 약은 자연치유력을 급속도로 무너뜨리기 때문에 시간이 흐르면서 관절염, 신부전증, 뇌졸중, 심장질환, 암 등을 일으킨다. 미국의 알론조 클라크 교수는 "합성 약은 모두 독이며 먹을 때마다 면역력을 파괴시킨다. 자연치유에 맡기면 저절로 회복되는 많은 환자들을 서둘러 죽음으로 내몰고 있다"고 경고한다.

통증, 열, 부기 등을 치료한다는 모든 합성 약은 오히려 혈관을 굳게 해 피를 못 돌게 한다. 혈류가 막히면 교감신경을 긴장시켜 통증을 잠시 멈추게 하지만 오랫동안 쓰면 과립구가 늘어 조직을 파괴시킨다. 유태우 서울대 의대 교수는 "병원에 가지 마라. 종합검사 믿지 마라. 삶을 돌아보고 생활습관을 고치면 병은 쉽게 이겨낼 수 있다. 감기를 심하게 앓아도 약을 먹지 않으면 면역력이 회복되어 저절로 낫게 된다"고 강조한다. 감기나 독감은 며칠 지나면 면역력을 회복시켜주고 절로 사라진다. 생명체는 수억 년의 진화과정을 거치면서 스스로 면역물질인 인터페론을 만들어내기 때문에 지구상에 존재하는 모든 박테리아나 바이러스에 대해 면역력을 가졌다. 따라서 면역력이 살아있는 사람에게 박테리아나 바이러스 등은 병을 일으키지 못한다.

2. 합성 약의 심각한 부작용

합성 약은 반드시 부작용을 부른다. 모든 병원 약은 석유폐기물에서 뽑아낸 물질을 화학처리해 만들기 때문에 자연에 없는 물질이어서 자연치유력을 무너뜨리는 심각한 부작용을 가져온다. 약의 부작용으로 나오는 새로운 증상 때문에 다른 약을 처방받고, 또 새로 처방받은 약의 부작용으로 또 다른 약을 먹게 된다. 이 때문에 약의 부작용에 따른 치명적인 사고는 해마다 늘어난다.

금연보조제인 챔픽스는 혈류를 막는 부작용으로 우울증을 부르고, 우울증 치료제 프로작은 자살이나 폭력을 일으킨다. 진통제인 조맥스와 고혈압치료제인 포시코르 등은 심장마비, 당뇨병치료제인 리줄린은 간암, 콜레스테롤저하제인 베이콜은 항문근육 파괴, 폐암치료제인 이레사는 간기능 파괴 등을 일으키며 세계적으로 수천만 명을 죽음으로 몰고 간 합성 약들이다.

2004년 우리 식약청은 콘택600, 코리투살, 지미코정, 판피린 등 167종의 감기약에 대해 판매를 중지시켰다. 수많은 사람들이 '안전하다'는 의사들의 거짓 선전에 속아 수십여 년 동안 복용한 결과 뇌졸중, 심장질환, 암 등을 일으켜 땀 흘려 모은 재산을 의사들에게 빼앗기고, 심한 고통 속에 죽음으로 내몰린 사실이 확인됐기 때문이다. 안전하다는 의사들의 거짓 선전을 믿고 약을 먹었다가 뇌졸중 등의 부작용으로 지금도 고통을 겪고 있는 수많은 환우들은 누가 책임질 것인가?

비타민 등 합성물질로 만들어진 영양보충제도 부작용은 합성 약과 같다. 대부분 천연이라고 선전하지만 대부분이 합성 약과 마찬가지로 석유폐기물에서 뽑아낸 물질을 화학적으로 합성한 것이다. 화학 합성된 비타민 등은 자연에 없는 물질이므로 약이 아니라 독이다. 생명체의 자연치유력을 되살려주는 천연 비타민이나 미네랄, 영양소, 효소 등은 채소나 과일, 소금, 발효음식, 물 등에 많이 들어 있다.

콜레라, 소아마비, 홍역, 수두, 간염 등은 백신이 없던 시절에도 자연치유력으로 대부분 면역력을 회복시켜 주고 지나갔지만, 백신의 등장으로 면역체계에 구멍이 나고 있다. 대부분의 백신에는 수은과 알루미늄, 포름알데히드 등이 들어 있는데, 수은은 신경세포와 근육세포를 파괴해 사망, 신체장애, 자폐증, 관절염 등을 일으키고, 알루미늄은 알츠하이머병, 뇌손상, 알레르기 등을 부른다. 포름알데히드는 1급 발암물질로 뇌졸중, 심장질환, 암을 일으키는 합성물질이다.

3. 5대 영양소와 바른 식 · 의 · 주생활

한 움큼씩 약을 먹어야 하는 환우들은 너무 고통스럽다. 몸에는 합성 약의 독성이 점점 쌓여가고…. 자꾸 약에 기대 통증을 줄이려 하면 할수록 오히려 부작용이 쌓이면서 죽음의 길로 내몰린다.

히포크라테스는 "인간은 몸 안에 100명의 명의를 지니고 있다"고 갈파했다. 내 안에 명의가 100명이나 있는데 무슨 약이 필요한가? 내 몸의 자연치유력을 믿고 불안해 할 필요가 없다.

예로부터 자연의 조화로 생성된 식물들을 탕제하고 법제하고, 발효시킨 것만을 이로운 것으로 여겨, 오행과 오색, 오미의 약성을 가진 식물들이 오장오부를 다스리고 육신과 정신을 맑게 한다고 했다. 부작용이 없는, 자연의 약인 음식으로 다스리지 못하는 병은 없다.

통증과 열, 설사, 재채기 등은 자연치유력을 되살려 질병을 낫게 하기 위한 현상이므로 병원을 찾아갈 필요가 전혀 없다. 운동, 햇빛, 맑은 공기, 깨끗한 물, 소금, 과일·채소 등을 영양소로 삼고 바른 식·의·주생활을 하면 건강은 저절로 주어진다. 현미오곡밥 한 그릇이 보약이며, 잘 발효된 간장 한 종지기, 김치 한 포기, 된장 한 수저가 내 몸을 살린다. 약은 없다!

병원 가지 말고,
의사 믿지 말고,
약 먹지 말자

– 상업화로 치닫는 의료, 내 몸의 주인으로 바로 서자 –

1. 엑스레이, 초음파, CT, MRI : 보이지 않는 살인마

임신한 여성이 흔히 받는 진료가 초음파검사다. 초음파는 2차세계대전 때 잠수함을 찾아내기 위해 개발된 것인데 1970년대부터 진단에 쓰이기 시작했다. 초음파는 태아를 향해 고주파의 음파(20킬로헤르츠)를 쏘아 부딪쳐 돌아오는 메아리를 영상으로 나타낸다. 고주파는 DNA를 손상시키고, 활성산소를 만든다. 또 조직을 통과하면서 대부분 열로 바뀌는데 이 파동과 열 때문에 기형의 위험이 늘어난다. 따라서 초음파는 필요할 때만 제한적으로 써야 한다. 무조건 찍어대는 X레이도 자주 하면 좋지 않다. X선에 쓰이는 이온화방사선은 초고주파 파장이어서 살아있는 조직을 뚫고, 밀도가 높은 조직에는 흡수된다. 이온화방사선에 노출된 세포는 암세포로 변이될 가능성이 높다. 세포는 70%가 물로 이뤄져 있고 방사선은 물에 흡수되어 활성산소를 만들기 때문이다.

발암물질인 CT 조영제(造影劑), 위험한 MRI

의사들은 수익이 높은 CT촬영을 선호하기 때문에 작은 질병에도 권한다. 그러나 CT촬영 때 노출되는 이온화된 방사선은 가장 해로우면서도 감지할 수 없고, 고통을 주지 않기 때문에 제대로 인식하지 못하고 있다. 방사선은 유전자를 쉽게 변형시켜 기형이나 암을 일으킨다. CT는 연간 방사선 허용량의 수십 배를 방출한다. CT촬영 때 먹는 조영제도 백내장이나 갑상선 저하를 일으키며, 암, 뇌졸중 등의 원인이 되기도 하는 발암물질이다. 뇌와 척수 등을 검사할 때 쓰는 MRI의 정식 용어는 '핵자기공명영상'이다. '핵'이라는 말에 거부감이 있기 때문에 '자기공명영상'이라고 한다. MRI는 강력한 자기장을 이용해 세포 내에 있는 물의 수소와 산소 분자를 들뜨게 하여 그 움직임을 영상으로 보여준다. MRI에서 나오는 자기장은 지구 자기장의 몇 만 배에 달할 정도여서 기계 주변의 작은 금속을 끌어당길 정도다.

없던 암도 만드는 방사선

초음파, X선, CT, PET촬영 등을 할 때 결절이 가장 자주 보이는 곳은 폐와 간이다. 이 결절들 중 암으로 진행되는 경우는 거의 없다. 신장, 갑상선, 부신, 췌장 등 다른 장기에서도 결절이 보이지만 이들도 모두 양성종양이어서 저절로 없어진다. 그런데 조직검사를 해 건들면 악성종양이 된다는 것을 명심해야 한다.

생명체는 자연치유력이 있어 밖에서 들어오는 박테리아나 바이러스, 합성물질 등에 대해 항체를 만들면서 스스로 이겨낸 흔적이 결절이다. 결절이 보이면 의사들은 공포심을 주며 조직검사나 방사선검사를 해댄다. 검사를 받을 때마다 방사선과 조영제, 마취제 등에 노출되어 면역력이 무너지면 건강한 사람도 암환자가 되는 위험에 처하게 된다.

2. 전립선암 검사와 늘어가는 갑상선 질환

전립선암 검사에서는 흔히 전립선특이항원(PSA) 검사를 한다. 이 검사는 혈중의 특정 단백질인 혈청의 수치를 알아보는 것인데, 연구에 따르면 전립선특이항원 수치가 높게 나온 남성들의 70%에서 전립선암이 없었다고 한다. 그럼에도 의사들은 아직도 PSA 검사를 권한다.

갑상선은 목 앞쪽에 있는데 방패모양이며 무게는 15~25g 정도로 가장 큰 호르몬 기관이다. 생체활동을 활발하게 하는 호르몬을 내보내 신진대사를 촉진하여 성장, 발육을 이끌고 피로를 회복시키고 면역을 높여준다. 이 기관 자체나 기능에 이상이 온 것이 갑상선질환인데 갑상선이 커지거나 혹이 생기는 것 외에는 뚜렷한 증상이 없고, 피로가 심해지는 경향이 있다. 크게 늘어난 갑상선암은 병원이 '만들어 낸' 것이다. 아주 작은 알갱이가 보이면 암이라 겁을 주어 수술을 하게 한다. 그러나 그런 알갱이들은 많은 이들에게 있고, 스스로 사라지기도 하는 것인데 수술을 하면 암환자가 되어 평생 화학합성 호르몬을 먹어야 한다. 병원은 손쉽게 돈을 벌어 좋고, 완치율(5년 생존율)을 높였다고 자랑한다. 당하는 환우들만 평생 고생길로 들어서는 것이다.

3. 건강검진이 생명을 앗아간다

진정한 의학은 병의 본질을 이해하고, 병의 징후를 보고–듣고–묻고–만지는 방법으로 90% 이상 진단할 수 있다. 그러나 의사들은 기계가 없으면 아무것도 할 수 없는 기술자가 되어버려 기계의 수치로 진단할 뿐이다. 기계도 불완전해서 오작동이 일어나면 더욱 무지몽매해진다.

생명체는 자생력이 있으므로 혈압이나 혈당에 조금 이상이 있는 것도 정상인데 의사들은 제약회사가 정해준 기준과 조금만 달라도 병으로 보고 병명을 붙인다. 제약회사는 약을 많이 팔기 위해 수치들을 조절하는 일까지 서슴지 않으며 환자를 확대재생산해 내는데 여념이 없다. 의사들은 환자를 고객이나 실험대상자로 보기 때문에 진단기술이 좋아질수록 더 많은 환자가 만들어지고 삶의 질은 위협받는다.

조기검진은 조기사망! 검진하지 말고 약 먹지 말자

많은 사람들이 조기 검진에 큰 비용을 들이지만 암은 오히려 늘고 있다. 판독 오류로 건강한 사람을 암 환자로 진단해 수술과 약물중독자로 만드는 경우가 흔하다. 발암물질인 조영제, 마취제, 방사선 등으로 병을 찾아낸다고 하지만 확률은 매우 낮다. 반면 건강했던 사람이 마취제, 조영제, 방사선, 초음파 때문에 심장질환, 뇌졸중, 신부전증, 관절염, 암 등 치명적인 병에 걸릴 위험이 매우 높아진다. 방사선으로 찾은 암은 쉽게 악성으로 바뀌고 빠르게 진행되기 때문에 수술, 항암제, 방사선을 해야 하는 지경에 이르러 심한 고통을 주면서 죽음으로 내몰고 만다. 엄청난 병원비까지 청구하면서!

종합검진은 합법적으로 재산과 생명을 앗아가는 폭력이다. 꼭 병원에서 검사를 받아야 할 때는 소·대변 객담검사, 피검사만 하면 된다. 종합검진 뒤 다른 병원으로 가면 같은 검진을 또 받게 하는 중복진료도 면역력을 크게 약화시킨다.

수술, 항암제, 방사선을 받지 않아 면역력이 있는 상태에서 바른생활건강법을 따를 때는 암세포가 사라지는 경우가 많으나, 병원 치료를 받으면 면역력이 무너져 바른생활건강법으로도 힘들어진다. 바른 식·의·주생활을 바탕삼고, 단식으로 몸을 청소하고, 생채식으로 체질을 바꿔내지 않고서는 어떠한 질병도 나을 수 없다.

4. 의사들에게 호소한다!

지금 병원은 북새통이다. 역천(逆天)병, 분단병, 서구식 생활습관병 때문이다. 첨단이라는 의술과 기자재로도 커다란 한계를 보이고 있다. 약, 수술, 방사선, 물리요법 등으로 다스림에도 효과는 작고 근본 치료가 되지 않는다. 바른 식·의·주생활과 햇빛, 산소, 물, 소금, 과일·채소와 단식 등을 통한 생활요법으로 다스릴 수 있는 종양, 당뇨, 고혈압 등 어느 것 하나 해결하지 못하고 있다. 이는 서양의학이 보인 '치열한 탐구'와 엄청난 '사회적 투자'를 무색케 하는 커다란 한계이다.

3분 진료, 시한부 선언, 투망식 검사, 중복 검사, 잘못된 시술 등은 환우들의 짊어져야 할 멍에이다. 그 결과 환우는 지쳐 몸은 더욱 망가지고, 마음은 상처받고, 가정경제는 기운다. 의원병(醫原病), 약원병(藥原病)에서 보듯 병 주고 약 주는 행위도 서슴지 않는다. 의사에게 기자재와 약이 없으면 환우들을 쳐다보고만 있을 것인가?

서양의학이 주류가 된 데는 효과의 즉각성과 편리성에 있다. 전염성 질환, 재해나 사고 시의 응급처치 및 외과 수술, 정형·성형 등은 서양의학의 큰 장점이다. 문제는 해부학에 바탕해 국부적으로 분석해 처치하는 방식을 퇴행성질환에까지 그대로 적용한 것이다. 그 결과 생활습관병에 대해서는 사실상 '치료 불가' 상황이 되고 말았다.

서양의학이 정부의 전폭적 지원 속에서도 한계를 명확히 보인 이상 정책을 크게 바꿔야 한다. 유럽과 미국에서는 엄청난 예산을 들여 동양의학과 민간의학을 받아들여 같이 발전시키는 통합의료를 지향하고 있다. 우리 의사들은 민간요법과 민중의술, 생활요법 등을 비과학적이라 비웃으며 마음의 문을 굳게 닫고 있다. 수천 년 동안 질병을 다스려 온 전통의학은 진정 미개한 것인가? 의학의 목적은 치유에 있으며 병을 낫게 하는 의술이 최고이다. 환우는 생명을 위해 어떤 방법이라도 자유롭게 찾아갈 수 있어야 한다. 생명보다 법이 위에 설 수는 없다!

사람은 정·기·신이 조화를 이룬 통일유기체로 하나의 작은 우주이다. 그러나 서양의학은 몸을 부분적, 기계적으로 나누어 외과, 내과, 순환기, 비뇨기 등으로 다루고, 한 곳에만 집착해 대증요법(對症療法)을 쓴다. 눈이 아프면 눈만, 머리가 아프면 머리만 본다. 왜 아픈지 근본 이유를 찾지 않는다. 치료법 또한 증상을 없애는 데만 머무르니 효과도 부분적, 일시적일 수밖에 없는 것이다. 기계의 부품은 바꿔주면 되지만, 인간의 몸은 수 많은 얼개가 씨줄과 날줄로 짜여 있어 조화와 통일이 무너질 때 병이 되는 것이고, 치료는 곧 조화와 통일을 회복해 주는 것이다. 눈이 안 좋으면 간도 봐야 하고, 머리가 아프면 변비나 혈액순환, 뇌의 산소 공급 상황 등을 종합적으로 보아야 한다.

의사는 환우를 부모·형제처럼 생각하고 생명을 가볍게 여기면 안 된다. 자연치유를 돕는 사람으로서 환우를 위로하고, 즐거운 마음으로 병을 낫게 이끌어야 한다. 환우의 불평·불만을 어루만지고, 자극을 주어 병이 나가도록 해야 한다. 풀 한 포기 다스릴 능력도 없는 사람인데 누가 누구의 병을 낫게 한단 말인가? 진정한 의자는 병을 이겨낸 경험과 배고픔과 추위를 알아야 한다. 돈 벌어 배불리 밥 먹는 편한 생활로는 참된 의자가 될 수 없다. 자기를 닦고 세상을 다스리는 스승이 되어야 한다. 의사들의 생각이 변하기를 바라면서 질문을 던진다.

- 지쳐있는 환우에게 위로와 희망을 주는 데는 소홀하면서 불안감을 키워 온갖 검사를 반강제하며, 무한한 생명력을 무시하고 "몇 개월밖에 못산다"느니 하는 말로 삶의 의욕을 꺾는 것은 왜인가?

- 열나면 해열제를 주고, 설사하면 지사제(止瀉劑)를 주며, 토하면 멀미약을 주는데 '증상 즉 요법'이라 할 때 그러한 처방은 면역력을 떨어뜨려 결국 해가 되는 것은 아닌가? 히포크라테스는 병으로 나타나는 여러 현상을 '반응'이라 하여 낫는 과정이라 보고, '병을 낫게 하는 것은 자연이다'고 하지 않았는가?

- 병원에서 쓰는 온갖 화학약물이 몸의 해로운 균만 죽이는가? 이로운 균도 함께 죽이는가? 면역력을 키워주는가, 떨어뜨리는가?

- 팔팔한 사람도 견디지 못할 정도로 독하고, 정상세포와 뼈까지 상하게 하는 것이 항암제이다. 해로운 균을 잡아먹으며 싸우는 백혈구와 영양을 날라주는 적혈구를 감소시켜 면역력을 떨어뜨리는 부작용이 큰 항암제와 방사선치료를 목숨을 위협하며 권하는 것은 왜인가? 치료가 잘 되었다고 했는데 6개월 만에 병원을 다시 찾는 이유는 무엇인가?

- 병은 피를 맑게 하고 면역력을 높이면 되는데 부분적인 수술로 치료가 될 수 있는가? 암은 7~10년이 되어야 1cm로 자라 기계에 의해 발견되고 그때는 이미 다른 곳에도 퍼져 있는데 부분적인 수술로 치료가 가능한가?

- 일시적으로 혈압을 내려주는 이뇨제(혈압약)로 고혈압이 나을 수 있는가? 평생 혈압약을 먹으라는 것이 치료인가? 물을 많이 먹고 대·소변을 잘 보게 하여 노폐물이 혈관으로 들어가지 못하게 하여 혈압을 조절하는 것이 더 좋지 않은가?

- 화공약품으로 만든 인슐린을 인위적으로 넣어 당뇨를 고칠 수 있는가? 오히려 췌장을 퇴화시켜 더 큰 고통으로 몰지 않는가? 아침을 굶고 잡곡밥에 채소를 짜고 맵게 먹고 똥·오줌 잘 누고 체질을 바꾸면 좋아지는 것 아닌가?

- 피부병, 관절염, 신우염 등 모든 질병은 똥오줌을 못누어 독소가 나오지 못해 생기는 것이므로 독소를 내보내고 장을 청소해야 치유가 가능한데, 부신피질호르몬제로 치료가 가능한 것이며 부작용은 없는가?
- 싱겁게 먹으면 온갖 염증이 생기고 무기력증이 오는데 "싱겁게 먹으라"고만 강조하는 이유는 무엇인가?

'히포크라테스 선서'를 하던 첫마음으로 돌아가 참 의료인으로 거듭나야 한다. '우리 안에 있는 자연적인 힘이야말로 진정한 치료제이다'라는 말을 꼭 기억해야 한다. 동양의학의 고전인 황제내경에서도 치미병(治未病)이라 하여 병이 나기 전에 다스리는 것을 강조하고 있다. 이는 난이 일어난 뒤에야 평정하는 것이 아니고 미리 조치를 취해서 난이 일어나지 못하도록 막는 것과 같다고 주장한다.

전설의 명의 편작은 "나는 가장 낮은 의사이다. 가장 수준 높은 의사는 사람들이 병의 증상을 느끼기도 전에 얼굴빛만 보고 병에 걸릴 것을 알아내 원인을 없애 준 큰 형이며, 병세가 약할 때 알아채고 치료해 준 둘째 형이 다음이다. 나는 고통을 느낄 때야 비로소 병을 찾아내 고쳐준 것뿐인데 사람들은 느끼고 볼 수 있는 아픔을 덜어준 나만 명의로 섬길 뿐 두 형의 솜씨는 눈치조차 채지 못했다"고 말하였다. 의료의 핵심을 병나면 고치는 것에 두지 말고 병나지 않게 살게 하고 병나면 자연의 힘을 빌어 스스로 낫도록 하는 데 두어야 한다.

'암', 낫고 말고!

– 병은 없다. 따라서 암도 없다! –

　서구식 생활습관병이 넘치고 있다. 특히 암에 걸리면 사형선고를 받은 듯 긴장되고 오그라들어 수술, 항암제, 방사선 등으로 치료하지만 낫지 않기에 '암'은 곧 죽음을 떠올리게 되었다. 민족생활교육원에 오는 사람은 병원에서 버림받은 말기 암환우가 많다. 환우를 살릴 수 있는 것은 자연의 위대한 힘과 조상들의 생활의 지혜, 환우와 가족들의 정성뿐이다. 칼을 대거나 건드리지 않으면 회복할 수 있다.

　모든 병의 원인은 자연을 벗어난 데 있으며, 오직 자연으로 돌아가는 것만이 해결책이다. 병은 없다. 병원이 말하는 13,000여 가지 병명은 병원의 돈벌이 수단일 뿐이다. 병명에 얽매이는 순간 치유는 멀어진다. 병은 만 가지라도 치유법은 단 하나다.

　어떤 질병도 병명에 얽매일 필요가 없지만, 암이 너무 많을 뿐 아니라 공포가 너무 큰 것을 감안해 대표삼아 별도로 다루어 본다.

1. '암', 죽음에 이르는 병?

　사람은 반자연생활을 하기 때문에 누구나 암세포를 가지고 있고, 암세포는 일생동안 커졌다 작아졌다를 반복한다. 암세포는 약한 부분에 자리 잡는데, 1cm 넘게 커졌을 때 초음파나 엑스레이, MRI에 잡힌다. 병원은 환우들의 고통과 경제 사정은 아랑곳하지 않고 조직검사, 수술, 항암제, 방사선 등을 통해 수천~수억에 이르는 돈을 털어가면서 목숨까지 잃게 하고 만다. 1,000만 원짜리 항암주사까지 있다니 기가 찰 일이다. 그 주사로 암이 낫는다면 오죽 좋겠는가! 낫지도 않는데 생명을 담보로 실험하고, 이윤추구 대상으로 삼아버린다.

2. '일산화탄소 정체'로부터 오는 종양

'암'은 세포가 상처를 입은 (신생물)종양(腫瘍)이다. 몸에 문제가 있어 그것을 해결하기 위해 만들어낸 것이 종양이다. 따라서 몸이 바로 서면 종양은 없어진다. 종양은 '불완전 연소한 단백질·지방·일산화탄소의 덩어리'라고 할 수 있다. 이 덩어리가 상피세포에 생긴 것을 암이라 하고, 비상피조직(근육)에 생긴 것을 육종(근종)이라 부른다. 종양의 가장 큰 원인은 일산화탄소 정체와 괴혈병, 염증이다. 불포화된 지방과 단백질이 몸에 남아있는 것도 종양의 원인이 된다. 일산화탄소가 늘면 산소가 부족하여 세포를 죽게 한다. 이 상태에서 자극을 되풀이 받는 조직이 비정상적으로 커진 것이 종양이다.

싱겁게 먹고, 닫아놓고 살며, 피부호흡이 안 되는 두꺼운 옷 등으로 산소가 부족하여 음식이 소화되지 못해 일산화탄소를 뿜게 된다. 몸은 산성으로 기울어 피도 안 돌고, 운동이 부족하니 변이 나오지 못하고 장에 쌓여 일산화탄소가 생긴다. 이 상태가 오래되면 방광염, 요실금, 전립선비대가 올 수 있으며 요산·요독, 독극물이 쌓여 병이 온다.

3. 종양의 성장

종양은 세포가 자극을 받아 파괴되고 다시 생기는 과정에서 나온 이상세포로 분열하여 덩어리로 발전한다. 세포와 세포, 점막과 점막의 결합이 강한 건강한 세포는 괴혈병이 없으므로 세균에 감염되지 않고, 상처를 입더라도 빨리 회복되지만 출혈이 있거나 세포의 결합이 약할 때, 염증이 있을 때, 산소가 부족한 상태에서는 세포의 파괴와 복원이 되풀이되면서 지방과 단백질이 엉켜 이상세포를 만든다.

다음 단계가 출혈인데 어느 정도 커진 종양이 무너져 혈관이 터지면서 생긴다. 출혈이 계속되면 반드시 빈혈이 나타나고, 점점 커져 '전이'(사실 이미 온몸에 퍼져 있다)가 된다. 종양은 커지고 영양을 빼앗기므로 여윈다. 종양은 몸 전체를 이상세포의 덩어리로 만들어 간다. 그러나 몸이 전부 종양덩어리로 변하기 전에 생명이 끊기게 된다.

4. 반자연적인 생활이 종양을 부른다

암이 좋아하는 것들은 설탕(영양공급), 고기, 담배, 탄 음식, 우유, 유제품, 튀긴음식, 비타민C 부족, 끓인 물(산소와 미네랄이 없어 꽃도 시들고 물고기도 죽는다), 저체온, 가공식품 등이다. 긴장, 공포, 스트레스 등도 아드레날린을 분비시켜 몸을 굳게 한다. 암이 싫어하는 것들은 산소, 소금, 열, 비타민 등과 웃음과 즐거운 생활, 마음의 평화 등이다. 암이 좋아하는 것들을 멀리 하여 암을 굶어 죽게 하고, 암이 싫어하는 것들을 곁에 두어 암을 막아내는 것이 건강한 생활의 지름길이다.

5. 건드리면 성난다. 부드럽게 어루만져야

조직검사나 수술은 암을 성나게 해 온몸을 '암천지'로 만들어 버린다. 절대 칼을 대지 말고 항암치료도 하지 않아야 한다. 종양이 발견되면 그곳에만 있다고 생각하는데, 기계가 찾지 못해서 그렇지 사타구니로부터 임파선을 타고 온몸에 퍼져 있다. 한 곳을 수술로 도려내도 제2, 제3의 종양이 나온다. '전이(轉移)'라고 하지만, 바른생활건강법은 '발현(發現)'이라고 본다. 수술을 하면 그곳은 제거되지만 다른 곳의 종양은 더욱 강하게 모여 몸을 압박한다.

화학요법은 급속히 자라는 암세포를 독물로 죽이는 것인데, 동시에 건강세포도 파괴하며 오장육부를 손상시킨다. 항암제는 제1차세계대전 때 화학무기로 쓴 '머스타드'라는 독가스에서 비롯되었다. 종양세포만 죽이고 정상세포는 보호하는 약은 결코 없다. 종양세포를 없애려고 쓴 항암제가 건강한 세포도 죽여 면역력을 크게 떨어뜨린다. 방사선도 정상세포와 기관을 파괴시켜 부작용이 매우 많다. 보들보들하면 살고 꼿꼿하면 죽는데, 방사선을 맞으면 타고 굳어버린다.

6. 긍정적 마음과 다양한 자극을 통한 치유

치유의 요체는 종양세포를 약화시키고 정상세포를 강화하는 것이다. 방사선을 많이 쬐면 돌연변이가 일어나 종양이 생길 수도 있다. 일본의 곤도 박사가 "암을 공격하지 말라. 암을 내 몸으로 인정하라. 암 판정은 병리의사의 주관에 전적으로 의존한다. 의사가 다르면 진단도 달라진다. 같은 의사라도 아침·저녁으로 다르게 진단할 수 있다. 암이라고 하나 전이가 없고 성장도 느려 생명에 지장없는 것도 많다. 초기암은 그런 게 압도적 다수다"고 한 것이나 국립암센타 이진수 전 원장의 "'암=죽음'이라는 고정관념에서 벗어나라. 암도 나이 들어 생기는 흰머리나 주름살처럼 생각하고, 달래고 치료하면서 살아갈 궁리를 하라"는 말은 적절하다. 종양세포 또한 몸의 일부이다. 가혹하게 공격하지 말고 어루만져 다스려야 한다.

병이란 꼬이고, 막히고, 뒤틀린 것이다. 풀어주고, 뚫어주고, 펴주면 된다. 나을 수 있다는 자신감으로 마음을 비우고 부드럽게 어루만지면서 바른생활건강법을 꾸준히 실행하면 반드시 좋아진다. 몸을 의사와 약, 기계에 맡기지 말아야 한다.

공포를 떨치고 "암! 그렇고말고!", "암! 낫고말고!" 하는 긍정적인 마음으로 즐겁게 살아야 한다. 암이라 이름붙이면 이름에 얽매여 진짜 암이 되어버려 그 굴레를 벗어나기가 어렵다. 병이 없는데 암이 있을 턱이 없다. 종양 덩어리가 나를 잠시 괴롭힌다 해도 즐거운 마음과 자연을 따르는 생활로 이겨낼 수 있다. '내 몸은 나만이 다스릴 수 있다'는 믿음으로 고통을 이겨내며 아무리 힘들어도 운동을 해야 자연치유력이 살아난다. 누우면 죽고 걸으면 산다! 종양을 친구삼아 '지성이면 감천'의 자세로 노력할 때 종양은 어느 순간 흔적도 없이 사라질 것이다.

서양의학 권위자들의 암에 대한 태도

- 주다 포크먼(하버드대 교수) : 암을 수술로 없앴음에도 전이 암이 나오는 것은 큰 암이 작은 암들은 크지 못하도록 왕노릇을 하며 혈관신생을 막는 억제제를 만들기 때문이다. 수술로 큰 암이 사라지면 억제제도 없어져 조그만 암들이 빠르게 크게 된다.

- 미국 존스홉킨스병원의 암에 대한 도움말
  - 누구나 암세포를 갖고 있다. 이것이 수억 개까지 자라야 진단이 된다. 완치되었다 함은 작아져서 안 보인다는 것이지 다 나았다는 말은 아니다.
  - 암에 걸렸다는 것은 영양결핍 상태라는 것이며, 유전, 환경, 섭생과 생활습관에서 비롯된다. 섭생을 바꿔 면역을 강화해야 한다.
  - 화학요법은 암세포를 독물로 죽이는 것인데, 동시에 건강세포도 파괴해 척수, 소화장기를 손상시켜 간, 콩팥, 심장, 폐 등을 망가뜨린다.
  - 암이 좋아하는 영양공급을 막아 굶어 죽게 하는 것이 효과적인 암투병법이다.

- 암에 걸린다고 죽지 않는다. 그동안 거짓에 세뇌당한 것이다. 암은 별다른 병이 아니며 큰 돈 들이지 않고 회복할 수 있고 그 후에 더 건강해질 수도 있다. 이 사실이 주류 언론에 안 나오는 건 엄청난 이권이 걸려 있어서다. (로레인 데이/전 캘리포니아대 교수)

- 모든 암은 2주~16주 만에 치유된다. 경력 많은 의사라면 자연치유가 가능하다는 걸 안다. 그게 나아가야 할 방향이다. 칼슘, 풍부한 산소, 채소, 미네랄, 영양공급으로 독혈증에서 벗어나고 몸이 알칼리성이 되면 암이 멈춘다. (레오나르도 콜드웰/암 전문의)

- 암에 걸린 도쿄의대 교수 4명은 항암제를 단호히 거부하고 식이요법과 자연요법으로 치료를 받고 있다고 했다. 그들은 환자들이 대체요법을 물을 때 "그거 믿을 게

못돼요. 미신이니까 속지 마세요."라고 했던 사람들이다.('항암제로 살해당하다' 저자/후나세 슌스케)

종양을 이기는 생활 원칙

1. 단식으로 몸을 청소하고, 생채식으로 체질을 바꾼다. 풍욕, 냉·온욕으로 산소를 충분히 공급한다.
2. 하루 2.5L 이상의 물을 마신다. 생수라야 미네랄이 있다.
3. 하루 5~15g의 죽염을 먹는다.
4. 발효음식으로 맵고, 짜고, 시고, 달고, 씁쓰름하게 먹는다.
5. 채소를 충분히 먹는다. 식사의 30%를 생채소로 하고, 비타민C는 반드시 채소, 과일, 감잎차를 통해 먹어야 한다.
6. 면 옷으로 소통이 잘 되게 한다. 청바지, 거들, 스타킹은 피한다.
7. 집은 햇볕이 잘 들게 하고, 늘 환기를 시킨다.
8. 적절한 운동으로 유산소체질을 만든다.
9. 담배와 술은 산소를 소모하고 일산화탄소를 정체시키므로 삼간다.
10. 고기나 가공식을 멀리하고 우리 땅에서 난 제철음식을 먹는다.
11. 해독을 위해 매실농축액을 물에 타 마신다.
12. 열요법으로 쑥뜸, 일광욕, 원적외선찜질, 된장찜질, 겨자찜질, 겨자탕, 열탕을 한다.
13. 저혈당을 막기 위해 오곡조청과 산야초효소를 먹고, 아로마향을 통해 통증을 줄이고 즐거운 기분을 유지한다.
14. 마음다스리기, 명상, 신앙 등을 통해 마음의 정화를 꾀한다.

열은 생명의 에너지

−열이 아니면 몸을 다스릴 수 없다!−

1. 치유의 힘, 면역력

열은 질병에 가장 효과적으로 대항할 수 있는 무기 중 하나이다. 염증이 있는 곳은 다른 곳 보다 온도가 높다고 한다. 몸은 감염, 바이러스, 홍역, 결핵, 폐렴, 타박상, 종기, 학질, 열병, 세균성 질환, 종양에 대항하기 위해 자연적으로 열을 내는데, 열이 나지 않을 때는 열이 나게 도와주거나 열을 가해주어 병을 치유하는 것이 열요법이다. 종양(암) 환우들의 경우 체온이 35도 이하인 경우가 많다. 체온이 적정하면 면역력이 좋고, 체온이 낮으면 면역력이 낮아 질병에 약하게 된다. 열이 나고 염증이 생기는 것은 면역력이 살아있다는 신호다. 염증반응은 백혈구가 질병과 싸운 결과물이고, 이때 항체가 열을 만들어 낸다. 박테리아나 바이러스, 암세포는 열에 약하기 때문이다. 통증은 몸이 항체의 일종인 천연 인터페론을 만드는 과정이다.

2. 암세포까지 잡는 열

열이나 염증은 위험한 것이 아니라 몸이 필요해 만들어 낸 것이다. 서양의학은 열, 염증, 통증, 콧물 등을 박테리아, 바이러스 등 미생물이 만들기 때문에 없애야 한다며 항생제와 소염진통제를 처방한다. 몸은 40도가 넘는 열에도 문제가 없지만 박테리아나 바이러스, 암세포는 40도가 넘으면 모두 파괴된다. 1978년 일본 국립예방연구소의 연구에서 암세포가 열에 약하다는 사실이 증명됐다. 자궁에서 암세포를 떼어내 32도에서 43도 사이에서 변화를 주어 정상세포와 암세포의 변화를 살핀 결과, 39.6도 이상에서 모든 암세포는 파괴되었지만 정상세포는 영향을 받지 않았다. 정상 체온 36.5도에서 1도 오를 때마다 면역력이 5~6배 늘어나고, 체온이 1도 내려갈 때마다 면역력이 30%씩 떨어진다는 연구결과도 있다.

열은 상처가 낫는 과정에서도 나온다. 못에 찔릴 경우 피속의 혈소판은 응고인자를 빠르게 내보내 피가 새나가는 것을 막고, 다른 세포들은 염증을 막기 위해 갖가지 물질을 분비하고 조직의 온도를 높여 세균의 침입을 막는다. 열과 염증은 감염을 막고 파괴된 조직을 되살릴 때 나타나는 증상으로 백혈구가 만들어내는 방어체계다.

3. 열은 몸의 방어작용

감기나 홍역은 열이 많이 나는데 열은 해로운균을 태워죽이기 위한 수단이다. 열이 많이 나는 것은 면역력을 높여 질병을 막으려는 치유행위이다. 감기는 병이 아니라 몸살림이다. 감기를 앓다 보면 고열이 나면서 땀이 비오듯 나며 낫는 경우가 있는데 높은 열은 신진대사를 촉진하고 해로운균과 박테리아를 억누르며 태워버리는 자연치유력이다. 조상들은 열이 이로운 것이라는 것을 알고 열이 나면 더 나도록 하였다. 몸은 스스로 40.5도 이상 올릴 수 없으므로 43도 이상 올리기 위해 독한 술과 뜨거운 무국에 고춧가루를 듬뿍 타 마시며 열을 냈다. 마늘이나 생강차를 마시기도 했고, 군불을 지핀 뒤 두꺼운 이불을 덮어 땀을 내고 유해균을 태워죽였다. 그리고 가뿐히 일어나 일터로 나갈 수 있었으니 지혜로운 생활치유라 하겠다. 감기는 박테리아나 합성물질 등의 침입으로 면역력이 약해질 때 알려주는 경고 증상이지 병이 아니다. 따라서 약과 가공식품을 먹지 않고 생채식, 구운소금, 햇빛, 발효음식, 유산균 등을 통해 면역력을 높여주면 쉽게 정상으로 돌아온다.

4. 몸을 살리는 이열치열의 지혜

열을 해독제나 합성약물로 억누르지 않으면 병에 걸리지 않고 살 수 있다. 미국의 버크 쿠너 교수는 "열을 내리는 소염진통제는 특별한 경우를 빼고 쓰지 말아야 한다. 열은 면역력에 결정적인 기능을 하기 때문에 약으로 열을 내리면 오히려 면역력을 약화시킨다"고 한다. 건강한 육체만이 열을 올릴 수 있는 에너지를 만들어 내며, 열이 나는 것은 몸을 지켜주는 면역력이 정상으로 작동한다는 증거다.

소염진통제로 열과 염증, 통증을 없애버리면 면역력이 약해질 수밖에 없다. 합성화학물질로 만들어진 소염진통제와 해열제가 피의 흐름을 억눌러 항체의 생성과 이동을 막아 면역세포와 침입자의 싸움을 막아 악화되면 열과 염증이 골수에까지 이르러 골수부전이 올 수도 있다. 이것이 백혈병이라고 하는 혈액암인데 채식을 하고, 불에 구운 좋은 소금, 햇빛, 생강 등으로 면역력을 회복시키면 골수는 과립구를 3일 만에, 적혈구를 120일 만에 되살리는 놀라운 능력으로 병을 이겨낸다.

5. 멀리해야 할 합성화학물질과 약

면역력은 감염의 대부분을 이겨낼 수 있고, 15세 정도면 어른과 비슷한 정도로 강화된다. 적어도 2살까지는 분유 등의 가공식품도 먹여서는 안 되고, 항생제나 소염진통제, 백신 등도 맞으면 안 된다. 감기라는 병은 없다. 감기란 몸을 병으로부터 보호하는 것이다. 감기에 약을 쓰는 나라는 우리나라밖에 없다. 면역력을 떨어뜨리고 부작용 많은 감기약이나 백신 같은 합성화학약물을 멀리하고 천연보조식품을 이용한다면 온갖 병은 크게 줄어들 것이다.

6. 열을 이용한 치유법

- **쑥뜸** : 쑥의 약성분에 열을 더하여 몸을 보하는 대표적인 치유법이다. 침과 함께 쓰는 침뜸법이 있다. 피부에 직접 뜨는 직접구와 간접구가 있는데 가정에서 수시로 하면 건강하게 살 수 있다.

- **소금열요법** : 태양빛이 가장 강한 음력 5월~7월에 만든 천일염을 900℃ 불에 구우면 독물질과 더러운 것들이 없어진다. 구운 소금을 프라이팬에 43~45℃로 데운 뒤 무명이나 삼베 자루에 담아 아픈 곳에 찜질한다. 신경통, 관절염, 어깨통증, 요통 등에 효과가 있다.

- **돌요법** : 맥반석이나 흙기왓장을 뜨끈하게 달구어 물수건으로 싸서 아픈 곳에 얹는다. 모든 돌은 달구어지면 원적외선 치료 효과를 낸다. 통증이 심한 곳에 찜질하면 진통 효과가 뛰어나다.

- **해수(찜질)요법** : 바닷물을 43℃ 정도로 데워 온몸을 담그고 20분간 있으면 신경통, 피부병, 비만증 등에 좋다.

- **겨자요법** : 겨자가루와 감자가루(우리밀가루)를 7:3로 섞어 55℃ 정도의 뜨거운 물로 끈적끈적하게 반죽을 한다. 환부와 비슷한 크기의 천에 반죽을 올리고, 그 위에 비닐을 덮어 3mm 정도의 두께로 환부 크기만큼 납작하게 만든다. 그 겨자천을 몸 곳곳에 옮겨 붙이면서 세균을 죽인다. 종양, 폐렴, 통증 등이 풀어지는 효과가 있다. 온탕을 할 때 겨자 300g을 풀고 EM활성액 500mg, 천일염 1.5kg을 타서 하면 암이나 피부질환에 매우 좋다. 한 번 만들어 온가족이 하면 좋다. 어지러우면 바로 찬물에 들어가 안정을 취해야 하고, 열탕을 한 뒤에는 꼭 찬물로 샤워를 하고 나와야 한다.

- **그 외** : 원적외선 치료도 태양광선의 하나인 적외선의 열성을 이용해 환부의 염증을 잡고 유해균을 죽이는 방법이다. 햇볕을 쬐는 것도 열을 이용한 치유법이며, 발물도

매우 좋다. 발물은 반드시 43도의 온탕에서 20분 이상 하고 나서 5분 이상 찬물에 담가야 한다. 생강차, 비파차, 인삼차, 구미대보차를 마셔도 열을 내는 데 좋고, 비파잎찜질도 좋다.

열요법은 피가 뭉쳐서 제대로 돌지 않아 팔이 저리고 아프거나 독혈, 울혈, 종양이 있을 때 피부에 발적을 일으켜서 내부의 막힘을 뚫어준다. 열요법을 하면 반드시 땀을 흘린다. 땀을 흘리면 수분, 염분, 비타민C가 소모되므로 열요법을 한 뒤에는 반드시 물, 소금, 비타민C를 적절히 섭취해야 한다. 열요법과 더불어 단식을 함께 하면 금상첨화(錦上添花)의 효과를 얻을 것이다.

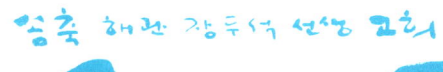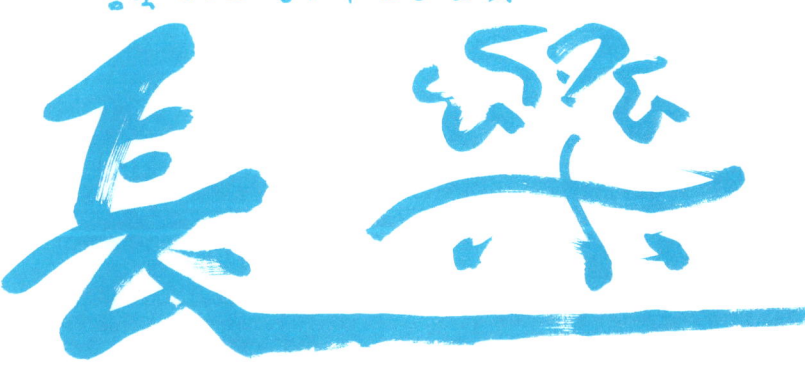

제 3 부

희망의 내일을 찾자

가정이 살아야
나라가 산다

어화 벗님네들! 이내 말 좀 들어보소!

옛 마을 풍경이나 가정생활은 어떠했던가. 마을 어귀에 들어서면 천하대장군인 치우천황이 서 있고, 한편에는 한울님께 애경사를 고하고 평화를 상징하며 사람과 하늘을 이어주는 솟대 위에 기러기 한 쌍이 앉아 있다. 신단수는 당산터에 우람하게 자리하며 천제를 올리던 곳이다. 자좌오향(子坐午向), 배산임수로 뒤는 북풍을 막아주는 주산(主山)이고, 좌우는 청룡백호로 마을을 감싸고 있으며, 앞으로는 물이 태극을 이루고 안산이 마을을 지키고 있다. 마을 가운데는 동제와 우물, 빨래터가 있어 사람들이 모여 대소사와 정보를 나누었다.

집안에는 대문에 용봉과 입춘장이 붙어 있고 안방에는 삼신(三神)상, 뒤안은 칠성단(장독대)을 두어 수복강령(壽福康寧)을 빌었다. 가정마다 형제자매를 많이 두어 지혜롭게 살며 마당에서 일을 하며 공동체를 이룬다. 애기 울음소리, 일하는 소리, 글 읽는 소리가 끊이지 않는다. 애경사나 명절 때는 동네잔치가 벌어진다. 농사를 지으며 자연의 이치를 공부하여 개천에서 용이 난다는 말이 나왔다. 모든 풍속이 가정에서부터 이루어지며 훌륭한 자녀를 길러낸다.

1. 가정은 사회의 근본

사회를 구성하는 바탕은 가정이다. 각 가정이 안정되고 화목해야 사회가 밝고 건강할 수 있다. 조상들은 할아버지 할머니 부모를 모시고 3대가 함께 살며 화목한 가정을 이루어 왔고, '밥상머리교육'을 통해 어른을 존중하는 것을 배우고 세상사는 이치를 자연스레 익히며 커 나갔다. 공동체를 떠나서는 살 수 없는 사람에게 있어 가정은 공동체의 기초로써 공동체생활의 덕목을 가르쳐주는 중요한 공간이다. '집안에 어질고 현명한 어른이 없고 밖으로 엄격한 스승과 친구가 없이 스스로 성공한 사람은 드물다(內無賢父兄 外無嚴師友 而能有成者 鮮矣)'는 명심보감의 교훈을 새겨보아야 한다.

2. 자립심을 가르치는 가정교육

산업화, 도시화된 지금은 너무 핵가족화되었고, 같이 사는 가족들마저도 각각이어서 가정이 역할을 다하기 어렵게 되었다. 많지 않은 가족들마저 한자리에 둘러앉기 힘들어 따로따로 살아간다. 이래서는 교육이 어렵고 아이들을 바르게 키울 수 없다. 예전에는 부모가 아이들에게 일을 가르치고 책임을 주어 해내도록 하는 경우가 많았는데 그 과정에서 책임성이 길러지고 문제해결능력이 커갔다. 요즘은 부모가 아이들 일까지 다 해줘버린다. 등·하교는 기본이고 숙제와 방 정리까지 해주고 친구관계까지 참견을 한다. '공부만 잘 하면 된다'며 다른 모든 것은 뒷전으로 미룬다. 부모가 아이 눈치를 살필 지경이니 어찌 자립심과 문제해결능력을 키울 것이며, 어른을 존중하고 세상사는 법을 알게 될 것인가? 작은 일이라도 스스로 하도록 훈련을 꾸준히 하고 맡은 일에 책임을 지게 해야 한다. 칭찬만으로 교육은 완성되지 않는다. 적절한 훈계와 지도 또한 꼭 필요하다.

3. 장독대와 발효음식으로 건강한 가정

자동차가 기름으로 달리듯 우리는 음식으로 건강을 지키며 살아간다. 우리나라는 온갖 곡식과 과일이 나는 풍요로운 나라이다. 조상들은 때에 맞게 나온 산물들을 잘 갈무리하여 보약으로 써 왔다. 김치와 장류, 식초, 장아찌, 젓갈 등으로 수천 년을 살아왔다. 이 음식들을 정갈하게 모신(!) 곳이 장독대로 조상들은 1년 먹을 것을 장독에 담아두고 정성으로 관리하며 가족의 건강을 지켜왔다. 오늘날 가정은 장독대가 없다. 단언컨대 장독대를 살려내지 못하면 가정의 건강은 없다! 집집마다 소금독을 마련하고 장독대를 두어 김장을 하고, 장을 직접 담가야 한다. 더하여 식초도 담고, 젓갈도 준비하고, 장아찌도 마련하면 1년을 넉넉하게 살 수 있다. 김장을 축제로 삼아 가족의 건강을 지켜내자.

4. 실내 오염을 줄여 건강한 생활을!

실내의 오염도는 바깥보다 심각하다. 건축자재에서 나오는 납, 수은 등의 중금속과 프탈레이트, 비스페놀A 등의 합성화학물질, 시멘트와 석고보드에서 나오는 라돈, 발암물질인 석면과 유리섬유, 형광등과 LED조명 등에서 나오는 인공자외선 등에 노출될 위험은 실내가 훨씬 높다. 가습기에서 나오는 트리클로산, 락스의 차아염소산나트륨, 향수의 벤젠과 프탈레이트, 공기청정기의 디클로로벤젠, 포름알데히드로 처리한 소파, 가구나 벽지 등의 접착제에서 나오는 독성 가스도 넘친다.

폐암, 간암, 신부전증 등의 원인으로 밝혀진 파라디클로로벤젠 같은 살충제는 가습기뿐만 아니라 냄새제거제, 곰팡이제거제, 바퀴벌레약, 모기약, 좀약, 가구, 의류 등에 많이 들어있어 호흡기와 피부를 통해 들어온다. 1급 발암물질인 포름알데히드도 벽의 단열재, 가구나 벽지, 옷, 장난감 등에 많이 들어 있고, 옷에는 살균제와 염소표백제, 방부제, 접착제 등의 합성물질이 많이 들어 있다. 새 옷에는 퍼클로로에틸렌이라는 발암물질이 있기 때문에 옷을 사면 한 번 빨아 입고, 세탁소에서 찾아오면 바깥에 하루 정도 말리는 것이 좋다.

  홈매트나 전자모기향도 천연이 아닌 석유폐기물에서 나온 강독성의 살충제에 쑥색 염료를 넣은 것에 불과하다. 살충성분은 코와 눈, 입 등으로 들어가 신경계에 영향을 미쳐 마비와 백내장 등 눈병이나 피부염, 폐암, 심장질환 등 치명적인 질병을 부를 위험이 크다. 실내 오염은 면역력이 약한 사람에게는 비염, 천식, 아토피, 감기 등을 일으키고, 오래 되면 심장질환, 뇌졸중, 암 등을 부른다.

  전자렌지도 치명적이다. 전자파는 분자를 빠르게 마찰시켜 마찰열로 온도가 올라가면서 음식의 분자구조가 바뀐다. 전자파는 음식의 구조를 바꾸어 자연 상태에는 없는 새로운 물질을 만든다. 전자렌지로 조리하면 육류와 유제품, 과일, 채소에서 발암물질이 만들어지며, 세포를 파괴하고 암을 부르는 활성산소가 늘어난다.

  실내 공기를 맑게 하려면 환기를 자주하는 것이 가장 좋다. 곳곳에 숯을 두거나, 화분을 길러 식물의 정화작용을 이용하는 것도 좋다.

5. 병원 가지 않는 건강한 가정

  남향의 단독주택에 살면서 채소를 길러먹으면 가장 좋다. 오순도순 저녁을 같이 먹으며 이야기를 나누면 화목한 가정을 일굴 수 있다. 온 가족이 곡식과 채소 중심으로 먹고 바른생활건강법을 실천한다면 병원에 갈 일이 없다. 냉·온욕과 발물, 풍욕 등으로 아프지 않게 살고, 주기적으로 단식을 하여 노폐물을 빼주어 활력을 되찾고, 크게 아픈 일이 생긴다면 20일 이상의 단식으로 새롭게 태어나면 된다. 약이나 병원에 기대지 않고, 병나지 않게 살며, 병나면 스스로 낫는 생활은 가정에서부터 실천할 수 있다. 그러면 건강보험도 필요 없고, 불안한 마음을 안고 건강진단에 목을 맬 이유도 없다.

  가정은 관혼상제(冠婚喪祭)가 행해지던 보금자리이다. 이 아늑한 보금자리가 무너지면 갈 곳이 없다. 관혼상제를 바탕으로 화목을 꾀하고 바른생활건강법으로 건강을 지키면서 가정을 살려내자. 가정이 살면 이웃이 살고 세상이 밝아진다.

아이들과 함께 하는 세상살이

― 아이들이 웃는 행복한 교육을 위하여 ―

1. 자연의 이치와 사는 도리를 깨닫는 공부

우리 민족이 빛나는 문화를 꽃피울 수 있었던 것은 공부에 대한 큰 열정 때문이다. 7살이 되면 서당에 나가 사자소학, 동몽선습 등을 배우며 자신을 닦고 자연의 이치와 사람 사는 도리를 배웠다. 삶을 공부로 여기며 수십 년의 내공을 쌓고 혼신으로 살아내었기에 훌륭한 유산을 남길 수 있었다. 석굴암, 팔만대장경, 청자, 한글, 선비정신, 판소리, 조선왕조실록, 동학사상 등 유·무형의 자산과 오늘의 경제·과학·문화·예술의 부흥 등은 끊임없이 탐구하고 도전한 결과물이다. 공부는 몸과 마음을 가다듬어 인격을 닦는 일로 지혜와 실천의 결정체이다.

2. 가정에서 시작되는 세상살이 교육

정치는 사회의 틀을 바꾸지만 교육은 안으로부터의 변화를 이끌어 내기에 더 근원적이다. 가정에서 부모, 형제, 자손이 공동체를 이루어 살아가면서 어른을 받들고 조상을 추모하는 문화가 공동체의 바탕이다. 아이들은 어른들의 바른 생각, 바른 말, 바른 행동을 보고 듣고 배우며, 바람, 햇빛, 물, 나무와 어울려 자라면서 자연의 이치를 터득하게 된다. 따라서 부모가 본을 보여야 하며, 아이들을 자연으로 돌려주어야 바로 클 수 있다. 부모의 몸과 마음가짐이 바르지 못한데 아이가 건강할 수 없다. 참된 교육은 어른들로부터 생각, 말, 행동, 끈기, 문제해결능력을 보고 배우는 것이다. 가정에서는 어진 부모가, 학교에서는 자애로운 교사가, 사회에서는 지혜로운 어른이 스승이어야 한다. 어른이 모범적으로 제 역할을 한다면 달리 교육을 하지 않아도 문제될 것이 없다. 가르쳐서 되는 것이 아니라 젖어들면서 배우는 것이다. 아이들의 본보기가 되는 생활터전이 없는 것이 오늘의 큰 문제이다. 가정에서부터 인륜도덕, 예의염치를 알게 하고 모범을 보이자. 가정을 바로 가꾸지 않고 학교와 사회를 탓해 봐야 공허할 뿐이다.

3. 웃음을 잃어버린 아이들

부모의 품에서 이루어지는 교육은 어머니의 태반을 떠나면 끝난다. 조상들은 '태훈'이란 이름으로 태교를 하였다. 서양 일변도의 교육을 벗어나 조상대대로 전해 내려온 삶의 지혜인 전통교육을 살려야 한다.

오늘의 현실은 처참하다. 입시와 연결된 정답만 골라내는 인간을 기르는데 머무르고 있다. 가정에서는 지나치게 감싸 마마보이로 키우고, 학교는 점수 따는 기계를 만들고, 사회에서는 퇴폐문화와 상품자본주의의 쓰레기통에 팽개치고 있다. 부모들은 아이 스스로 해야 할 일을 대신하며, '내 아이'밖에 모르고 남의 아이에 대한 배려는 부족하다. 옛 부모들은 싸우고 오면 내 자식를 야단쳤다. 자식을 훈계하며 사이좋게 지내도록 가르치며 '내 자식', '네 자식' 없이 키웠고, 엄격하되 마음으로 정을 주었다. 상대에 대한 배려가 있었기에 도타운 이웃이었는데 요즘은 아이들 싸움이 어른 싸움이 되고 만다.

아이가 가정의 중심이 되다 보니 아이들이 자기중심적이다. 컴퓨터나 휴대폰, 게임에 빠져 또래나 어른과의 관계에 익숙하지 못하고, 밤늦게까지 학원을 떠돌면서 웃음과 활기를 잃고 외롭게 커나간다. 억눌린 아이들은 화려한 상품에 넋을 빼앗기며 대리만족을 느낀다. 교육이 '인간 형성'이라는 목적을 던져 버린 탓에 아픈 학생이 많다. 천진난만하게 활짝 웃어야 할 아이들이 웃음을 잃고 방황하고 있다.

4. 산—내—들이 아이들을 기른다

　교육방향을 근본적으로 돌이켜야 한다. 참된 사람을 만드는 것이 교육인데, 이는 산과 냇가, 들에서 일하고 놀면서 자연스럽게 되는 것이다. 도시의 삭막한 공간에서 양계장의 닭처럼 길러서는 바른 사람이 될 수 없다. '봄이 오니 배꽃 피고, 여름 오니 나무가 푸르도다' 하는 것처럼 계절의 변화를 온몸으로 느낄 수 있다면 무슨 교육이 더 필요하겠는가? 스스로 느끼면 공부가 '되는 것'이며 어울려 살아가는 것 자체가 교육이다. 아이들의 관심을 키워주고, 능력을 인정해주며 마음껏 펼칠 수 있게 해야 창의성이 꽃핀다. 교육은 지식만을 가르치는 것이 아니다. 운동을 잘 하면 열심히 뛰게 하고, 그림을 잘 그리면 소질을 키워 주고, 손재주가 있으면 북돋아주면 된다. '모든 아이들'에게 '모든 과목'을 잘 하도록 요구하는 것은 창의성을 갉아먹는 일이다. 수학을 잘하는 학생과 악기를 잘 다루는 학생, 운동에 뛰어난 학생을 똑같이 인정해야 한다. 영어와 수학만 잘하면 대접받는 뒤틀린 현실을 바꿔내야 한다.

　인성교육은 스스로의 존엄을 확인하고, 나와 남, 겨레, 세계와의 관계를 바로 이해하는 데로 나아가야 한다. 자신을 아끼는 것처럼 남을 사랑하는 마음도 갖게 하고, 나아가 동·식물과 삼라만상을 애틋하게 여기는 마음을 갖도록 해야 한다. 대학가기 위한 점수에만 홀리는 것은 성공 배경을 갖춘 기득권자들의 놀음에 들러리서는 것이다.

5. 협동하는 사람으로 이끄는 교육

"시민의 제1의 덕성은 자유가 아니라, 협력이다. 자유는 소극적 가치이며 협력은 적극적 가치이다. 시민사회를 형성해가는 주축수단인 대중교육은 '협력하는 인간'을 길러내는 데 있다. 대중교육의 구현체인 공교육의 장은 고등한 지능을 가르치기 위한 것이 아니라 협력을 가르치기 위한 것이라는 제1원리를 끊임없이 환기해야 한다."(도올 김용옥, 한겨레신문 2014년 6월)

교육은 어른을 알고, 부모를 공경하고, 이웃과 함께 사는 인격과 가치관을 세우는 '전인교육(全人敎育)'이 되어야 하며, 경쟁논리를 넘어 공동체의 일원이 되도록 이끄는 것이다. 지식을 익혀 지혜를 깨치며, 덕성을 높이고, 몸을 튼튼히 하여 공동체 성원으로써의 역할을 알며, '협력하는 사람'으로 이끌어야 한다. 우뚝 빛나는 사람이라도 결코 홀로 잘났기 때문이 아님을 느끼게 해야 한다.

6. 우리의 역사를 아는 세계인으로

학교는 서양 것만 가르친다. 음악도 서양 것이고, 나라말도 뒷전이다. 그리스·로마 신화는 줄줄 외지만 우리의 파란만장한 역사와 역경을 이겨내기 위한 민중들의 고난에 찬 삶과 투쟁을 알지 못한다. 제 것, 제 역사를 모르고 어찌 올곧은 어른이 되겠는가? 가치관을 바로 세우고 정신이 살아 뛰게 하는 것이 교육의 알짜다. 전통문화를 중심에 두고 다른 문화를 받아들여 새롭게 할 때 더 나은 문화를 창조할 수 있다. 콩 한 쪽도 나누어 먹는 정신, 두레공동체, 발효음식, 불의에 항거해온 민중들의 투쟁 등 전통문화와 역사, 공동체정신을 가르쳐야 한다.

지금 교육을 이끄는 이들은 미국박사들로 풍토와 문화가 다른 교육을 들여오며 민족의 미래에 대해 생각하지 않는다. 우리말도 떼지 못한 코흘리개들에게 영어를 종알거리게 하는 유치원들의 행태를 보면 기가 찬다. 주체성을 가지고 인류에 이바지하는 사람이 되도록 해야 한다.

7. 춥고 배고픈 고통을 알아야 큰 사람이 된다

공부가 학교 안에서만 머무르면 안 된다. 들로, 산으로, 농촌과 공장으로 가서 보고-듣고-느끼는 것이 가장 좋으며, 책장을 많이 넘기는 것만으로는 지혜가 클 수 없다. 1980년대 대학생들이 공장과 농촌에서 온몸을 던져 희생하면서 사회 변화의 꿈을 키우며 기성세대에 활력을 불어 넣은 사실을 되새겨보아야 한다. 삶과 문화가 인고(忍苦)의 과정을 넘어야 농익는 것처럼 고통을 겪지 않고는 큰 사람이 될 수 없다! 춥고 배고파봐야 지혜와 깨달음을 얻는다. 지식이 아무리 쌓여도 도전과 실패, 성공을 번갈아 겪는 실천 과정 없이 지혜는 빛나지 않고, 인격도 성장할 수 없다. 매 순간 의미를 느끼게 하는 것이 값진 것이고 이는 시련을 이겨나갈 힘이 된다.

부모의 뜻대로만 기르거나 지나치게 보호하지 말자. 실수나 잘못도 아이를 크게 하니 작은 일이라도 책임을 주어 스스로 해내도록 해야 한다. 일을 하면서 세상을 알고, 이치를 깨치며 지혜를 얻는다. 작은 이익에 얽매인 도시의 상업사회에서는 양심적이고 지혜로운 '큰 사람'이 나올 수 없다. 나무가 비바람을 이겨내고 눈보라 속에서 더 단단해지는 것처럼 부모는 지켜보고 격려하고 고비에서 조금 도와주면 된다.

2차세계대전 때 아우슈비츠에 갇힌 이들 중 체력이 뛰어나거나 민첩하고 요령이 좋은 사람들도 마침내 죽어 나갔는데, 끝내 살아남은 이들은 약하고 어리숙해 보이지만 고통의 의미를 되새기며 견뎌낸 사람과 굶주리는 중에도 병든 동료에게 빵을 나누어 준 사람이었다고 한다.

8. 생각하는 힘과 비판의식을 길러주는 교육

교육은 생각하는 힘과 비판의식을 기르는 데서 출발한다. 권력과 악을 비판하면서도 끊임없이 자신을 돌아보게 해야 한다. '삿된 것을 깨치고 바름을 세우는 것'과 '바른 것을 키워내며 삿된 것을 밀어내는' 것이 함께 가야 한다. 부모와 교사가 말과 행동을 도탑게 하고, 단아한 용모와 기품으로 아이들과 어울리는 과정 자체가 교육이다. 교육은 '본받게 하는 것'이지 '가르침'으로 되는 것은 아니다. 살림살이와 잠자리, 생활법도 모르고 무슨 교육을 한다 하겠는가? 교육이 곧 생활이고 생활이 곧 건강법으로 뗄 수가 없다. 장독대를 마련해 김치와 장류을 담아 먹고, 아이를 자연출산하여 길러본 사람이 스승이 될 자격이 있다. 교과서에 머무르지 않고 역사와 조상들의 삶과 문화의 정수(精髓)를 몸으로 보여줄 수 있다면 그보다 더한 교육이 있을 수 없다. '배우기만 하고 생각지 않으면 맹목적이 되고, 생각하기만 하고 배우지 않으면 위태롭다'는 공자 말씀처럼 지식만을 쌓는 것이 아니라 매 순간 깨달음의 계기를 주고, 사색으로 배움을 키워갈 수 있게 해야 한다.

9. '사랑의 매'를 들어야 교권이 선다!

부모들이 학교교육에 사사건건 간섭하는 것은 막아내야 한다. 자유주의는 개인주의를 만나 방종(放縱)으로 흐르기 쉽다. 학생들이 자율(自律)을 알게 해야 한다. 자율은 가르쳐서 깨닫고 익혀가는 것이며, 잘 살아갈 힘을 주는 핵심 가치이다. '나를 넘어선 규율'을 깨닫고 익히게 하여 더불어 사는 사람이 되도록 해야 한다. 서구식 개인주의의 한계를 넘어 조상들의 지혜가 담긴 공동체성을 되살려야 한다. 공동체 질서를 어기거나 지도를 따르지 않을 때 야단도 치고 벌해야 한다. 말로 설득되고 이해되지 않을 때 자극과 각성의 계기를 주어야 아이가 변하고 발전할 수 있다. '이쁜 아이 매를 많이 주고, 미운 아이는 밥을 많이 준다'는 말처럼 사랑의 매로 깨우치게 해야 한다. 사랑의 매는 '상징'이며 때리기 위한 막대기가 아니다. 매 때리기, 가혹행위, 감정풀이식 체벌은 금하되 운동장 돌기, 청소하기, 풀 매기, 고전 외우기 등은 허용할 필요가 있다. 조상들이 왜 자식들에게 회초리를 들었는지 생각해보아야 한다. 가슴 아리지만 진정 자식을 위한 길이라 여겼을 것이다.

아이에 대한 애정 없이 실수와 잘못을 기록에 남겨버리는 방식은 한없는 변화 가능성을 가진 아이들에게 철없던 시절의 잘못에 대해 멍에를 안기는 것이다. 당근과 채찍은 한쪽으로 기울면 안 된다. 칭찬과 야단, 사랑과 엄격함이 조화될 때 교육의 효과가 더 커질 것이다.

10. 아이들을 위한 바른 식·의·주 생활 교육

아이들이 가슴을 펴고 살려면 먼저 몸이 올곧아야 한다. 바른 식·의·주생활로 건강한 몸이 되어야 바른 영혼을 깃들 수 있다. 꽉 조이는 팬티나 옷 등을 입지 말고 헐렁한 옷을 입도록 지도해야 한다. 이마는 하늘을 뜻하고 귀는 날개이니 이마와 귀가 잘 보이도록 해야 좋다. 소금으로 이를 닦고, 물병과 죽염을 가지고 다니며 먹게 하며, 똥을 잘 누게 해야 한다. 몸을 얽매면 정서도 꼬이면서 병을 안게 되니 양계장처럼 가둬 기르지 말고 마음껏 뛰어놀도록 해야 한다. 학교에서 육류와 가공식품을 없애고 장독대를 두어 발효음식을 먹고 운동을 곁들이면 인성이 바르게 선다. 병원에 가지 않고 자기 몸의 주인으로 살 수 있도록 학교에서 '바른생활건강법'을 꼭 가르쳐야 한다. 가공식품을 멀리하고 오색·오미를 갖춘 현미오곡밥을 먹여야 한다. 5대 영양소인 햇빛, 공기, 물, 소금, 비타민C를 보약으로 삼아야 한다.

11. 사랑과 열정을 갖춘 따뜻한 교사

'자식을 바꾸어 가르친다'는 말에서 보듯 욕심 때문에 자기 자식을 못 가르쳐 교사에게 맡긴 것이니 입시나 경쟁에 앞세우지 말고 캄캄한 바다의 등대처럼 아이들의 앞길을 밝혀주어야 한다. 넉넉한 엄마의 품이 되어 따뜻한 사랑을 베푸는 것이 우선이며, 학생을 존중하고 공감해야 한다. 나아가 지식과 올바른 신념을 잘 이해시킬 수 있는 열정이 있어야 한다. 믿음대로 가르치기 위해서는 잘못된 제도를 고치는 것도 필요하니 제도 개혁에도 적극 나서야 한다.

교사는 공부만 가르치는 것이 아니다. 공부는 자연에 맡겨두고, 생활을 살피는 발 바쁜 침모(針母), 아이들 가슴을 사랑으로 채워주는 따뜻한 양모(養母), 좋은 먹을거리로 건강하게 키울 고민을 하는 손 바쁜 찬모(饌母)의 역할을 고민해야 한다.

개혁은 새로운 가치를 실현하며 창조적으로 나아가는 것이다. 정치가 국민들 마음에 배어들어야 하듯 교육도 억지로 밀어넣는 것이 아니라 '스며들어야' 한다. 교사와 학생이 끊임없이 교감하며 자율의 공동체 질서 속에서 새로움을 만들어가야 한다. 아이들과 눈높이를 맞추면서도 한걸음 앞서 가야 한다. 교사와 학생이 가르치면서 배우고 서로 성장할 때 학교는 늘 즐거운 곳이 될 것이다.

몸과 영혼이 무너지는 아동·청소년을 살려내자

1. 아동·청소년을 병들게 하는 사회구조

아이들을 병들게 하는 가장 큰 요인은 사회구조이다. 이 사회는 서구 물질문명에 물들어 먹을 것, 입을 것, 잠자리, 말글살이 등이 망가져 있다. 자본주의와 소비사회의 발달에 따라 누구든 이를 피할 도리 없이 살아가고 있다. 오염된 환경과 먹을거리 속에서 순진한 아이들의 몸이 독혈(毒血)이 쌓여 갖은 질병에 노출되어 있다. 사람을 소중히 여기지 않는 막된 자본주의는 반드시 종말을 고할 것이다.

둘째로, 날 때부터 건강하지 못하게 세상에 나오기 때문이다. 하늘은 모든 동물이 스스로 출산할 능력을 주었건만 인간만은 인위적인 출산을 일삼는다. 개복출산, 유도분만이 넘치고, 낳자마자 분유를 입에 물리는 일도 많다. 이렇게 아이를 낳으면 산모와 아이가 큰 장해를 받을 수밖에 없다. 우리나라는 불임률 15%, 개복수술(제왕절개)률은 세계 최고이다. 미숙아·조숙아·사산아를 합하면 50%에 이를 지경이다. 이렇게 세상에 나온 아이들이 제대로 클 수 없다. 반드시 아늑한 가정에서 자연분만을 해야 하며, 배내똥을 빼고 100분 나체요법을 해야 한다.

그리고 날 때부터 맞히는 예방접종을 하지 않아야 한다. 모든 동물은 자연적인 힘으로 살아갈 수 있다. 다만, 자연치유력이 부족할 때 전통생활요법의 도움을 조금 받으면 된다. 어린이 예방접종의무화제도는 없애야 한다. 특히 예방접종의 부작용이 만만치 않게 보고되는 사례를 보면 '의무화'가 아닌 '자율'로 정부정책을 바꿔야 한다.

셋째, 가정과 보육원, 학교 등 닫힌 곳에서 과잉보호를 일삼으며, 오염된 밥상과 소젖, 가공식 등으로 아이들을 망친다. 걸음마만 떼면 보육시설로 보내고 가공식품으로 떼쓰는 아이를 달랜다. 참을성을 가르치고 자생력을 길러주기보다 마마보이로 만들면서 '공부!'만 강요하며 팔팔해야 할 기를 꺾어버린다. 아이를 맡겨 기르는 것은 피해가 너무 크다. 아무리 적어도 2년은 엄마 품에서 길러야 한다. 자연분만도 해보지 않고 김치와 장도 담을 줄 모르는 보육교사가 미국식으로 길러 어찌 바른 정서를 가질 수 있겠는가?

넷째, 단체급식이 아이들을 더욱 힘겹게 한다. 매일 먹어 피가 되고 살이 되어야 할 생명의 밥상이 멸균 처리되고, 첨가물, 방부제 범벅인 수입농산물 가공식으로 차려지고 있다. 싱겁게 만드니 방부제 등 첨가물을 넣을 수밖에 없다. 싱겁게 먹으면 물을 안 먹게 되고 물을 안 먹으니 똥을 잘 못 누게 된다. 똥을 잘 누면 들뜨거나 우울함, 행동장애, 거친 정서가 없어진다. 똥을 잘 누려면 운동을 많이 해야 한다. 체육시간 마저도 제대로 지켜지지 않고, 아이들이 누리고자 하는 소박한 자유마저 얽어매니 과잉행동이 나올 수밖에 없다. 그것을 장애로 여기고 정신치료를 받아야 한다고 한다.

다섯째, 오염된 가공식품, 생활용품이 문제이다. 치약에는 계면활성제를 비롯한 화학물질과 마취성분이 들어 있으니 볶은소금으로 이를 닦도록 하면 갑상선 질병, 위염, 치아부전 등이 사라진다. 비누나 세제를 비롯한 생활용품은 화학물질 덩어리이니 직접 만들어 쓰거나 친환경제품을 쓰도록 한다. 가공식품을 피해야 하는 것은 두말할 나위가 없다.

2. 햇빛과 바람 속에서 스스로 해나가는 아이들!

흙냄새를 맡고 마음껏 뛰어 놀아야 기가 살고 튼튼하게 큰다. 방에서만 놀면 짜증이 많고 자기중심적이다. 놀면서 친구 사귀는 법을 알고, 문제해결능력을 기른다. 아파트에 가두어 '여름은 시원하게', '겨울은 따뜻하게'만 키워서는 사람을 만들 수 없다. 자연을 벗하면 정서가 밝아지고 심성이 고와지고, 뒷산, 앞내, 넓은 들판이 아이를 키운다. 냇가에서 멱감으며, 산을 오르면서, 친구와 장난치며 지혜가 자란다.

3. 밥의 의미를 가르치고, 장독대를 만들자!

현미오곡밥에 김치와 장류를 먹으면 좋은 미생물이 불어나고, 장에서 발효되어 열을 내고 세포에 산소를 날라주어 유산소체질로 만들어 준다. 발효되지 않은 음식을 먹으면 장에서 부패 미생물이 늘어 병을 부르고, 활성산소가 많아져 몸이 망가진다.

발효음식은 다섯 가지 맛이 다 난다. 발효음식을 만들려면 장독대가 있어야 한다. 양지바른 곳에 장독대를 만들고, 아이들과 학부모, 교사가 무와 배추를 같이 씻고 나르며 함께 김장을 하자! 김장축제로 즐거움과 깨달음을 주고 정서적 유대를 키우는 것은 어떨까?

음식은 만든 사람의 정성을 먹는 것으로 어머니의 손맛이 최고다. 우리 농산물로 어머니가 담은 맛깔스런 김치와 1년 넘게 발효시킨 음식들이 주는 의미는 단지 음식 한 그릇에 그치지 않고 건강의 바탕이 된다. 밥을 먹는 것은 하늘과 땅 그리고 농사짓는 분들에게 감사해야 하는 일임을 가르쳐야 한다.

요즘 아이들은 배내똥이 안 빠지고 소젖으로 키워 면역력이 낮다. 이러한 상황에서 위생이 강조되지만 위생문제는 아무리 따져도 끝이 없다. 좋은 소금과 고춧가루가 적절히 들어간 발효음식이라면 걱정이 필요 없다. 매실농축액이나 천연식초를 2~3일에 한 번만 먹어도 식중독을 막을 수 있다. 매실은 극알카리성으로 최고의 해독, 방부, 소염, 배설작용을 한다. 고춧가루, 마늘, 양파, 산초, 겨자 등을 넣어 음식을 만들면 식중독은 없다. 카레(울금)도 살균과 독소를 빼는 데 좋다.

중고생의 22%가 조울증이고, 80%가 안경을 끼고 있으며, 1년에 7만명이 학교를 떠난다고 한다. 사회는 공부만을 강요하고, 가정은 싸늘하고, 학교는 인성을 보듬지 못한

데서 비롯된 것이다. "뭣 때문에 공부해야 되요?"라고 묻는 아이들의 질문에 대한 대답은 무엇인가?

교사들이 바른생활건강법을 익혀 지도하며, 생활건강시범학교를 정하여 실행하고 확대한다면 아이들을 건강하게 키울 수 있을 것이다.

학생 건강생활 프로그램

- 학교에 자판기와 가공식품 파는 곳을 없앤다.
- 고기, 달걀, 우유, 빵, 과자 등 가공식품 멀리한다.
- 가정과 학교에 장독대와 텃밭을 마련한다.
- 좋은 소금으로 만든 발효음식으로 짜고 맵게 먹도록 한다.
- 설탕과 청량음료를 멀리하고 조청, 꿀, 산야초효소, 식혜, 수정과 등을 먹도록 한다.
- 볶은소금으로 이를 닦는다.
- 생수를 하루 2.5리터 이상 마시는 습관을 갖는다.
- 오동나무 평상(平床)을 깔고 오동나무베개를 쓴다.
- 배 아플 때 관장을 하고, 매실농축액을 먹는다.
- 땅을 밟고 살며, 통 넓은 옷을 입는다.

단체 급식,
발효음식이 해법이다!

1. 값싼 재료로 싱겁게 만드는 단체 급식

가정에서 세끼를 해결하던 예전과 달리 요즘은 밖에서 먹는 경우가 많다. 학생들은 학교에서, 직장인들은 구내식당에서, 환자들은 병원에서 대량으로 조리되어 나오는 음식을 먹는다. 이런 음식은 수지타산을 맞추기 위해 값싼 재료를 써 이롭지 못하다. 가장 문제는 싱겁게 만든다는 것이다. 또한 질 낮은 육류, 가공식품과 튀긴 음식이 항상 나오며, 그럴듯해 보이는 첨가물도 빠지지 않고 들어간다. 이런 음식을 먹고 학생들이 건강하게 크고 맑은 정신으로 지혜를 쌓아나갈 수 있을지, 환우들이 질병에서 해방될 수 있을지 걱정이 앞선다. 문제투성이 급식을 먹고 어찌 생명이 꽃필 수 있을 것인가?

교육부, 보건복지부, 식품안전처, 노동부, 학교, 식품회사 모두 먹을거리에 보다 큰 관심을 가지고 건강에 이로운 단체급식이 되도록 여러 노력을 아끼지 않아야 한다. 이윤논리에 의해 공급되는 급식은 생명살림의 역할을 다할 수 없다.

2. 병을 부르는 가공식품과 고기, 첨가물

과자, 음료수, 라면, 빵, 공장에서 만드는 장류 등에는 방부제, 발색제, 조미료, 팽창제 등 수십 가지 화학첨가물이 들어간다. 통계에 따르면 국민 한 사람당 1년에 24kg의

첨가물을 먹는다고 한다. 이는 몸을 갉아 먹는 독을 먹는 것으로 질병의 먹이사슬이 될 수 있다.

급식에 쓰인 재료는 수입농산물이 대부분이다. 국적 없는 재료로 공장에서 이윤을 위해 만드는 음식이 어떻게 뼈가 되고 피와 살이 될 것인가? 영양가 없는 흰밥에 호르몬제, 방부제가 든 가공식품, 항생제 덩어리 육류와 튀김류를 싱겁게, 고춧가루를 적게 넣어 만드니 방부제를 넣을 수 밖에 없고, 공업용 소금을 쓰니 쓴맛이 나서 설탕과 조미료를 넣어야만 하는 것이다. 내 자식에게 먹이는 마음으로 음식을 만들 수 있게 제도를 만들어야 한다. 번거롭고 힘들더라도 그것만이 길이다.

3. 건강을 밑받침하는 발효음식

곡식과 채소를 소금으로 발효시킨 음식은 최고의 보약이다. 음식은 짜고-시고-맵고-달고-쓴 다섯 가지를 고루 먹어야 한다.

짜게 먹어야 무력해지지 않고, 염증이 생기지 않으며, 피가 맑아져 면역력이 높아진다. 신 것을 먹으면 침이 잘 나오고 감각이 뚜렷해지고 소화에 좋다. 매운 음식은 스트레스에 좋고, 살균작용으로 위염, 장염 등을 막아준다. 맵게 먹어야 열이 나 몸이 따뜻해지고 피가 잘 돈다. 단 것은 혈당을 조절하고 에너지를 공급해준다. 설탕은 뼈와 글로뮈를 망가뜨리고 몸의 균형을 깨뜨리니 가까이 하면 안 된다. 뼈보다 6배가 강한 이가 썩는 것은 설탕 탓이다. 오곡조청과 산야초효소, 꿀로 당분을 공급해야 저혈당과 빈혈을 막고 뇌를 활성화할 수 있다. 섬유질이 살아있는 유기농 설탕과 산야초발효액 등을 쓰면 좋다. 씀바귀, 쑥, 민들레 등 쌉싸름한 음식은 해독을 도와주며 입맛을 돋우고 소화도 잘 된다. 쓴 맛을 내는 성분이 위(胃)의 쓴 맛 수용체와 만나면 식욕 촉진 호르몬인 '그렐린(ghrelin)' 분비가 늘어난다고 한다.

발효되지 않은 음식을 먹으면 장에 부패균이 늘어 활성산소가 많아져 몸이 망가진다. 현미오곡밥에 발효음식을 먹으면 발효균이 늘어나고 열을 내며 세포에 산소를 공급하여 유산소체질로 만들어 준다. 학교, 병원, 공장 마다 장독대를 만들어 발효음식을 만들

자. 장독대는 건강과 행복을 선물할 것이다. 발효음식을 많이 먹는 나라 사람들이 장수한다는 것은 잘 알려진 사실이다.

위생문제도 발효음식이면 거뜬하다. 요즘 사람들은 면역력이 낮고 체력이 약해 해로운 것을 먹으면 바로 부작용이 온다.

4. 지역에서 난 제철 음식으로 살자

땅에는 정기가 있고, 사람은 그 정기를 받아 살아가므로 지역에서 난 제철 음식을 먹어야 한다. 조상들은 계절의 변화에 따른 몸의 상태에 맞게 온열한냉(溫熱寒冷)을 조절하여 먹었다. 여름에는 보리밥과 수박, 참외, 오이, 잎채소 등 찬 음식을 먹고, 겨울에는 현미밥과 뿌리 채소, 고춧가루, 무, 매운 김치 등을 먹어 열을 내 추위를 이겨냈다. 차게 먹으면 몸도 차져 병이 온다. 병중에서도 사지(四肢)가 찬 병이 가장 무섭다. 요즘은 냉장고 때문에 4계절 차게 먹으니 몸이 견뎌낼 수가 없다. 냉장고에 음식을 넣으면 발효되지 않고 산패(酸敗)되어 버린다.

5. 50대 이상 아주머니 조리사가 있어야 한다

급식을 책임지는 영양사는 대학에서 서양 영양학을 배운 사람들로 장도 담글 줄 모르며, 김치를 못 담그는 사람도 있다. 발효음식의 가치를 알지 못할 뿐 아니라 알려는 생각도 없다. 자연분만하여 젖을 먹여 키우지 않고 소젖으로 기른 사람들이라 생명의 소중함을 모른다. 그런 사람에게 어찌 생명이 걸린 급식을 맡길 수 있단 말인가? 건강을 책임질 영양사는 발효음식을 담을 줄 알고 자연분만으로 아이를 낳아본 50대 이상의 여성이 해야 한다. 급식재료는 농촌이 어려움을 이겨낼 수 있도록 우리 농산물을 써야 한다. 땅을 살리고 생명을 돋우는 유기농이면 더할 나위가 없다. 식약동원(食藥同源)!, 건강하게 사는 길, 음식을 보약으로 삼는 데 있다!

땅과 농촌을 살려야 사람이 산다

−땅은 생명의 바탕, 농촌은 삶의 보금자리−

1. 생명의 모태(母胎), 흙과 땅

땅을 밟지 않고 살아가는 사람은 없다. 그런데 오늘날 우리는 땅을 버리고 땅으로부터 분리된 채 살아가고 있다. 존재의 기본 조건인 땅을 버리고 살아가는 삶이 온전할 수 있을까? 땅에 발을 딛고 살아간다는 것은 단지 밟고 다닌다는 소극적 의미에 그치지 않고, 땅이 주는 모든 혜택을 누리며 산다는 것이다. 땅의 기운을 받고, 땅에서 난 것들을 먹고, 땅 위에서 잠을 자니, 땅이 없다면 삶이 없다. 땅을 버린 삶은 허공에 뜬 것일 수밖에 없다. 뭇 생명의 삶터이자 살림살이를 고스란히 갖추어주는 땅은 '생명의 어머니'라 할 수 있다. 그래서 하늘을 우러르듯 땅을 받들어야만 하는 것이다.

문명은 흙의 생명력과 함께 번영과 쇠퇴를 반복해 왔다. 문명이 발흥(發興)한 모든 곳은 기름진 곳이었다. 기름진 땅은 그만큼 많은 사람들을 먹여 살릴 수 있었고, 생산물이 넉넉한 만큼 문화를 빚어낼 수 있는 여유와 힘을 가져다주었다. 흙은 오랜 세월을 거치며 자연의 힘과 인류의 노력으로 만들어져 온 귀한 자원이다. 모든 생물의 보금자리인 흙은 동물과 식물, 미생물이 함께 살아가는 곳으로 자연이 만들어낸 걸작이다. 사막과

황무지, 바위 등에서는 생명이 온전히 살아갈 수 없다. 그런데 그 소중함을 잊은 우리는 생명의 터전을 망치고 있다. 길을 내고, 건물을 짓고, 도시를 세우며 무지막지하게 생채기를 낸다. 수천 년 일궈온 문전옥답(門前沃畓)과 안산(案山)이 한 순간에 사라진다. 그 속에 살던 많은 미생물들도 사라질 것이며, 그 상처는 우리에게 옮아올 수 밖에 없다. 흙에는 수 많은 미생물이 살아 숨쉬고 있다. 좋은 흙은 미생물이 살 수 있는 유기물이 풍부한 흙이다. 살아있는 흙은 유기물을 분해하여 새싹을 키우고 물을 가두고 오염물을 정화시켜 생태계를 유지시킨다. 초기 농경사회에서는 자연의 순환을 따르는 농업이었지만 끝없는 욕망을 위해 인간은 자연을 약탈하고 파괴해왔고 그에 따른 비싼 대가를 치러야 할 상황에 처해 있다.

2. 폐허가 된 농촌, 죽어가는 농업

농촌에 아이 울음소리가 들리지 않는다. 아이들의 터전인 학교도 폐허가 되어 흉하게 웅크리고 있다. 정부는 공업 위주, 수출주도 경제를 유지하면서 농민의 희생을 강요하는 정책을 펴 왔다. '수출만이 살길', '경쟁력', '비교우위론' 등을 내세우며 농업을 파탄시키고 농민들의 삶을 바닥까지 몰아갔다. 마침내 식량안보의 최후 보루인 쌀마저 수입개방이 되고 말았다.

수천 년을 이 땅에 뿌리내리고 살아온 우리는 이 땅에서 난 음식을 먹고 살아야 한다. 그러나 식량 자급률은 23%로 떨어졌고, 그나마 쌀을 빼면 5%에 머문다. 밥상의 절반 이상을 외국 농산물이 점령하고 있다. 가공식품이나 생선, 고기 등으로 밥상을 차린다면 거의 모든 반찬이나 재료가 수입이다. 김치마저도 60%가 수입산이라니 기가 막힐 노릇이다. 만약 기후의 큰 변화 등으로 식량 생산이 크게 줄면 두세 배의 값을 치르고 사먹거나 굶어야 할지도 모른다. 세계의 식량 거래가 몇 거대기업에 놀아나는 상황에서 식량위기가 닥친다면 그들의 손에 수많은 목숨이 좌우되는 사태가 올 것이다. 그들은 굶주린 사람들의 목숨을 담보로 이익을 몇 배로 더 늘려나갈 것이다. 지금도 지구 곳곳에서 굶주려 죽어가는 사람이 수도 없이 많다. 농촌이 무너진 뒤 그러한 현실이 우리에게도 닥친다면 누가 책임질 것인가?

　농촌을 더욱 무너뜨릴 자유무역협정이 여러 나라와 맺어졌다. 공업제품에 유리할 것이라는 믿음으로 큰 나라인 미국, 유럽, 중국 등과 협상을 한 것이다. 협정이 효과를 내면 한 해 20조인 농축산업 생산액이 몇 조 원 이상 줄 것이며, 수십만 명이 농촌에서 쫓겨날 것이라는 정부산하기관의 분석도 있다. 협정은 많은 영세 농민들을 더욱 팍팍한 살림살이로 내몰 것이다. 수입농산물의 융단폭격에 농촌은 초토화될 것이다. 협정이 재벌의 이익을 키워주지만, 농촌과 서민의 삶은 더 힘겹게 해 양극화는 더욱 심해질 것이다. 세계무역협상은 몇몇 거대 곡물기업이 좌우한다. 카길, 몬산토 등 미국계 식량기업들이 어떤 식품을 만들어 어디에 팔 것인지 결정권을 쥐고 있다. 세계의 식탁을 지배하고 정치에까지 들어와 정책결정에 크나큰 영향을 끼친다. 미국의 농업 담당자는 이들 기업 출신들로, WTO의 규정을 만드는 데 '카길'이 엄청나게 큰 역할을 했다. 이들에 의해 생물산업은 거대한 진보(?)를 하였다. 유전자조작 식품은 이미 우리 생활 깊숙이 들어와 있다. 전 세계 콩의 1/2, 옥수수의 1/3이 유전자가 조작된 것이라고 한다. 식용유, 두부, 과자 등으로 나오는 가공식품에 대한 유전자조작식품 표시도 면제되는 우리나라 실정에서 국민들의 건강은 크게 위협받을 수 밖에 없다.

3. 농업·농촌의 공익(公益) 기능

　경제와 인구 구성에서 비중이 아주 작은 농업에 대해 선진국들이 막대한 예산을 퍼붓고 있는 이유를 잘 생각해 보아야 한다. 농업의 공익적 기능 때문에 선진국들은 농지보전과 농업지원에 큰 의지를 보인다. 농지가 우리의 90배이고 식량자급율이 140%가 넘는 미국은 식량의 지속가능성 유지에 심혈을 기울이며, 농지를 식량생산 수단으로만 보지 않고 경관, 쉼터, 수질개선, 홍수조절, 공기정화(산소 공급), 동식물의 삶터 등 공익재로 보며, 추억과 휴식, 회복을 주어 삶을 한층 높이는 자산으로 여긴다. 자유무역을 부르짖는 미국도 여러 정책으로 자기나라 농업과 농민을 보호하고 있다. 갖가지 농업보조금을 주고, 농산물 수출을 지원하면서도 약소국에게는 개방을 압박한다. 미국은 농가

소득의 40%, 유럽은 60% 정도를 농업의 공익가치에 대한 보상으로 '직접지불'하고 있다. 프랑스는 농업의 목표를 효율성에서 농업생산 및 농촌사회 유지, 고용안정 등 공익 목표로 바꾼 '영토경영계약'을 만들었다.

농업의 공익적 기능과 가치를 인정하고 정책을 세워야 한다. 정부도 인정한 농촌의 공익 기능 10가지가 있다(식량공급, 수자원 함양, 국민 정서 순화, 환경교육의 장, 아름다운 경관, 대기정화, 생태계유지, 토양유실 및 홍수방지, 동식물 서식처, 녹지기능). 이것은 경제적 가치로만 따질 수 없는 엄청난 자산이다. 농촌을 죽이면서 크나큰 자산을 내던져 버린 것은 아닌지 생각해봐야 한다.

농업은 하늘과 땅, 사람이 어우러지는 생명산업이다. 나아가 생명을 창조하는 데 그치지 않고 자원을 재생하고 재활용하는 생태계의 순환기능을 해내고 있다. 우리 농업은 예로부터 땅(흙)과 미생물, 곤충, 조류 등 동·식물과의 공생관계 위에서 태양과 달과 별, 비바람과 눈, 서리 등 자연과의 상호작용을 존중하는 자연(순환)농법을 이어 왔다.

'땅은 인간의 영혼'이라는데 우리는 땅이 주는 혜택에 대해 깊이 생각하지 않는다. 땅(농촌·농업)이 주는 가치가 쌀 가치의 몇 배에 이른다. 도시화 비용, 대기 정화, 녹지 공급, 생태계 보존, 식량안보 등까지 아우르면 훨씬 더 커진다. 아름다운 경관, 맑은 공기, 깨끗한 물, 풀·꽃·나무가 뿜는 향기는 인심을 순화시켜 공동체를 살리고 나라를 살린다. 자연과 인간을 조화시키는 농업은 국토를 가꾸는 살림꾼, 전통문화와 지역사회의 지킴이, 생태계의 파수꾼으로서 가치를 가졌다는 것을 깊이 새기고, 내버린 농촌의 가치를 되살려내는 데 온 국민이 나서야 한다. 종합적으로 보아야 농업문제를 풀 수 있다.

4. 지속 가능한 농업은 생명산업

자연파괴적이고 자원을 말리는 대량농업체계로는 삶을 지속할 수 없다. 비싸더라도 유기농산물을 쓰겠다는 사람들이 늘고 있는 것에 힘입어 다시 태어나야 한다. 과학과 기술의 발달이 인간과 자연을 함께 살리는 방향으로 활용돼야 한다. 약육강식, 무한경쟁의 자유무역체제에서 우리 농업이 사는 길은 친환경농업뿐이다. 유기·자연농법이 널리 퍼지고 자리 잡아갈 수 있도록 생산자-소비자-정부가 함께 노력해야 한다. 비교우위 논리로 바라보는 시각을 버리고 가족농이 다수를 이루는 우리 상황에 맞추어 환경을 살리는 농법을 발전시킨다면 개방 위기를 이겨내고 농민들의 생활을 보장할 수 있다. 흙과 물, 공기를 살려 하늘과 땅과 사람을 다 살려야 한다.

정부는 늘 장밋빛 환상을 부추긴다. 극소수의 억대 부농을 내세워 '너희도 이렇게 하라'고 윽박지른다. 그러나 문제는 농촌에 사는 여러 사람들의 삶의 질을 높이는 것이다. 경쟁력을 내세우며 몇몇 대농을 키우는 데 힘쓸 것이 아니라, 땅을 살리고, 농촌을 살려온 국민을 살리는 정책을 펴야 한다. 농업만큼은 경쟁의 논리를 버리고 '생명의 논리'로 접근하여 생명창고인 농업을 살리기 위한 백년대계를 세워야 한다. 흙이 죽으면 생명이 없다. '백성들은 먹을 것을 하늘로 삼는다'(사마천) 했으니, 땅은 어떤 경우에도 생명의 본바탕을 이룰 수 밖에 없다. 그래서 땅을 살리고 생명을 가꾸는 농민들은 '가장 위대한 의사'이다.

농촌을 살리려면 정치인, 공무원들이 농촌을 직접 돌면서 흙과 함께 평생을 산 노인들 손도 잡아보고, 잠도 같이 자고, 모심기, 밭매기도 해보아야 한다. 그래야 정책을 제대로 세울 수 있다. 생명의 텃밭 농촌의 희망을 찾기 위해 다음 사항을 꼭 이뤄야 한다.

하나, 농민에게 월급을 주자.

가구당 월 50만 원 이상을 '기본소득'으로 주어 실패에 대한 두려움 없이 도전할 수 있게 해야 한다. 이는 공업과 도시 위주 정책에 희생당해 온 농촌에 대한 당연한 지원이며, 실업문제를 풀 수 있는 획기적 대안이다. 농촌에 살면 경제·사회·문화적 혜택이 우선할 수 있게 하여 젊은이들이 농사짓게 하고, 50~60대가 귀농하여 마음 편히 텃밭 갈고 인생을 논하며 제2의 삶을 살아갈 수 있도록 해야 한다. 농사지을 땅을 주고, 좋은 교육 여건을 만들어야 한다.

둘, 다양한 농업, 농촌 지원 제도를 만들어 내자.

일본은 세금을 자기 고향에 낼 수 있는 제도를 운영한다. 우리 국민의 60%가 '농촌세'를 내는데 찬성할 정도로 고향과 농촌에 애정이 있다. 정부가 보다 적극적으로 정책을 세워 애틋한 고향의 정서와 질박한 문화가 살아있고, 공동체의 따뜻함이 배어있는 농촌이 되게 해야 한다. 이는 농촌을 넘어 국민의 삶의 질을 높이는 문제이기도 하다. 농업의 공익적 기여에 대한 지원, 자유무역협정에 따른 기업의 이익 일부를 농촌에 돌려주고, 국비 농업대학 확대 등을 통한 10만 청년농업인 양성 등 다양한 제도를 연구하고 실행하자.

셋, 친환경농업에 대한 지원을 확대하자.

유기·자연농업 등 다양한 친환경 농법을 연구·개발하고 보급하자. 학교급식은 물론 여러 기관에서 우리 농산물을 쓰도록 법으로 뒷받침하면 땅도 살고 농촌을 살리고 아이들 건강도 챙기는 일석삼조가 될 것이다.

땅을 살리고 친환경농업의 기반을 넓히기 위해 항생제, 방부제, 성장촉진제, 유전자조작사료 등의 오염물덩어리인 공장식 축산의 부산물을 농토에 넣지 못하게 해야 한다. 오염된 축산부산물퇴비를 넣으면 작물이 병충해에 약하게 되어 농약을 더 해야 하고 땅이 죽게 된다. 심지어 축산부산물에 하수슬러지, 나염, 피혁 찌꺼기까지 섞어 써서 땅을 망친다고 하니 어이가 없을 뿐이다.

넷, 쌀, 보리, 밀, 콩, 잡곡 등의 생산을 지속할 기반을 만들어야 한다.

직불제를 확대하고, 기초농산물을 정부가 책임지고 사주어 생산의욕을 키워야 한다. 남는 곡식이 있다면 북녘 동포를 돕고, 언젠가 닥쳐 올 식량대란을 준비하자. 미국과 중국의 생산비는 우리의 절반 아래로 우리가 아무리 규모를 키워도 경쟁력에 한계가 있을 수밖에 없다. 건강을 위협하는 수입 농산물에 맞서 다양한 농산물 소비대책을 짜고 상품 개발에 나서고, 생산-유통-소비과정을 정부가 뒷받침해야 한다.

다섯, 농촌의 사회적 경제를 육성하여야 한다.

농민의 자립과 공동체의 회복을 돕고, 도시와 농촌이 소통할 수 있는 다양한 방법을 찾아 서로 북돋게 하자. 농촌은 건강한 농산물을 생산하고 지친 도시민들에게 편안한 휴식을 제공하자. 폐교를 농촌과 도시가 소통할 수 있는 교육·문화 공간으로 써서 도시 어린이들이 자연과 문화와 공동체를 배우는 또 하나의 학교가 되게 하자.

여섯, 토종 종자의 보존과 발전에 정부가 적극 나서야 한다.

가난한 나라에서 수많은 종자를 가져다 자기들 것으로 만들어 버린 제국주의는 그 종자를 비싼 값을 내고 '사서 쓰라'고 한다. 그리고 열매가 발아하지 못하게 하여 매년 씨앗을 사서 쓸 수 밖에 없게 만들어 버렸다. 우리의 종묘회사는 거의 다국적 자본에 넘어가 버렸고, 작물의 다양성이 사라지고 있다. 정부가 우리 종자를 살리는 일에 나서야 한다. 정부나 농협이 나서서 종자회사를 키워야 한다. 기업에 의해 수많은 생명이 흔들리는 이 사태를 더 이상 두고 보아서는 안 된다.

5. 우리 모두의 마음의 고향, 농촌

자연과 사람을 함께 살리고자 하는 새 바람이 불고 있다. 귀농하는 젊은이들이 늘고 생명존중사상을 바탕에 둔 유기농업과 자연농업이 커가고 있다. 한 구멍에 3개 이상의 씨앗을 심고, 뜨거운 물을 식힌 뒤 논밭에 뿌린 조상들의 생명존중의 정신을 살리고자 한다. 효율과 가격 중심에서 생명 중심으로 변화를 추구하며, 가족농 중심의 친환경농업을 키우는 흐름을 정부가 정책으로 뒷받침해주어야 한다.

농촌은 뿌리이고 도시는 줄기와 가지이다. 뿌리가 썩고서 줄기와 가지에서 열매를 거두기는 어렵다. 도시는 좋은 먹을거리의 소비처로서 생산을 지속하게 하는 든든한 후원자가 되자. 노동조합과 농민회, 농협과 시청·구청 등이 손잡아 도시와 농촌이 서로 돕고 살아갈 수 있는 길을 찾아가자. 생명의 창고가 썩으면 겨레의 숨결마저 위태로워진다. 봄이면 진달래 흐드러지고, 맑은 물에 풍덩! 멱감던 여름, 늦가을 찢어질 듯 달린 홍시감, 언 손 불며 미끄럼타던 골목길. 아련한 추억으로 미소짓게 하는 고향! 농촌은 마음의 고향이다. 모두의 가슴으로 농촌을 살릴 지혜를 찾자. 다시, 농자천하지대본(農者天下之大本)이다!

노동은 세상살이의 바탕이다

역사는 곧 노동의 역사이다. 노동은 삶이기 때문이다. 앞으로도 노동 없는 세계는 있을 수 없다. 인류가 살아온 모든 세월동안 노동의 결과물로 역사가 이어져 왔고, 문명이 발전하고 문화가 꽃필 수 있었다. 따라서 노동은 세계가 존재하는 근본 바탕이다. 노동자들의 노동을 통한 생산물 없이 살아갈 수 없음은 삼척동자도 알지만 생산을 담당하는 노동자들은 늘 억눌리고 천대받아 왔다. 우리 사회의 체계는 노동자를 위한 것이 아니고 기업(자본)을 위해 굴러가고 있다. 정부와 대기업은 한통속이거나 기업이 정부를 주무른다. 자본은 있고 노동은 없다!

시장만능자본주의는 오랜 세월 싸워서 얻어낸 노동자들의 자유와 권리를 무력화시키며 자신들의 부를 쌓고 있다. 천문학적인 유보금을 쌓아놓고도 투자하지 않으면서 경제 위기만 읊어댄다. 재벌의 가계를 잇는 2~3세들은 온갖 편법·탈법을 동원해 증여와 상속 등을 받으면서 순식간에 세계적인 갑부로 뛰어오른다. 우리나라 최대 재벌은 무노조 경영 신화(?)를 이어가며 세계의 비웃음을 사고 있다.

극히 일부 고소득 정규직을 제외한 많은 사람들이 저임금·비정규직의 굴레를 안고 힘겹게 살아가고 있다. 우리나라의 비정규직 비율은 세계적으로도 높은데 기업들은 이를 더 확산하려고 발버둥친다. 재벌은 따뜻한 아랫목에서 등을 지지고, 노동자는 차디찬 윗목에서 떨고 있다.

시장만능의 천민자본주의가 이렇게 계속 간다면 결국 착취할 대상마저 없어서 스스로 몰락하여 무너지게 될 것이다. 1%의 큰 부자들과 99%의 가난한 사람들이 한마음으로 어울려 살기는 어렵다. 우리는 지금 세상이 무너지는 그 길로 가고 있다. 시대에 뒤진(?) 구들장을 걷어내고 고루 따뜻한 보일러를 깔아야 한다.

정부가 재벌에 놀아나지 말고 국민과 나라의 미래를 생각하며, 노동이 꽃피는 정책을 펴야 한다. 합법적인 파업마저 힘으로 누르고, 법원의 판결도 무시해 버리는 자본의 엄청난 횡포를 정부가 바라만 보고 있으면 어찌할 것인가? 정부는 건강한 산업생태계를 만드는 데 모든 노력을 아끼지 말아야 한다. 대기업은 중소기업을 제대로 협력업체 대접을 해주고, 납품가도 보장하고 대금결제도 바로 해주어야 한다. 이익이 나면 협력업체와 나누어야 한다. 그래야 중소기업 노동자들도 같이 살 수 있다. 몇몇 대기업의 초과이윤을 위해 중소기업의 뿌리가 흔들리며 휘둘리고, 최저임금 주는 것도 허덕이는 상황에 처해 있는 것이 현실이라면 고쳐나가야 한다. 재벌위주의 우리경제는 성장잠재력이 떨어지고, 양극화가 심해지고 있다. 대기업의 고용기여율이 28% 정도에 불과한 반면 중소기업의 고용기여율은 128%에 이른다. 우리의 미래를 고용을 늘려가며 개척해가기 위해서는 중소기업이 우리 경제구조의 중심축이 되어야 한다는 사회적 공감대가 크다. 이 공감대를 바탕으로 노동자가 중심이 되는 경제 구조를 만들어 나가기 위해 노력해야 한다.

청년들이 노동과 혼인, 아이 낳는 것을 포기하고 있다. 이러면 우리 사회는 명맥이 끊긴다. 우리나라에서 제일 잘 나간다는 재벌기업의 평균 근무 연한이 8년 정도라고 한다. 우리 경제가 나아갈 방향을 확실히 보여주는 지표라 아니할 수 없다. 독일의 사회적 시장경제, 스웨덴이나 노르웨이 등 북유럽의 복지국가를 우리 실정에 맞게 수용해야 한다. 독일과 일본의 중소기업 활성화 사례를 모방할 가치가 있다.

노동자가 '저녁있는 삶'을 누리려면 최소한 다음의 조건을 만들어가야 한다. 우선, '최저임금 1만 원 시대'를 하루빨리 열어야 한다. 재벌회장님들은 연봉 몇 억에 상여금, 퇴직금, 주식 등 넘치는 잔치를 벌이면서 노동자들의 기본적인 생활이 가능하도록 하는데 인색하면 안 된다. 노동의 가치를 적극적으로 인정하고 사회적으로 대우해 주어야 한다. '최저임금 1만 원'을 감당할 수 없는 중소기업이나 영세상공인들을 정책으로 배려해야 하는 것은 당연하다. 그들을 껴안고 같이 나가야 한다. 그 몫은 정부에 달려 있다.

전 국민 기본소득제도 그 의의와 정신을 검토해볼만 하다. 1인당 국민소득 2만 달러만 잡아도 4인 가구 기준 연 8,000만 원이다. 그런 가정이 얼마나 되는가? 다수 서민들의 연 수입을 생각하면 나머지는 누구의 곳간으로 들어가는지 알 수 있다. 그 곳간을 헐어 나누어야 한다. 그것이 기본소득제의 취지이다.

도시의 실업·도시문제를 해결하기 위해 농촌 인구를 늘리는 조치를 적극 시행해야 한다. 정부가 소농중심의 자립적 삶을 지원하여 농촌으로 내려가는 사람이 많다면 실업률도 줄이고 농촌으로부터 불어오는 사회의 활력의 바람을 느낄 수 있을 것이다. 도시로 몰려들어 도로하나 내는 데만 몇천 억이 들어가는 경우가 허다한데 그러한 사회적 비용을 줄이고 농촌도 살고 도시도 사는 모델을 만들 수 있다.

끝 모를 시장만능주의가 세상을 휩쓸면 새로운 물줄기가 솟아오를 수 밖에 없다. 우리 민중은 동학농민운동, 4·19혁명, 5·18민중항쟁, 6월 시민항쟁 등을 통해 압제에 맞서 새로운 사회의 물꼬를 터온 역사를 가슴에 새기고 있기에 정부와 재벌이 합작해 벌이는 비민중적, 반노동자적 행태를 두고 보지만은 않을 것이다.

노동의 힘은 연대에 있다. 정규직과 비정규직, 남성과 여성, 직장인과 실업자, 청년과 노인이 갈등하지 말고 재벌에 대항하는 힘을 모아야 한다. 그리하여 이 부조리한 체제를 바꾸는 거대한 물결을 만들어내야 한다. 이 시장만능의 재벌자본주의는 더 이상 살아갈 수 없다. 세상을 바꿔야 노동자가 산다. 그 꿈을 가슴 깊이 간직하고 연대해야 한다. 모두가 힘을 모아 노력한다면 사회적 협동경제의 틀을 키워나갈 수 있다.

한편, 욕망을 다스리며 자본주의적 생활방식으로부터 벗어나기 위해 끊임없이 노력해야 한다. 연대(투쟁)와 수행(修行)을 삶의 두 축으로 살아갈 때 이 험악한 재벌공화국을 이겨나갈 수 있을 것이다.

환경이 곧 생명이다.

1. 개발이 빚어낸 자연의 고통

오늘날은 편리와 개발을 명목으로 온갖 일들을 서슴지 않고 순간에 해치워버린다. 혈맥같은 강줄기를 파헤치고 모래와 자갈, 갈대를 걷어내 석축을 쌓아버리면 강물은 자정능력을 잃어 물고기뿐만 아니라 뭇 생명이 살 수 없게 된다. 국토의 뼈대요, 민중의 삶터인 산자락을 뚫고 산맥을 동강내 버리고 산천을 파손시키는 것은 인체의 허리와 팔다리를 잘라버리는 것에 다름 아니다.

공장에서는 산업쓰레기, 폐수를 들과 강으로 버리고 가정에서는 온갖 세제를 무분별하게 쓰며 생활하수, 쓰레기들을 만들어낸다. 지하수를 수도 없이 무리하게 뽑아 써 땅이 꺼지기도 하며, 폐공은 팽개쳐 깊은 땅속까지 썩게 만들어 버린다. 땅은 자동차, 바다는 배, 하늘은 비행기가 내뿜는 매연으로 하늘, 땅, 바다 모두가 몸살을 앓고 있다. 농약과 비료 등으로 땅은 산성화되고 산성비로 동·식물이 죽어가고 있다. 자연순환농법을 따르지 않는 기업형축산은 절대 해서는 안 된다. 독극물 사료를 먹인 가축을 먹으면 몸과 마음이 병들 수밖에 없다. 9kg의 식물성단백질(사료)을 먹여 1kg의 동물성단백질을 얻는 것은 경제적이지도 않고, 굶주림에 허덕이는 인류에게 죄를 짓는 일이다. 시장만능주의가 판을 치는 지구촌 문명은 자원 고갈과 환경의 재생력이 무너져 인간과 자연, 나라 사이, 지역 간의 갈등으로 헤매고 있다.

2. 자연 순환의 이치를 거역하는 문명의 삶

땅으로부터 곡·채소 열매를 얻어먹으면서 오줌과 똥을 논밭으로 돌려줘야 할 순환의 이치를 거스르며 강과 바다로 쏟아내 버린다. 음식은 화학첨가물과 농약으로 범벅이 되어 몸과 마음을 상하게 하고, 아픈 몸을 이끌고 병원을 찾으면 온갖 검사의 실험 대상으로 삼아 째고 자르고 화학약품을 주어 부작용이 넘친다. 교육환경의 오염도 심각해 우리말도 제대로 알지 못하는 유치원생에게 까지 영어를 외게 하고 서양문화만을 유창하게 알리고 있다.

정부와 기업이 주로 문제지만 국민들의 생활양식도 문제투성이다. 합성세제, 생활폐수, 차량 운행, 큰 집, 화학염색 옷, 화장품 등을 쓰면서 엄청난 오염물들을 내면서 환경을 무너뜨리는 데 힘을 보탠다.

3. 욕심이 부르는 파멸

비극은 문명이 발달하면서 자연을 지배하고자 하는 욕망을 키운 것에서 비롯되어, 마침내 생태계 파괴와 환경오염은 도를 넘어 지구를 망치고 인류 구성원들을 서서히 죽이고 있다.

모든 오염의 바탕에는 탐욕이 도사리고 있다. 내 몸 편하고자 하는 욕심, 돈을 벌고자 하는 욕심, 내 자식만 잘 키우고자 하는 욕심, 모두가 욕심에서 비롯된다. 개인이나 국가나 두루 살피지 않으면 자연이 죽고, 문화가 죽고, 사람이 죽어, 모두가 같이 사라지는 날이 올지도 모른다. 사람이 하늘과 땅 사이에 살면서 하늘의 큰 뜻과 땅의 큰 이치를 알지 못하고 자연의 질서를 거역하고 살아간다면 생태계를 갉아 먹는 해충과 다를 바 없다. 탐욕과 이기를 버리지 못하고 저지르는 죄의 대가를 자연은 가뭄, 폭우, 태풍, 홍수, 천둥, 번개, 벼락, 지진 등 스스로 살기 위한 용트림으로 인간에게 돌려준다.

4. 나부터, 우리가 먼저!

사회지도층이 머리를 맞대고 동도서기(東道西機)의 자세로 우리의 장점을 살리고 단점을 넘어 우리 정서와 풍토에 알맞게 산업 환경과 정치, 문화, 교육, 의료 등이 조화를 이룰 수 있는 정책대안을 내야 한다.

우리 모두의 생각이 바뀌면 절벽 같은 세상이라도 바꿔낼 수 있다. 평소의 생활에서 환경에 대한 인식을 잊지 않고 살며, 전기 절약, 자동차 공회전 안 하기, 화학세제 안 쓰고 친환경제품 쓰기, 태양·지열 등을 이용한 발전, 아껴 쓰기와 재활용, 자전거 및 경차 타기 등 삶 속에서 실천해야 한다. 환경보호는 명제에 그치는 것이 아니라 반드시 실천이 따라야 한다.

특히 생명을 크게 위협하면서 방사성폐기물 처리도 어려워 엄청난 재앙을 가져올 핵발전소를 없애는 데 생각을 모으고 행동을 모아야 한다. 발전단가가 싸다는 거짓 선전에 속지 말고 핵 없는 대한민국을 위해 굳건한 연대를 하여 수명이 다한 핵발전소부터 폐기를 해나가도록 해야 한다. 한편으로는 정말로 전기를 아끼는 노력을 해야만 한다. 그래야 전기 부족을 핑계로 핵발전소를 늘려가려는 세력들을 이겨내고 핵 없는 세상을 위한 전진이 가능하다. 핵 없는 세상은 생명을 지키고, 환경을 보존하며 진정한 선진국이 되는 일석삼조의 길이다.

세계 여러 나라가 펼치는 노력에 비춰 우리는 크게 뒤져 있다. 이제라도 '나부터!' 환경을 생각하고 작은 실천이라도 하여 온갖 공해에 찌든 금수강산을 살려내 자손만대에 물려주자.

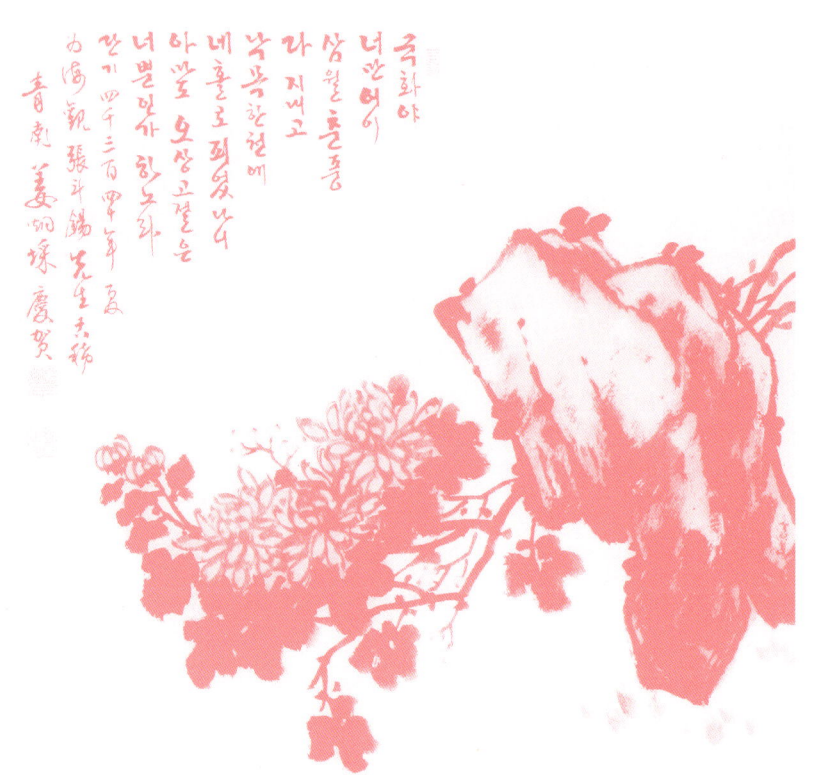

국화야 너만이이
삼월 춘풍
다 지나고
낙목한절에
네 홀로 피였구나
아마도 오상고절은
너뿐인가 하노라

단기 四千三百 甲年 夏
為 海親 張斗錫 先生 大稿
育泉 姜外祿 慶賀

제4부

진실을 깨치고 이치를 따르자

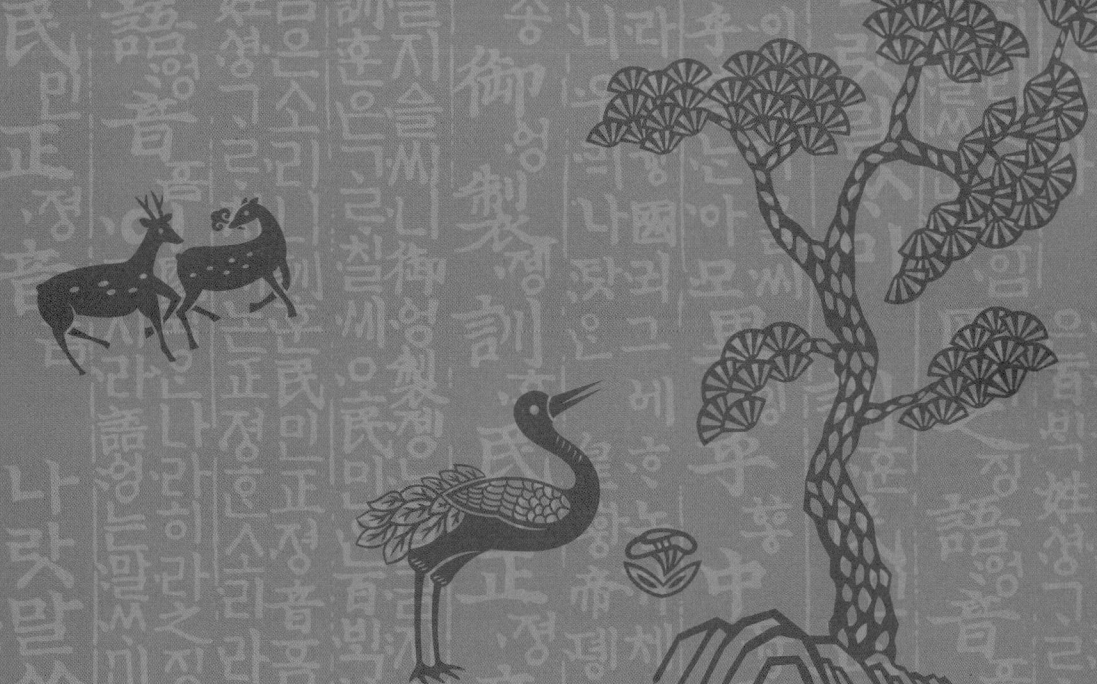

현대의학은 과학이 아니고 신흥종교다!

허 현 회(의학비평작가)

현대 문명이 만들어낸 가장 치명적인 독은 "현대의학이 모든 것을 해결해 줄 것이다"라는 미신이다. 이러한 미신은 미국식의 사고를 가지고 있는 지식인들에게 특히 심해서 현대의학에 대해서는 거의 검증을 하려고 하지 않는다. 이러한 미신 때문에 감기만 걸려도 병원으로 달려가 항생제라는 폭탄을 집중 쏟아 붓지만 사실 약이 해결해 줄 수 있는 질병은 5%도 되지 않는다. 교통사고나 골절 등 응급상황이나 감염성질병을 빼고 현대의학이 손댈 수 있는 질병은 단 한 가지도 없다.

항생제는 세균은 없앨 수 있지만 바이러스는 죽이지 못한다. 감기는 바이러스 때문이므로 아무리 항생제라는 폭탄을 쏟아 부어도 치유되지 않고 오히려 세균에 내성만 생기게 해서 작은 질병에도 큰 위험을 불러올 수 있다. 감기뿐만 아니라 뇌졸중, 심장질환, 암 등 13,000가지에 이르는 증상에 병명을 붙여 환자를 양산하지만 단 한 가지도 치료할 수 없다. 현대의학의 모든 치료는 진통제라는 합성 마약으로 증상만 완화시키는 대증요법일 뿐이다.

데카르트가 만들어내고 록펠러대학이 발전시킨 환원주의[1] 라는 이데올로기는 의학이라는 또 다른 종교를 등에 업고 인류의 의식 속에 굳게 자리잡았다. 환원주의는 분자와 세포를 분석해 자연과 생명을 정복하겠다는 분석학문이다. 그러나 자연과 생명은 부분으로 분석해 정복할 수 있는 대상이 아니고 전체로 이해하며 함께 공존해야 할 대상이다. 이데올로기는 널리 공유되지만 객관적으로 입증되지 않은 가설에 근거하여 인류의 삶을 조작하는 방법이다. 신흥종교인 현대의학의 주술에 걸린 사람들은 무기력하게 건강에 관한 모든 권한을 의사들에게 맡겨버렸다. 생명에 대한 애정이 없고 오히려 질병을 만들어 내고 악화시키는, 무지와 탐욕에 젖은 주류의사들에게!

이런 모습은 이전부터 계속되어 온 현상이다. 이탈리아 피렌체의 의사인 안토니오 두라치니가 1622년에 시 정부에 보고한 내용에 따르면 "의사들에게 전 재산을 다 바치면서 치료 받는 사람들이 치료를 전혀 받지 못하는 가난한 사람들에 비해 더 많이 죽는다"고 한다.[2] 미국의 풍류작가인 앰브로스 비어스는 '악마의 사전'이란 책에서 "진단이란 의사가 한 손으로 환자의 맥을 짚고, 한 손으로 환자의 지갑을 털어내는 과정"이라고 힐난한다. 그럼에도 불구하고 환자가 운으로 회복될 경우 의사 덕분에 회복되었다고 믿는다. 이런 현상은 오늘날 더 심각하다.

대중이 의사들을 전문가집단으로 만들어 주었기 때문에 그들은 장막 뒤에서 진단에 부담을 느끼지 않는다. 오로지 기계에 의해 나타나는 수치로만 진단을 내리고 컴퓨터에

---

[1] 복잡한 체계도 가장 단순한 부분에 의해 설명이 가능하다는 입장이다. 유기체는 세포와 유전자 또는 분자들에 의해, 사회는 구성원들을 분석함으로 완전하게 설명할 수 있다고 한다. 나무를 보고 숲을 판단하려는 입장이다. 록펠러대학에서 발전시킨 분자생물학은 환원주의에 바탕하고 있으며 연구대상이 유전자이다. 따라서 유전자조작은 분자생물학의 결과다. 반면 자연과학, 인문과학, 사회과학을 통합하여 이해하려는 입장이 '통섭'이다.

[2] 기독교 경전인 마가복음 5장 25~26절에도 '열두 해를 혈루증(만성 자궁출혈증)으로 앓아 온 한 여인이 있어 여러 의사에게 많은 괴로움을 받았고, 가진 것도 다 써버렸어도 효험이 없고 도리어 더 중하여졌던 차에'라고 쓰여 있다. 의사들의 무지와 탐욕은 역사가 흘러오면서도 아무 변화가 없는 듯하다. 셰익스피어도 '아테네의 시몬'에서 "의사들을 믿지 마라. 그들은 독약을 주면서 돈을 갈취한다"고 강조한다. 엘리자베스 1세 여왕도 죽어가면서까지 의사들의 치료를 거부했다고 한다.

나오는 약으로만 치료하려 한다. 수술을 하는 경우에도 대부분 기계 조작으로 수술한다. 진단이 잘못되었어도, 약이 치명적인 부작용을 일으켰어도, 수술이 잘못된 수술이어도 환자와 함께 땅 속에 묻히기 때문에 드러나는 경우는 거의 없고, 드러난다 해도 의사들은 고의가 아닌 한 법적으로 보호받기 때문에 아무런 책임을 지지 않는다. 그럼에도 이런 잘못된 의학이 오래도록 인류를 기만할 수 있었던 까닭은 현대의학에 대한 굳어진 신념이 하나의 종교로 자리잡고 있기 때문이다.

부작용이나 잘못에 대한 지적을 의사들은 결코 받아들이지 않는다. 전문가집단이라는 두텁고 높은 벽이 그들의 잘못된 신념을 둘러싸고 있기 때문이다. 이런 사고로 현대의학은 말기증상을 보이며 제약회사라는 대군주의 노예로 전락하여 약과 수술이라는 칼에 미친 악마가 되어 인류를 지배하려고 한다. 그들은 수만 년의 임상실험을 통해 안전성과 효능이 입증된 음식과 약초, 침술, 뜸술 등에 관한 인류의 지혜를 거부하고, 잘못된 환원주의식 과학을 종교적인 집단사고로 굳히며 백신접종을 종교행사로 이용한다. 미국의 저술가 제프 슈미트는 "전문가란 이데올로기를 만들어내는 사람"이라고 한다. 의사들은 현대의학이라는 신흥종교에 관한 이데올로기를 만들어내는 사람들이지 환자를 치료하는 의사가 아니다.

현대의학이라는 신흥종교의 안을 들여다보면 오직 무지와 탐욕만 있을 뿐 텅 비어있고, 그들은 자신들의 무지를 가리기 위해 진단에는 거의 도움이 되지 않는 기계에 의한 실험만을 습관적으로 남발한다. 결국 진단에서는 의학적 지식과 경험이 사라지고 기계와 숫자에 의한 잘못된 의학만이 판을 치고 있다. 의사들의 기계에 의한 과잉진단은 무지를 가리고 탐욕을 부추기기 위한 행위다. 이런 현상을 두고 일리노이 의과대학의 로버트 멘델존은 "현대의학은 과학이 아니라 죽음을 불러오는 새로운 종교다. 환자들이 질문을 계속하다보면 믿음의 함정에 빠지게 되기 때문에 의사들은 '알려고 하지 말고 그냥 따라오라'는 말만 한다"고 지적한다. 종교가 죄의식을 심어주어 신도를 붙들어 매듯, 현대의학은 병의식을 심어주어 자기 병원의 고객으로 묶어 둔다. 의사들이 현대의학을 신흥종교로 만들어가는 이유는 비판을 허용하지 않는 종교의 특성으로 그들의 무지를 장막으로 가릴 수 있고, 그 장막 뒤에서 제약회사가 건네주는 돈을 받으며 한껏 탐욕을 불태울 수 있기 때문이다.

역사를 돌이켜 볼 때 잘못된 종교는 독단론으로 다른 종교를 배척하며 절대적인 믿음을 강요했듯이, 현대의학은 다른 전통의학을 철저히 부정하며 절대적인 믿음을 강요한다. 잘못된 종교가 교리로 죄인을 양산하며 고문과 강간을 통해 많은 인류의 생명과 재산을 빼앗았듯이 현대의학은 기계로 환자를 양산하며 수술과 거짓 약으로 너무도 많은 인류의 생명과 재산을 앗아가고 있다. 잘못된 종교가 기적을 소설로 만들어 내듯, 현대의학은 암 치료나 이식수술의 성공을 소설로 만들어내고 있다. 잘못된 종교가 지옥의 공포를 이용하듯, 현대의학은 불치병의 공포를 이용한다. 잘못된 종교에서 성직자 집단이 구원을 매개로 권력과 부를 얻은 뒤 인류를 지배했듯이, 현대의학의 의사 집단이 치료를 매개로 권력과 부를 장악하고 인류를 지배하려고 한다. 종교에서의 악마는 현대의학에서 박테리아나 바이러스로 대체되었고, 영생은 장수유전자로, 구세주는 백신으로 대체되었다. 중요한 사실은 잘못된 종교와 신흥종교인 현대의학이 이용했던 모든 도구들이 인류를 지배하며 탐욕을 불태우기 위한 거짓이라는 것이다.

그럼에도 불구하고 의사들은 지하에 쌓인 황금탑에 눈이 멀어 자신이 알몸이라는 사실을 깨닫지 못하고 있다. 의사들이 전문가라는 환상에서 벗어나지 못한 채 세계를 휩싸고 있는 규제완화라는 유령과 '마법의 탄환'이라는 환상에 찌들어 무지를 덮고 탐욕을 불태울 수 있는 까닭은 현대의학이라는 '신흥종교'가 받쳐주고 있기 때문이다.

인류는 여울목에 서 있다. 그동안 얼마나 많은 인류가 주류의사들에게 속아 콜레스테롤 저하제인 크레스토와 합성지방인 마가린으로 죽어 갔던가? 얼마나 많은 인류가 감기약인 타이레놀, 비만치료제인 리덕스와 당뇨병 치료제인 리줄린, 호르몬 치료제인 프렘프로, 돼지독감 예방제인 타미플루, 관절염 치료제인 비옥스, 심장병 치료제인 스타틴, 그리고 관상동맥우회술, 뢱상 위우회술, 항암제로 죽어갔던가? 또 얼마나 많은 인류가 조기검진을 통해 X-선에 노출되어 환자로 만들어졌던가? 얼마나 많은 여성이 거짓 유방암 유전자에 속아 10대 소녀가 유방과 자궁을 떼어낸 채 남은 생을 눈물로 보내야 했던가? 마침내는 죽음까지도 속여 생을 다한 노인들에게도 수십 개의 호스를 기계에 연결시켜 편안한 죽음마저 방해하지 않는가? 이제 의사들은 시민을 상대로 행하는 폭력과 살인을 멈춰야 한다.

현대의학이 거대한 자본을 앞세우고 최첨단 기계와 시설, 전문가라는 성벽에 의존한 채 장기 고객인 만성환자를 양산하기 때문에 지금도 종합병원에는 고객들이 바다를 이루고 있다. 종합병원에서 1분 진료를 받기 위해 1시간 이상 줄을 서서 기다리는 환자들은 대부분 암, 골다공증, 비만, 신부전증 등 만성질환자들이다. 그런데 사실 이들은 대부분이 질병자가 아니다. 다만 의사들에게 속아 자신이 질병자인 줄 알고 마약을 복용하고 수술을 기다리고 있을 뿐이다.

감기 하나 치료하지 못하고 타이레놀이나 아스피린 등 암페타민 성분이 들어 있는 마약인 진통제로 잠시 통증만 가라앉히는 그들에게 당뇨나 암, 심장질환 등의 치료를 맡긴다는 것이 얼마나 위험한 일인지 사람들은 깨닫기 시작했다. 의사들의 실체를 알게 되었다. 이의를 제기할 수 없게 만드는 힘인 '하얀 가운'의 실체가 벗겨지면서 가운 안에 숨겨진 거대한 탐욕과 무지를 본 것이다. 현대의학이라는 신흥종교와 의사들의 탐욕은 장두석 선생을 중심으로 한 '생명살림'과 그를 둘러싼 대중들로부터 알몸을 드러내고 있다. 이제 '치료'라는 가면을 쓴 더러운 굿판을 거둬내야 한다. 깨어 있는 대중의 힘으로!

의사들의 고백 :
버려야 할 서양의학에 대한 맹신

−서양의학 권위자들의 병과 치료에 대한 입장−

- **히포크라테스(의성醫聖, 서양의학의 원조)** : 병을 낫게 하는 것은 자연이다. 음식물로 못 고치는 병은 의사도 못 고친다.

- **니꼴라예프(모스크바대학 교수)** : 단식이야말로 가장 무해한 자연 치료법이며, 인류가 고통받는 질병과의 싸움을 위한 최선의 무기이다.

- **칼슨(미국 의사)** : 단식은 몸의 노폐물을 몰아냄으로써 젊어지게 하는 비법이다.

- **폴 씨 브래그(미국 의사, 영양학자)** : 생활이 자연을 따르지 않으면 기적은 일어나지 않으며 하느님도, 대자연도 기적을 일으킬 수 없다.

- **조엘 펄먼(코넬대 영양학 교수. '모든 의사들의 의사')** : 자연식품은 복잡해 구조와 성분이 정확히 알려지지 않았고 영양소가 미묘하게 조화되어 있는데, 그것을 뽑아내 하나의 알약에 넣는 것은 불가능하다.

- **알론조 클라크(미국 뉴욕 내과외과대학 교수)** : 치료약은 모두가 독이며 따라서 먹을

때마다 활력을 떨어뜨린다. 자연에 맡기면 저절로 회복될 것으로 보이는 많은 환자들을 서둘러 묘지로 보내고 있다.

- **웨어 미첼(미국 의학박사)** : 옛날부터 현재까지 수많은 민족이 육류 없이 살아오고 있다.

- **고다 미쓰오(의학박사, 고다의원 원장)** : 장(腸)을 비워야 오래 산다. 장을 비우지 않으면, 온 몸이 운다.

- **김진목(의사)** : 현대의학은 병의 원인을 생활의 잘못된 습관보다는 바이러스, 세균, 돌연변이, 유전 등에서만 찾으려다 보니 원인을 제대로 못찾거나, 증상에만 매달리며 대증요법의 폐해를 키우고 있다.

- **유태우(서울대 의대 교수. 건강생활을 위한 내 몸 훈련 주장)** : 병원에 가지 마라. 종합검사 믿지 마라. 삶을 돌아보고 생활습관을 고쳐야 병이 낫는다. 감기를 된통 앓아도 약을 먹지 않으면 면역력이 생긴다.

- **신우섭(경기도 오뚝이의원 원장, 건강식당 운영)** : 하루 종일 입에 물고 있을 정도로 소금을 충분히 먹으라. 소금은 나쁜 것이라는 잘못된 홍보가 나오고 제대로 된 정보를 접할 길이 없는 것이 안타깝다. 의사도, 언론도 소금이 나쁘다고 하는데 반대로 환자들에게 소금을 충분히 먹으라고 하면 잘 받아들이지 않는다. 그러나 오랫동안 먹던 약을 끊고 건강을 회복하는 모습을 보면 내 판단이 옳았다고 확신한다. 소금에는 좋은 소금과 나쁜 소금이 있다. 꽃소금이나 정제염처럼 해로운 소금을 썼다면 당장 바꿔야 한다. 몸에 좋은 소금으로 지은 현미밥과 반찬들이 몸을 건강하게 바꿔 줄 것이다.

현대의학이 본
바른생활건강법

1. 의학의 혁명! 바른생활건강법

김 형 진(의학박사 내과 전문의)

　80년 초 나는 과학적 전문 지식으로 무장하고, 세계적 의학저널을 읽으며, 사물을 '과학'이라는 잣대로 보는 신세계에 취한 오만한 의사였다. 병에 대해 감히 모르는 것이 없이 스스로 명의였고, 누가 의학에 대해 물어보지 않으면 짜증조차 내는 시절이었다. 부품의 합이 전체가 되는 기계와 인간을 구별 못하고 학문으로서의 '의학'과 사람에 대한 행위로서의 '의료'를 동일시하여 '치료'와 '치유'를 혼동하고 과학이 발달하면 못 고칠 병이 없어 인간이 영생할 수 있다고 믿었다. 의철학(醫哲學)은 치료기술의 단순한 배경이 되었으며 사랑의 상처마저도 항생제로 치료될 수 있다는 환상에 사로잡혀 있었다.

　어느날 40대 간경화증 환우를 진료하게 됐다. 교과서적으로 병의 원인과 병리기전에 대해 설명하고 "지금은 잘 먹고 잘 쉬는 것 외에 특별한 치료가 없다"고 하자 그는 크게 실망하는 눈빛이었다. 그 눈빛이 내 동공에 부딪히는 순간 마음에 빅뱅이 일어나 무언가 크게 무너져 내렸다. 문득 '내가 신앙처럼 섬기고 있는 현대의학 외에 혹시 이 사람을 도울 다른 방법이 없을까?'하는 생각이 섬광처럼 스쳤다. 대부분의 내과질환은 외과처럼 수술로 한 순간에 좋아지는 일이 별로 없는 탓도 있었으리라. 그 시절 나는 정신적 불구였다.

몇 달 뒤 나는 운명처럼 광주의 후미진 곳에서 대책 없이 굶고 앉아 강의를 듣고 있는 자신을 발견하게 된다. "의사는 춥고 배고파 본 사람만이 할 수 있다"는 대명제하에 진행된 강의는 나를 압도했다. 강의를 이끄는 장두석 선생은 힘이 넘치고 단호했다. 뚫어지게 응시하는 깊은 눈동자에 나는 무너졌다. 그는 사람의 마음에 숨겨진 상처를 끄집어내는 탁월한 의사였다. 시간이 흐를수록 건강문제뿐 아니라 나와 사회, 조국의 DNA를 알고 나서 몸서리를 쳤다. 교육 기간 내내 "지금까지 헛살았네, 헛살았어…", "아하! 몸과 마음이 한꺼번에 '변화'가 일어나야만 질병에서 헤쳐 나올 수 있구나!" 하며 몸에서 일어나는 처음 느끼는 건강한 변화로 내내 자탄의 독배를 혼자 들이켰다. 민족생활의학의 모든 것은 가히 혁명적이었다.

서양의학은 이 땅 민중에게 의료의 진수를 맛보게 하여 삶의 질을 높인 것은 사실이나 생활습관에서 비롯된 만성질환에 한계를 드러냈다. 심지어 치료가 생명의 기술이 아니라 폭력이 되는 경우도 생기게 되었다. 이런 점에서 스스로 질병의 체험과 극기 속에서 이루어낸 민족생활의학은 의료 역사상 큰 획을 그은 것으로, 질병에 대한 사고의 전환에 그치는 것이 아니라 난치병의 회복에 큰 영향을 끼친 모델로써 재검토가 이뤄져야 할 것이다. 의사가 설명할 수 없다는 이유 하나로 환우들이 고통에서 해방되는 현상을 무시하는 일은 없어져야 한다.

의료는 인간을 대상으로 한 것이므로 철저히 인간을 이해하는 것부터 시작해야 한다. 그 이해는 사랑과 기본적인 윤리가 바탕이 되어야 함은 물론이다. 민중은 희귀질환의 특수한 치료술을 원하는 것이 아니라 생활을 통해 건강한 삶을 누리고 보편타당한 질환을 나을 수 있는 지혜를 원하고 있다.

또한 건강 권리를 포기하고 의사나 자본에 빼앗긴 의권(醫權)을 다시 환우에게 되찾게 한 '의료 光復'의 의미도 크다. 의료의 주체를 의사나 의료기관이 아닌 분명하게 각 개인에게 두고 의사는 환우의 치유를 돕는 보조자의 역할에 머물고, 치유는 환우 스스로 한다는 생각을 받아들여야 한다. 또 질병을 공격하여 물리쳐야 할 적군이 아니라 공존의 대상으로 여겨야 한다.

식·의·주 중심의 건강법을 실천하다 보면 불치병 없는 이상적인 사회가 가능하다는 꿈에 젖게 된다. 의사인 나도 이제는 나나 가족이 병을 앓으면 두렵지가 않다. 그것은 치료약 이름 몇 개 정도 아는 지식의 힘이 아니라 생활의학이 가르쳐준 수 많은 건강 매뉴얼이 가슴 속에 차곡차곡 쌓여 있기 때문이다. 아프면 원인이 무엇이고, 무엇을 해야 하고, 무엇을 하지 말아야 할지를 분명히 안다. 병에 대한 두려움이 없어지고 슬기롭게 병을 이겨내게 된다. 약이나 의사의 도움 없이 고통을 이겨낸 사람은 두려움이 없어지고 생이 한결 당당해지는 것을 느낀다.

환우에게 통계를 들이대며 겁주는 의사들의 태도는 바뀌어야 한다. 암도 "암, 낫고 말고."라는 긍정적인 감탄사로 환우들의 위로가 되도록 하는 것이 중요하다.

오른쪽 눈은 환자를 보면서, 왼쪽 눈은 환자의 지갑을 넘보는 의사들의 행태를 바꿀 때만이 진정 환우들의 벗으로 다시 태어날 수 있을 것이다.

2. 백척간두 진일보(百尺竿頭 進一步)!

김 만 수 (한의사)

내가 겪은 세 번의 민족생활학교 때마다 장두석 선생은 이 화두를 던지셨다. 불치의 병으로 생사의 경계에 있는 많은 수강생들과는 달리 특별한 질환 없이 가족의 투병을 돕기 위해 참여했던 내게 당시로서는 가슴을 파고드는 명제는 아니었다. 흔들리는 생명의 불씨를 살리려는 환우들에게 이보다 더 절실하고 적절한 말은 없었으리라. 제도권이 포기하고 최후의 선택으로 임했을 그 자리에서 목숨을 걸지 않는다면 무엇이 남겠는가. 선생은 환우들을 향해 '생사의 주체는 바로 당신들이니 목숨 걸고 결단을 내리라'고 촉구하셨다. 병으로 지친 정신을 후려쳐 투병의 의지를 솟구치게 하는 준엄한 명령은 '생즉사 사즉생'과도 같은 것이었다.

당시 한의대 학생으로서 한의학의 울타리 안에서 한방의술을 학습하는 데 주력할 수 밖에 없었으나, 마음 한 켠에 '주체의학' 정신을 새기고 자연의학, 생활의학이야말로 가장 소중히 여겨야 할 의술이라 믿었다. 한의원을 하는 지금도 언젠가는 가야 할 길이라 매일 되새기고 있다. 선생은 오로지 환우 주체의 단식, 생식, 운동법을 비롯한 생활건강법만이 치유의 길이라는 것을 강조하며, 경제논리가 지배하는 의료제도가 진정한 생명 구원의 길이 될 수 없음을 강하게 설파하신다.

잊을 수 없는 말씀이 있다. "암이란 게 어디 있어. 암, 그렇고 말고 해야 하는 거지." 암도 몸의 일부임을 인정하라는 것, 생활과 정신이 불건강하여 암을 만들었으니 책임을 스스로 지라는 것. 치유를 위한 능동적·낙관적 의지를 끌어내라는 이야기일 것이다. 암을 이겨내려면 운명처럼 받아들이라는 메시지는 너무도 값지다.

개인의 건강은 사회가 건강할 때야 온전히 담보될 수 있다. 나만의 건강이 아니라 이웃과 함께 건강을 모색해야 한다는 것도 큰 깨우침으로 남아 있다.

3. 약으로부터 해방을 꿈꾼다

김 진 주 (약사)

재활병원에서 약사로 일하고 있는 나에게는 꿈이 있다. '약 없는 세상'에 살아보고 싶은 꿈! 하지만 의사의 처방에 따라 날마다 수십 종의 약을 짓는 일을 하면서 죄의식 속에 산다. 합성화학약물이 환우들의 병고를 근본적으로 치유해줄 수 없다는 점을 잘 알기 때문이다. 그리고 약사나 의사가 본의든 아니든 제약산업의 외판원 노릇을 함으로써 약에 대한 의존성을 조장하고 생명력을 서서히 갉아먹는 부정비리에 가담하고 있다는 사실을 외면할 수 없는 까닭이다.

그런데 우리는 왜, 언제부터 집집마다 약이 넘쳐나는 생활에 익숙하게 되었을까? 집안 구석구석에는 온갖 세제와 소독약, 살충제가 자리를 차지하고 있고, 소화제와 진통제, 영양제 등 상비약을 비롯하여 고혈압, 당뇨, 관절염과 암 등에 대한 처방약들이 수북이 쌓여 있다. 이 땅에 서양의학의 영향력이 미치기 시작한 지 불과 한 세기 만에 전국민이 합성화학약물의 노예가 되어버렸다고 해도 과언이 아니다. 임신과 출산, 육아,

노화와 죽음이라는 자연스런 삶의 과정이 요람에서 무덤까지 병원에 의지하도록 짜여져 버렸다. 가정의 의료비 부담은 갈수록 늘어가고, 정부도 엄청난 세금을 의료산업을 뒷받침하는데 쏟아붓고 있다. 문제의 근원은 '병 주고 약 주는' 현대사회의 삶이다. 산업화 물결에 휩쓸려 농촌공동체가 무너지고, 뿌리를 뽑힌 사람들은 자연을 멀리한 채 도시로 몰려들었다. 비정한 도시에서 상품소비생활을 영위하기 위한 돈을 벌려고 마음과 몸을 혹사하다보면 어쩔 수 없이 병을 얻게 되는데, 병이 들면 제대로 된 해결책을 마주하기보다는 '병 주고 약 주는' 의료산업이 이끌어가는 악순환의 마수(魔手)에 걸려들고 만다.

몇 년 전 한창 나이에 시든 꽃처럼 꺾여버린 후배를 생각하면 너무 안타깝고 가슴 아프다. 외국계 은행에서 이사로 승진하여 승승장구하던 중 대장암 선고받았던 그는, 국내 최고라는 병원에서 수술과 항암치료에 상당한 시간과 비용을 들인 끝에 '완치' 판정을 받고 직장으로 돌아왔다. 밤낮이 뒤바뀐 은행 일 때문에 잠을 제대로 잘 수 없었고, 업무에 치여 제때 밥도 먹기 힘든 형편이었는데도 어찌된 일인지 그곳으로 돌아갔다. 생활환경과 습관의 변화가 필요하다는 충고는 받아들이지 않았다. 몇 개월도 채 못 되어 암이 온 몸에 퍼져 돌이킬 수 없는 상황이 되었고, 말할 수 없는 고통을 호소하며 "살고 싶다"는 말을 남기고 저 세상으로 갔다. 방사선과 약물로 암을 나을 수 있다는 환상이 그를 죽음으로 몰아갔던 것이다.

이같은 사례가 수없이 반복되어 왔으며 현재진행형이라는 사실을 아는 사람은 다 알고 있다. 그럼에도 작은 상처 하나도 스스로 해결할 수 없도록 길들여진 우리는 아프면 병원에 매달린다. 시대를 막론하고 생로병사의 원죄로부터 자유로운 인생은 없었지만, 유사 이래 이토록 병자가 넘치는 시기가 있었을까? 우리나라는 세 집 건너 한 집에서 암환자를 모시고 사는 실정이며, 청장년들조차 고혈압과 당뇨병 약을 달고 살기 일쑤이다. 과학이 첨단으로 발달했다는 현대사회에서 불치병이 나날이 늘어나는 추세는 무엇을 말해주는가? 거대한 화학공장에서 대량생산되는 약들이 몸의 자생적 면역력을 무너뜨리고 있다는 사실을 분명히 바로 보아야 한다. '모든 약은 독'이라는 어느 양심적 의사의 말을 떠올리지 않더라도 내몸의 자연치유력을 살리는 방향으로 삶이 새로워져야 한다. 내몸이 진정한 의사라는 사실을 굳게 믿고 자연과 더불어 살아간다면 약이 없는 세

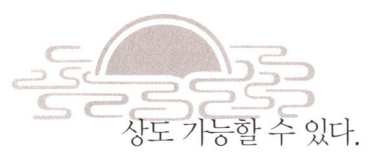

상도 가능할 수 있다.

자본이 휘몰아 가는 상품사회의 생활방식이 지속되는 한 약으로부터 해방될 수 없다. 그래서 사회를 바꾸고 전통적 삶의 지혜를 되살리는 운동이 필요하다. 약 없이도 건강하게 살 수 있는 세상으로 나아가기 위해서는 나부터 약사면허라는 '제약회사의 외판원 자격'을 과감히 버려야 할 것이다. 그리고 장두석 선생께서 힘겹게 개척해 오신 민족생활의학의 길을 이어가야 하리라. 마음과 몸의 상처로 신음하는 벗들과 함께 손잡고 마음껏 꿈꿀 수 있는 날을 간절히 바라며, 그날을 준비하고자 한다.

4. 가장 큰 선물

박 성 이(간호사)

나는 매일 몸이 말하는 소리에 귀를 기울인다. 몸은 얼마나 정직한지 무얼 먹고 어떻게 사는 지 바로 알아차린다. 욕심껏 먹으면 배가 아파 설사를 하기도 하고 변비가 와 속이 메스껍고 머리가 아프며 어깨가 결리기도 한다.

8년 전만 하더라도 여름엔 위장장애가 심하고 겨울엔 감기로 힘들었으나 장두석 선생님의 가르침을 받은 뒤로는 모든 증상이 완전히 사라졌다. 물 많이 마시고 소금 먹고 냉온욕과 풍욕, 그리고 채식으로 날로 건강해지니 얼마나 행복하고 마음까지 자유로워지는지 모르겠다. 몸을 오염시키지 않고 건강을 유지하는 것이 첫 신앙 실천이 되었다. 선생님의 가르침이 아니었다면 이렇게 기쁘게 살아가지 못했을 것이다.

간호학교를 졸업하고 환우들과 생활한 지 40년, 그중에서도 소록도의 35년은 오늘의 나를 있게 한 은총의 시간이었다. 고통받는 환우들로부터 많은 선물을 받으리라곤 생각지도 못했다. 현대의학만이 절대적이라 여기며 살았기에 투약과 처치를 포함한 간호에 심혈을 기울였지만 시간이 흐를수록 '의료인이 국민 건강을 해치는 주범이 아닐까'하는 생각이 들곤 하였다. 혼란과 갈등으로 고민을 하던 중 장 선생님을 만나게 되었고, 교육을 받으면서 '바로 이것이구나!'하며 무릎을 쳤다. 몸이 아프면 생활을 돌아보고 식·

의·주생활을 바꾸면 된다는 말씀이 가슴깊이 들어 왔다. '습관이 삶을 만들어 간다'는 것이 기정사실인 줄 알면서 잘못된 습관은 아랑곳하지 않고 내 몸을 잘 알지도 못한 의사에게 달려가는 것은 얼마나 무모한 일인가! 병원에서 오래 경험한 것이나 내 자신을 들여다봐도 이유 없이 생기는 병은 없다. 물을 잘 마시지 않는 어르신들이 소변이 잘 안 나온다고 약을 달랜다. 시간이 갈수록 손에는 약이 늘어나지만 여전히 소변은 잘 나오지 않는다. 그러나 의사의 처방에 따라갈 수 밖에 없는 간호사라는 지위의 한계를 많이 느꼈다.

몸의 변화를 보며 확신을 갖기 시작하면서 간호사 생활도 바뀌었다. 환우들이 매일 변을 볼 수 있게 관찰하고, 물을 많이 마시도록 권하며, 책상 앞에는 죽염과 구운소금을 채워 놓는다. 환우들에게 '치매예방약은 위장을 상하니 될수록 먹지 말라'고 하고 같이 일하는 동료들에게도 권유하다 보니 간호사들이 '의사 말을 들어야 할 지, 팀장 말을 들어야 할지 혼란스럽다'고 하여 불려가서 야단을 맞기도 하였다. 그러나 멈추지는 않았다. 나름대로 여러 노력을 하였다.

바른생활건강법을 실천한 10년 동안 내가 먹은 소금은 평생 먹은 소금의 양보다 더 많을 듯 싶다. 이렇게 소금을 많이 먹었으니 서양의학이 말하는 대로라면 벌써 고혈압이 되었을 테지만 우리병원과 결연을 맺은 모대학병원 심뇌혈관검사팀은 내 혈관이 '제일 깨끗하다'고 축하를 해 주기도 하였다. 60여 명에 이르는 동료들도 많이 달라졌다. 물을 많이 마시고, 소금을 먹고, 변을 잘 보기 위해 마그밀이나 상쾌효소를 가지고 다닌다. 몸이 따뜻해지고 피부가 좋아지는 걸 느끼기 때문이다. 아픈 자식을 둔 부모의 마음이 더 아픈 것처럼 우리를 만드신 분의 마음도 그러하리라 믿으며 내가 실천할 수 있는 신앙의 첫 걸음이 이것이라 믿는다. 한 사람이라도 건강한 몸으로 기쁘게 살도록 애쓰시는 선생님의 열정을 본받고 싶다.

병은 빨간 신호등과 같아 아프면 잠깐 멈추어 돌아보면서 자신이 해 온 생활습관을 버리고 바른생활건강법으로 살면 건강을 되찾을 수 있음을 굳게 믿는다. 내 몸은 내가 고쳐야 한다. 선생님의 가르침은 소록도에서 35년 넘게 사는 동안 받은 가장 큰 선물이기에 고개 숙여 감사드리며, 오늘도 내일도 열심히 전하며 뛰어다닐 것이다.

다른 나라에서 배운다

1. 누구나 무료로 '건강권'을 누릴 수 있는 나라 쿠바

쿠바는 모든 병원에서 이뤄지는 진료와 처치가 무료이다. 약값도 미국의 100분의 1도 안된다. 만성·중증환자도 똑 같다. 누구나 아프면 가까운 곳에서 의사를 찾을 수 있다. 아프지 않아도 나이 들면 찾는 '노인의 집'이 있고, 장애아의 부모는 급여를 받으면서 자식을 돌볼 수 있다. 산모들은 가난해도, 미혼모라도 '사회적 돌봄'의 혜택을 입는다. 때문에 '아파도 걱정할 필요가 없다'는 '사회적 믿음'이 튼튼하다.

정부는 병원과 제약회사를 국유화하고 의사들을 집중 육성했다. 경제가 어려워 예산을 줄이면서도 교육과 의료 예산은 가장 적게 줄였다. 의료의 목적을 '돈 벌이'가 아니라 '민중의 건강'에 두고 공공성을 정착시켰다. 시장원리에 맡기면 사회·경제적 약자는 '건강할 권리'를 침해당하고 소외될 수 있다고 본 것이다.

가정의는 오전에 환자를 보고 오후에 대여섯집을 방문·진료한다. 가족상황, 생활환경 등까지 살핀다. 치료에 앞서 병나지 않게 하는 데 핵심 역할을 하고 있다. 건강할 때 돌보니 아픈 사람이 적고 병이 커가지 않아 사회적 비용이 적다.

건강한 사회의 바탕에는 유기농업의 힘이 있다. 모든 농작물은 유기농으로 키운다. 먹을거리가 건강한데 병이 날 수가 없다. 사회적으로 건강한 먹을거리를 생산하고, 나라가 의료를 보장해 주니 돈이 없어 죽는 사람은 없다.

2. 서양의학의 심장부, 미국에 부는 동양의학 열풍

현대의학과 생명공학의 산실 미국에 대체의학 바람이 뜨겁다. 정부는 대체의학의 활성화를 국가 시책으로 놓고 침술, 한의학을 비롯한 여러 자연치료법 연구에 천문학적인 돈을 투자하며 서양의학이 해결하지 못한 병을 나을 수 있는 길을 찾고 있다. 서양의학의 한계를 인정하고 대체의학을 생명공학의 핵심으로 삼아 여러 나라의 전통의학을 연구하고 있다. 매년 1000명의 동양의사가 배출되며, 120여 의과대학 중 90곳 이상이 대체의학강좌를 열었고, 대학병원과 연구소에서도 연구에 몰두하고 있다. 국립대체보완의학센터는 매년 1억 달러를 투자하며 생활습관병과 난치병을 연구하고 있다.

거리 곳곳에 침술원, 한의원, 요가원 등이 있으며, 많은 난치병자들이 몰려들고 있다. 미국인의 70% 정도가 대체의학에 의한 치료를 받고 있으며, 척추, 알러지, 만성피로, 관절염, 두통 등은 대체의학이 더 효과적이라 여긴다고 한다. 이는 ▲인간의 몸을 나누어 보는 관점 문제 ▲자연 치유능력에 대한 믿음 ▲정신적인 면을 강조하는 동양식 사고에 대한 대중들의 관심 등이 이유라 한다.

3. 독일, 예방중심 의료, 환자인권 보장된 자연의학 천국

병이 나면 비용이 5배나 더 들므로 보험사들은 예방에 집중한다. 일정 나이가 되면 국가는 1년에 4주 이상을 보양·휴양시설에 꼭 가서 관리를 받도록 한다. 출산 후 치료, 여성질환, 성인병 대부분이 발병기전이 명확히 되어 있어 발병 확률이 높은 사람들은 요양을 받도록 해 나중에 더 많은 비용이 들지 않도록 한다.

약도 천연의약품을 주로 써 비용을 아끼면서도 건강에 기여한다. 주치의를 통해 부작용 없는 천연약품 등으로 치료를 받는다. 대학·종합병원은 외래진료가 없고 개인의원에서 추천서를 써 위임한다. 더 많이 진료한다고 해서 병원과 의사 수입이 늘지 않고, 의사들은 실력을 인정받는데서 보람을 찾는다. 1시간 이상 환자와 상담하고, 환자는 병원에서 100% 관리해 준다. 모든 의료가 환자 중심이다.

임산부의 개복수술은 자연분만이 안 되는 조건을 증명해야 허용한다. 출산 뒤 자연친화제제로 후유증이 없도록 하고 항생제도 쓰지 않는다. 산후조리를 못하는 여성은 없다. 모유 수유를 원칙으로 하고 분유를 구하기도 어렵다. 젖이 잘 나오는 천연 약초를 권한다. 소젖인 우유도 권장식품이 아니다.

방송과 인터넷을 통해 국가의 의료정보를 접할 수 있고, 24시간 상담을 할 수 있다. 알 권리, 선택할 권리 등 환자의 존엄을 철저히 보장한다. 현대의학자의 90%가 자연의학을 같이 다루고, 자연요법 진료소를 의사들이 운영하며 관절염, 소화기병, 피부병, 심혈관병 등 모든 환자에게 단식을 치료법으로 시행한다.

4. 중의-서의 장벽 허물고 침술 세계화하는 중국

현대의학과 전통의학을 같이 발전시키기 위해 중의(中醫)와 서의(西醫)의 결합을 추구한다. 중·서의 결합을 헌법에까지 명시한 정부의 의지에 따라 전통의학을 잘 살려내고 있다. 병원은 서의원, 중의원, 중서결합의원으로 나뉜다. 서의원도 침구과와 중의과를 두며, 중의원도 수술실을 갖추고 있다. 의대에도 중의과를 두거나 교과과정에 중의학이 있어 중의의 기본 소양을 익히게 한다. 서의도 침구를 시술할 수 있고, 침구사도 서의적인 치료법을 쓸 수 있다. '사승(師承)제도'와 학술대회 등을 통해 민간의 치료법을 양성화한다. 사승제도는 이름난 의사들이 제자를 둘 수 있게 하고 그 제자들이 학위를 받을 수 있게 한 제도로 민간의술을 합법화하는 것이다. 학술대회는 누구나 참여할 수 있는데, 새로운 치료법을 발표할 수 있고 뛰어난 의사가 발굴된다.

중의학의 세계화를 위해 이론의 세계화, 교류 증진, 협약 강화 등을 추진하고 있다. 법률, 제도, 교육, 연구, 상품화 등 체계를 마련하고, 50여 나라와 협정을 맺어 중의이론을 알리고 있다. 내국인의 전문인력을 키울 뿐 아니라 외국인 연수과정을 열고 다른 나라에도 중의학원을 세워 침술을 세계로 퍼뜨리고 있다.

5. 일본, "치료에 필요하면 어떤 의술이든 쓸 수 있게"

일본의 보건행정은 예방의학 중심이다. 명치유신 뒤 전통 의학을 폐지하고 서양의학을 택한 뒤 많은 이들이 유럽에서 독일의학을 배웠다. 의사고시는 서양의학만이 포함되어 한방의가 사라졌어도 한약은 약초나 보조식품으로 쓰인다. 한약도 보험이 되는데, '자연적인 한약이 병원 약보다 안전하다'는 인식이 많다고 한다. 의사가 아닌 사람도 침술,마사지,지압,골절 등을 할 수 있는 면허를 주는데 면허자가 30여만 명에 이르며 보험도 적용된다. 고령화시대 침·뜸이 훌륭한 역할을 할 수 있다는 판단에 따라 침구사 정원을 크게 늘려 매년 5천여명이 나온다. 의사들도 침구학을 배워야 하고, 시험과목에 동양의학개론, 경락경혈학, 침구학 등이 들어 있다. 침구학을 배우지 않으며 의사가 될 수 없고, 치료에 필요하면 어떤 의술이든 쓸 수 있다.

니시의학의 본고장으로써 의사 중심의 단식연구회도 많고 단식원도 곳곳에 있다. 유명한 병원에서 자연의학적 치료를 병행해 치료효과를 높이고 있다.

정부와 보건당국에 드리는 말씀

　필자는 민족생활교육원(양현당)을 열고 40여 년 동안 바른생활건강법을 통해 병원에서 버림받은 4만여 명을 수련시켜 건강의 길로 이끌어낸 경험을 가지고 있다. 생명이 위협받는 환우들을 어루만지며 함께 굶고, 춤추고 노래하며, 울고 웃으면서 고통과 즐거움을 나누었다. 관형찰색(觀形察色)하면서 희망과 용기를 주고, 촌철살인(寸鐵殺人)으로 마음을 움직여 건강을 회복할 자신감을 갖도록 했다. 그 세월을 함께 겪으면서 나도 큰 깨달음을 얻었다. 모두가 어우러져 내는 엄청난 치유의 힘이 온 누리에 퍼지면 건강한 세상의 바탕이 될 수 있다.

　병이 넘치는 시대, 삶과 죽음의 경계를 넘나들며 고뇌하는 환우들을 위해 정부가 위로의 모성(母性)을 베풀고 희망을 되살려주는 길잡이가 되어 줄 것을 바라는 간절한 마음으로 이야기를 펼치고자 한다.

1. 지도층이 모범을 보여야 나라가 건강하다

　공무원, 정치인, 경영인, 의사, 종교인, 언론인 등 지도층 인사들이 욕심과 부패, 거짓을 버리고 모범을 보일 때 나라가 바로 선다. 조선의 선비들은 몸과 마음을 닦고 청정고결하게 살았다. 옳은 일이라면 목숨마저 내놓고 곧은 소리를 굽히지 않으며 불의를 견제했기에 민중들의 믿음을 잃지 않았다. 그러나 선비정신이 무너지고, 권력을 다투고, 사리사욕을 챙기면서 민중들로부터 멀어져 나라가 무너져 결국 식민지가 되는 비극을 맞게 된다. 역사를 교훈삼아 '지도층이 조그만 이익을 앞세울 때 나라 전체가 나락으로 떨어질 수 있다'는 사실을 깊이 새기고 자신을 바로 세우며 온언교계(溫言敎誡, 따뜻한 말로 가르치며 훈계함)의 자세로 민중들과 함께한다면 세계의 모범이 되는 멋진 나라를 만들어갈 수 있을 것이다.

2. 생활속에서 건강하게 살 수 있는 길을 안내해야

　몸의 주인은 자신이고 건강하게 살아갈 몫도 자신에게 주어져 있으며 스스로 깨쳐가야 할 의무도 있다. 그러나 복잡한 세상을 살아가면서 시간이 없고, 지혜가 없고, 정보가 없어 몸을 돌볼 틈이 없는 사람들이 많다. 특히 어렵게 살아가는 농민, 노동자, 빈민 등 서민들이 그러하다.

　한편으로는 건강보험과 민간보험에 기대 병원에 몸을 맡겨버려 오히려 몸을 망치는 경우가 허다하다. 들어온 지 기껏 100년인 서양의학이 수천 년 민중을 치유해온 민간요법, 민중의술, 동의학 등은 밀어내고 사회를 휩쓸고 있다. 이제 돌아보아야 한다. 병원의 치료법은 적절한 것이며, 치료율은 얼마나 되는가? 암을 비롯한 성인병, 생활습관병은 외과적인 수술과 화학적 약물, 방사선으로 낫는가? 건강보험도 합리적으로 지출되는 것인가?

　예로부터 '음식과 약은 하나'라고 하였고, 서양의학의 시조인 히포크라테스도 '음식으로 고치지 못하는 병은 어찌할 수 없다'고 하였다. 병이 넘치는 시대, '생활을 통한 건강의 길'을 찾고 실천해야 한다. 정부는 생활속의 건강법을 알리고, 가르쳐 민중들이 건강을 지키고 되살리게 해야 한다. 병원의 잇속챙기기만 뒷받침하지 말고 민중의 진정한 건강지킴이가 되어야 한다.

3. 조산원를 만들어 자연출산하도록 해야

　출산은 나라의 내일이 걸려있는 중대사이다. 오늘 아이들의 아픔은 자연출산하여 엄마젖을 먹으며 자라지 못한 데 있다. 정부는 하늘이 내린 능력인 '자연출산'을 할 수 있게 정책을 펴야 한다. 동네마다 조산원을 만들어 산모들의 자연출산과 산후조리를 돕고 비용을 지원해야 한다. 병원이 수술로 아이를 뽑아내는 것을 강력히 막아야 한다. 100분 나체요법과 갓난애 단식을 하도록 하고, 관장을 하지 않는 출산을 하도록 해야 한다. 특별한 경우가 아니면 개복출산을 금지하고 엄마젖으로 아이를 키우도록 제도를 만들어야 한다.

4. 학교와 사회에서 바른생활건강법과 응급처치법을 가르쳐야 한다

어린 나이에 병으로 고통받는 아이들의 신음소리가 넘친다. 이들을 살려내려면 학교에서 바른생활건강법을 가르치고 실천하도록 해야 한다. 병원에서 해결하지 못하는 아토피, 행동 및 정서 장애 등은 바른 식·의·주생활을 통해 나을 수 있고, 학습장애, 행동장애, 폭력 등도 훨씬 줄이고 해결할 수 있다. 바른 식·의·주 생활로 건강하게 사는 법을 알게 하면 아이들이 병원에 갈 일이 없어진다.

그리고 배 아플 때, 열 날 때, 다쳤을 때, 물에 빠졌을 때, 산에 고립되었을 때, 불이 났을 경우 등에 할 수 있는 기본적인 처치방법을 가르쳐 응급상황에 대응할 수 있는 힘을 길러줘야 한다. 초·중·고 교과과목에 (가칭)'바른생활과 건강'을 넣어 아이들 건강을 지켜내고 나라의 백년대계를 세워야 한다. 어른들도 평생교육을 통해 바른생활건강법을 배우고 실천할 수 있도록 사회적 체계를 마련해야 한다.

5. 생활건강지도사를 길러 민중의 건강지킴이로

민중들의 건강을 위해 바른 식·의·주생활과 운동요법 등 건강하게 사는 방법을 담은 '가정생활보감(家庭生活寶鑑)'을 만들어 가정에 나누어주어야 한다. 가정생활보감을 나침반 삼아 온 가족이 바른생활건강법을 익히고 실천한다면 삶을 건강하게 이끌 수 있다. 병을 막기는커녕 병원의 굴레속으로 이끄는 악순환의 고리이자 비용만 들고 효과는 없는 정기건강검진과 어린이 예방주사 의무화 정책도 '하고 싶은 사람'만 하도록 방향을 바꾸어야 한다.

먼저 보건복지부를 비롯한 공무원, 교사, 의사, 간호사, 언론인 등을 민족생활교육수련에 참여시켜 환우들과 함께 살아보도록 해야 한다. 그리하여 효과가 있다면 보건소, 요양병원, 종합복지관 등에서 일하는 분들을 35일간 교육·수련시켜 생활건강지도사로 길러 자신의 일터에서 건강생활을 이끌도록 해야 한다. 나아가 정부에서 생활건강지도사를 체계적으로 길러 시·군·구와 읍·면의 보건소로 보내 주민들에게 병나지 않게 살고 병나면 스스로 낫는 법을 가르친다면 병원과 비교할 수 없는 적은 비용으로 민중들의 건강을 지켜나갈 수 있을 것이다. 현재 의료체계로는 병원의 돈벌이는 될지언정 의사가 5천만이라도 병을 치유할 수는 없다.

'가정생활보감'과 '바른생활건강지침서'를 보급하고, 학교에서 가르치며, 정부와 언론이 꾸준히 알린다면 환자는 70% 이상 줄고, 의료비는 10분의 1로 줄어 건강보험 재정이 튼튼하게 될 것이다. 가정은 아픈 사람이 없어 웃음이 꽃필 것이며, 정부는 건강에 들어갈 예산을 복지쪽으로 돌릴 수 있어 사회적 이익이 커질 수 있다. 내몸이 건강하면 다른 사람을 생각하는 여유가 생기고 마음도 맑고 밝아져 서로 돕고 사는 따뜻한 공동체를 이룰 수 있다.

정부와 사회 각계 인사들이 선입견과 고정관념, 이해관계를 버리고 열린 자세로 만나 민중들의 건강을 위해 '바른생활건강협의회'를 만들고, 이 기구에서 건강에 관한 모든 문제를 논의하여 온 국민이 아프지 않고 건강하게 살 수 있는 방안을 마련하자. 민중들이 건강할 때 사회가 제대로 돌아간다는 사실을 깨닫고 의료정책을 고쳐 이 거대한 '불치병 왕국'의 욕된 이름을 씻어낼 수 있기를 간절히 바란다. 민중들이 살림살이, 인생살이, 세상살이를 잘 할 수 있도록 정책의 변화를 일궈낼 정책당국자들의 깊은 헤아림과 결단을 촉구한다.

사필귀정(事必歸正), 만사귀일(萬事歸一)이니, 뜻이 있는 곳에 길이 있어 바른 길로 가게 마련이다.

생명살림운동 취지문

　　120여 년 전 조상들은 사람이 하늘·땅과 함께 자연의 일부라는 뜻을 따라 동학운동에 나서 탐욕에 젖은 탐관오리들을 몰아내고 민중세상을 향한 커다란 함성을 토해냈습니다. 일제 하 3·1독립운동에서 선조들은 제국주의 총칼에 맞서 함성을 지르며 태극기를 흔들었습니다. 그 정신은 면면히 이어져 식민지와 분단, 전쟁, 독재를 이기고 경제성장과 민주주의를 성취하였습니다. 우리는 늘 세상을 바꿔온 민중들의 가슴에 가득 차 흐르는 역사의 물결을 보곤 합니다. 4·19혁명, 5·18민중항쟁, 6월항쟁 등 역사의 고비마다 민중들은 떨쳐 일어났고, 그 헌신과 희생은 역사를 밀어 올리는 힘이 되어 왔습니다.

　　하늘엔 맑은 기운이 가득하고 대지는 푸르러 온 생명이 저마다 생명의 잔치를 열고 있건만 이 땅의 민중들은 아직도 내 몸 다스리는 건강의 길을 알지 못하고 있습니다. 오늘 우리는 조상들의 몸부림을 떠올리며 죽임의 굿판을 걷어내는 생명살림운동의 발걸음을 내딛고자 합니다. 이 작은 시작이 거대한 해일로 살아나 거짓을 파헤쳐 진실을 밝히고, 인류의 행복을 틔우는 불길로 살아날 것을 믿습니다.

　　바야흐로 세계는 시장만능주의의 유령에 휩싸여 인류의 영혼이 무너지고 있습니다. 모든 것이 돈으로 평가되고, 돈을 위해서라면 진실도 서슴지 않고 왜곡시키고 있습니다. 가짜 의학과 독이 넘치는 거짓 음식이 판을 치고 있습니다. 밝게 자라야 할 어린 생명에게까지 화학 약과 백신, 거짓 음식이 주어지고 있습니다. 병원에 줄을 서서 기다리는 환자들은 암, 당뇨병, 고혈압, 비만, 신부전증이 있다지만 사실 대부분은 환자가 아닙니다. 서양의학에 눈멀어 자신이 병자인 줄 알고 위험한 합성마약과 방사선 처치, 수술을 기다리고 있을 뿐입니다. 흰 의사복에 이끌려 평생 땀 흘려 모은 재산을 잃고 마지막으로 이끌리는 곳은 호스피스병동입니다.

서양의학은 장점이 많은 의술입니다. 수많은 전쟁을 통해 발전해왔기 때문에 외과적인 처치에서는 독보적인 능력을 갖고 있고, 요즘에는 구멍만 뚫어 수술하는 기술이 발전하여 후유증을 줄였습니다. 세균에 대한 연구를 많이 했기 때문에 감염성 질병에도 대응력이 있습니다. 성형, 치아교정, 응급처치 등에서 앞서 나갑니다.

그 장점으로 이 땅의 의료를 책임지다시피 해온 서양의학이 지금 보이는 모습은 안타깝기 그지없습니다. 몸을 기계처럼 부분으로 나누어 보는 관점으로 질병을 대하는 근본적 한계 속에서 약, 수술, 방사선 등을 앞세우다 보니 진단 기술의 엄청난 발전에도 불구하고 치료율은 바닥을 헤메고 있습니다. 한편으로 대형병원을 중심으로 돈벌이를 위한 진단과 처치를 도를 넘게 일삼고 있습니다. 다른 의학에 대한 배타적인 태도도 문제입니다. 서양의학과 제약회사, 그리고 언론들은 수 천년의 지혜로 쌓아온 전통의학에 '비과학'이란 굴레를 씌우고, 합성물질로 만든 독극물을 약, 음식이라고 하며 사람들을 어지럽게 하고 있습니다. 수 만 년의 임상실험을 통해 안전성과 효능이 확인된 음식과 약초, 침, 뜸, 부항 등을 거부·멸시하고, 과학이라는 이름을 빌어 즉자적인 효과만 내면서 몸은 오히려 망가뜨리는 치료법을 진리라 우기며 민중들을 세뇌시킵니다. 오로지 기계에 나타난 수치로만 진단하며, 성인병,생활습관병을 거의 치료하지 못함에도 건강보험, 정기검진 등 정부의 전폭적인 지원을 바탕으로 커나가고 있습니다. 진단과 처치가 잘못되어도 거의 책임을 지지 않는데 이는 환자와 함께 땅 속에 묻히는 경우가 대부분이기 때문입니다. 어려운 전문용어로 무장한 탐욕에 젖은 제약회사와 병원은 이성을 마비시키는 이데올로기를 계속 만들어내면서 황금탑을 쌓고 있습니다.

전통을 이어온 한의학도 몸을 우주로 보는 뛰어난 관점에도 불구하고 값싼 중국약재, 비싼 약값, 현대병에서의 치유력 미흡 등으로 믿음을 잃어가고 있습니다.

수 천 년 동안 많은 민족들이 발전시켜온 의학은 다 나름의 합리적인 이유가 있는 것입니다. 더운 지방의 특색에 맞는 치유법, 추운지방의 살림살이, 습기가 많은 곳의 건강법이 다 까닭이 있습니다. 그런데도 의사, 영양학자, 언론, 경제학자, 정치인들은 지금도 평화와 생명, 자연의 질서를 무너뜨리는 거짓 연구들을 발표하고, 거대 제약·의료 기회사와 식량기업 등과 결탁되어 상업성으로 무장하고 있습니다. 과학과 산업은 식량문제를 해결한다는 허울로 생태계에 석유폐기물을 들이 부었습니다. 논과 밭에 합성비료와 살충제, 제초제 등을 쏟아 부었습니다. 그러면서 피폐해진 토양과 부족해진 영양소, 조화를 잃은 음식 때문에 많은 사람들이 건강을 잃어가자 한 발 더 나아가 약과 음식의 분자구조마저 바꾸고 있습니다. 분자구조가 바뀐 약이나 음식은 자연에는 없는 물질이어서 생명체에는 치명적인 독이 됩니다.

더 이상 이러한 상황을 두고 보면 안 됩니다. 개개인의 작은 힘들을 모아 큰 물결을 이루어, 이제는 서양의학을 제자리로 돌려놓아야 합니다. 외과수술, 응급처치, 치아, 성형 등의 경우에만 병원을 찾도록 하는 것입니다. 그리고 정기검진의 마술에서 깨어나야 합니다.

우리 깨어 있는 시민들은 탐욕에 빠진 의사들과 영양학자들의 거짓을 파헤쳐 세상에 알리고 인류의 생명을 자연의 건강한 상태로 되돌리는 일에 나서야 합니다. 하나의 작은 우주인 내 몸을 의사에게 맡기지 않고 스스로 다스리는 치유의 주체성을 회복해야 내 몸의 주인이 될 수 있습니다. 생명의 바탕인 땅과 농업·농민을 살리는 진정한 건강의 길을 찾아가야 합니다. 모두가 마음 편히 살아갈 수 있는 평화와 두루 소통되는 민주주의가 이뤄져야 행복해질 수 있습니다. 자연으로 돌아가는 생태운동과 전통의학회복운동만이 지구와 생명체의 건강을 되살릴 수 있습니다.

서슬퍼런 독재의 탄압에도 굴하지 않고 거리에서, 학교에서 어깨 걸고 나섰던 선배들의 열정을 받들어 합성약과 가공식품, 몸을 실험대상으로 삼는 서양의학에 맞서 진실을 알리는 대열을 이루어야 합니다. 사회적 지위, 직업, 나이, 남녀를 묻지 말고 양심있는 시민들은 어깨를 걸고 나서야 합니다. 그리고 비판에 머물지 않는 스스로 실천하는 자연친화적 삶을 통해 세상을 바꾸는 바람을 일으켜야 합니다. 그리하여 재산도 잃고, 생명도 잃게 하는 대형병원의 횡포를 막아내고, 치명적인 부작용으로 환자를 만들어내는 약과 가공식품 등으로부터 부모형제와 자녀를 보호합시다.

'생명살림'의 큰 길에 행동하는 양심들이 손을 잡고 크나큰 대열을 이뤄 밥상이 약상이 되는 평화롭고 건강한 사회를 만들어 갑시다.

생명살림 공동체 회원 일동

2015 생명살림 대토론회 참관기

나간채 (전남대 명예교수, 광주연구소 이사장)

겨울바람 차가운 아침 8시, 대토론회가 열리는 서울 길에 서른다섯분이 동행했다. 토론에 직접 관련은 없었지만, 2가지 이유로 서울 길에 올랐다. 첫째는 생명살림운동에 대한 관심이다. 대학에서 민주화운동이나 지방분권운동 등 사회운동에 참여해 왔고, 대학원에서 사회운동론을 강의해 왔기 때문에 사회운동에 관한 관심은 자연스러운 일이다.

또 하나는 해관 선생과의 인간관계이다. 선생의 삶이 매우 특이한 여정이었다는 사실을 알고 난 뒤 부터였다. 6.25전쟁 당시 13세의 소년으로서 입산한 경력만 보더라도 얼마나 담대하고 치열했는가를 이해할 수 있다. 모질고 험난한 여정에서 해관 선생은 호걸로서, 사회운동가로서, 생활의학전문가로서의 삶을 개척해 오늘에 왔다. 때문에 이 병들고 타락한 세속의 바다에서 마치 바위섬처럼, 그 분이 앓고 있는 고독을 나는 알고 있다. 선생의 독한 눈빛, 예리한 콧날에 주눅이 든 면도 없지는 않지만, 권유를 기꺼이 받아들여 따라 나서게 된 것이었다.

2시에 시작된 토론회는 6시를 넘겨서 끝났는데, 다른 토론회와 두 가지가 확연히 달랐다. 첫째, 끝나는 순간까지 청중들의 참여가 흐트러지지 않았다. 시작할 때와 같은 수준으로 모든 청중이 끝까지 자리를 지키면서 집중하는 모습이 놀라웠다. 둘째, 발표자들이 전문가이면서 또한 실천가였다는 점이다. 사회운동의 경우 대체로 이론과 실천 양쪽을 함께 메고 가는 경우는 드문데, 이 토론 발제자들은 현장의 실천 경험을 토대로 발표에 임했기에 내용이 한층 더 힘있고 생동감이 넘쳤다.

첫 번째로 해관 선생은 생명살림운동의 기본 철학과 현재적 당위성, 그에 따른 실천 원칙을 포함하는 전체적 패러다임을 보여주었다. 선생은 사람을 하늘과 땅을 포함하는 3자의 통일된 체계로 인식하고, 그에 따라 사람의 삶은 자연을 거스르지 않고 어우러지는 것이 기본 원칙임을 강조했다. 이러한 인식에 토대하여 삶을 병들게 하는 현대문명을 두 가지 차원에서 비판한다. 하나는 사람의 생명을 직접 파괴하는 서양의학이고, 다른 하나는 서양의학의 구조적 기반인 자본주의 경제체제이다. 서양의학은 지나친 검사, 수술, 방사선, 약물요법 등을 통해 자기치료능력을 가로막고 있고, 자본주의는 이 의료체계를 통해 제약회사의 탐욕에 찬 이익을 보장하고 있다는 것이다. 이러한 문제인식에서 서양의학의 대증요법적 의료체계를 혁파하고 자연치유적 의료체계와 건강한 생활문화 정립을 지향하는 생명살림운동의 당위성을 제창하였다.

나는 이러한 인식이 지난 500년 동안 가속적으로 발전해왔던 근대 서구 과학기술사회가 당면한 모순 앞에 길을 헤매고 있는 현대, 즉 2천년대 인간사회의 새로운 비전이라고 이해한다.

두 번째로 윤구병 선생은 철학교수직을 그만두고 자연의 품으로 돌아온 후, 변산공동체 속에서 실천된 생명살림의 원리와 의미를 소개하였다. 자연과 합일하는 삶, 공동체 구성원의 자율적인 삶, 생명창고를 잘 지켜내는 삶을 증언했다. 또 공동체에서 어린 생명이 자연과 잘 조화되는 삶에 이르는 생명연대의 방법에 대해서도 구체적으로 보여주었다.

뒤이어 강기갑 전 의원은 자본주의 문명이 생명농사를 상업농업으로 전락시켜 땅을 죽이고 작물을 병들게 하는 문제점을 비판했다. 이러한 현실인식에 기초하여 농사를 하늘이 내린 직업, 생명의 영원성을 향한 끝없는 창조사업이라 규정하고 농사를 통해 마련된 '먹을거리 혁명'으로 건강한 사회를 이루자고 주창했다.

마지막으로 임재택 부산대 명예교수는 친환경 유기농산물로 아이들의 몸과 마음을 살리고 농촌을 살리는 운동, 즉 아이살림-농촌살림-생명살림 운동의 실천방안으로 교육과정을 세우고, 실천한 결과를 보고했다. 아울러, 자연과 합일하는 생태적 생활건강법으로 발전된 바른생활건강법을 자연의 순리와 조상의 지혜를 살리는 미래의 과학으로 규정했다.

이어 김한성 연세대 교수, 김승교 변호사, 강흐들 목포 하나유치원장의 사례발표가 이어졌다. 현대문명의 직접 피해자인 환우들이 병을 생태건강법으로 이겨낸 놀라운 경험담과 일상생활에서 생태건강에 대한 다양한 실천결과들이 보고되었다. 사례보고는 이 운동의 밝은 미래를 보장하는 증언으로 들렸다. 오래 계속된 토론회임에도 회의장의 열기는 사회자의 폐회선언까지 더욱 높아갔다.

토론회를 참관하면서 가진 생각은 두 가지다. 하나는 생명살림공동체운동의 성격에 관한 것이다. 사회운동의 한 형태로서 생명살림공동체운동은 삶의 가장 보편적이고 근원적인 존재형태에 대한 통찰로부터 발전된 운동이라는 점이다. 국가가 성립된 이후 국가권력과 자본권력에 의해 짓밟힌 공동체적 가치, 국가 이전의 인류사회의 모습에 대한 풍부한 상상력을 창출하는 운동이라는 점을 강조한다. 인간존재의 가장 근원적 차원에서 가장 포괄적 영역을 포함하는 운동이라는 것이다.

다음, 이 운동은 지난 천년의 인류문명이 남긴 과제를 극복하고 다가오는 미래에 지향해야 할 방향을 암시하고 있다. 현대의 과학기술사회가 빚은 온갖 모순과 부조리에 대한 성격이 다양하게 규명되고, 근대적 가치에 대한 비판도 나오고 있으나, 지향해야 할 대안적 가치체계나 구체적 실천 대안을 발견하기 어려운 것이 인류의 안타까운 현실이다. 이런 국면에서 인류가 자연과 하나되는 새 삶의 지향과 가치를 구체화하고 실천하는 생명살림공동체운동은 주목할만한 대안의 하나라고 본다.

광주로 오는 길에 생각했다, 이 운동은 '현대의 의병전쟁'이라고. 외적의 침입에 대항하는 싸움이 아니라 한국사회 내부의 부당한 권력과 자본의 탐욕에 맞서 공동체의 자연과 생명을 지켜내려는 저항과 도전이라고. 그래서 차를 타고 있는 우리는 의병이라고. 말하자면, 1590년대 임진왜란 때 위난에 처한 민족을 지켜내기 위해 광주에서 한양으로 출병했던 호남의병들이 갔던 길을 그 후예 전사들이 오늘 다시 오가고 있다는 것이다. 이 행렬의 앞날에 위대한 승리가 있기를 기원한다.

제 5부

바른생활건강법 실천하기

바른생활 건강수칙

- 뭇별의 정기와 천지신명의 조화로 태어난 나를 사랑하고 나를 있게 하는 모든 관계와 세상을 사랑하는 긍정적인 마음으로 살아간다.
- 지혜로운 전통문화를 알고 자연을 벗삼아 노래하고 춤추며 스트레스를 떨치고 즐겁게 산다. 욕심을 버리고 이웃과 더불어 산다.
- 현미오곡밥과 간을 잘 맞춘 발효음식을 먹고 과일과 채소로 비타민C를 공급한다(가공식품과 식품첨가물, 설탕, 고기, 우유를 피하고, 친환경 농산물을 이용하여 농촌과 땅을 살린다).
- 자연치유력을 무너뜨리는 약이나 항생제, 조직검사, 항암제, 방사선(CT, MRI) 등을 멀리한다.
- 물을 하루 2.5리터 이상 마신다.
- 오색(五色), 오미(五味)를 고루 먹어 몸을 따뜻하게 하여 피가 잘 돌고 기가 잘 통하게 하고, 좋은 소금을 적절히 써서 건강을 지킨다.
- 걷기, 등산, 노동, 운동 등 하루 1시간 이상 골고루 몸놀림을 한다.

- 햇빛을 적절히 받고, 냉온욕·풍욕·산책 등으로 산소를 많이 마신다.
- 아침을 먹지 않고 과식을 피하며, 단식을 통해 몸에 쌓인 독소를 내보내고 마음을 정화한다.
- 꽉 막힌 아파트를 피하여 통풍이 잘 되는 낮은 집에서 산다.
- 꼭 조이는 화학소재의 옷을 피하고 공기가 통하는 면옷을 입는다.
- 석유, 가스, 중금속 등 독소를 피하고, 친환경 건축자재를 쓰며, 화학제품(화장품, 샴푸, 치약, 세제 등)을 멀리하고 친환경제품을 쓴다.

마음을 깨치는 죽비, 해관 건강 명언

- 정치가 바로 서야 민중이 건강해!
- 백성을 하늘처럼 받드는 공화정(共和政)이 최고의 정치여!
- 밥을 한 술 뜨더라도 농민의 아픔을 알고, 실오라기 하나 걸치더라도 노동자의 고통을 생각해야 혀!
- 문화가 없고 역사가 꺾이면 나라가 없어! 개인의 건강도 없어!
- 분단 철조망을 걷어내고 자주적으로 통일하는 것만이 살길이여!

- 미제국주의 문화에서 벗어나야 진정으로 병이 사라져!
- 자기 지역 풍토에 맞게 살지 않으면 건강하게 살 수가 없어!
- 의료의 핵심은 병난 뒤에 고치는 것이 아니라 병나지 않게 사는 데 있어!
- 병은 욕심쟁이들의 자업자득(自業自得)이여!
- 병을 완전히 없앨 수는 없어. 보듬고 살아야 써!

- 병은 잘못 살아온 나를 바로 세워 주는 고마운 스승이여!

- 병에 걸리는 것은 하늘을 거스르고, 자연을 거역하기 때문이여!
- 병은 몸의 부조화를 바로잡는 자연치유력의 발현이므로 감사해야 해!
- 위대한 자연치유력 앞에서 치유되지 못할 어떤 병도 없응께!
- 창조신이 준 햇빛, 공기, 물, 소금, 과일·채소 외에는 약이 따로 없어!

- 똥·오줌 잘 누고 독극물 씻어내면 병이 없어!
- 똥·오줌을 알면 도(道)가 터!
- 막히면 병이고 트이면 낫어!
- 잘못된 식·의·주생활이 병의 원인이여!
- 밥상이 약상이여! (오색·오미를 갖춘 밥상은 생명을 살리는 약)

- 촛불 같은 생명력만 있어도 반드시 나을 수 있어!
- 뛰고, 놀고, 춤추고, 노래하는 것이 다 치료여!
- 누가 누구를 낫게 해 주겄어! 자기 몸은 자기 밖에 못 낫는 거여!
- 환우를 실험해 다국적기업의 노예로 만들어버리는 것이 서양의학이여!
- 단식이 아니면 새로 태어날 수 없제!

- 묵으면 죽고 안 묵으면 살아!
- 피가 깨끗하고 잘 돌면 건강혀!
- 산소가 들어가야 병이 낫어! (물, 풍욕, 면옷과 헐렁한 옷, 관장)
- 할머니들의 가리고쟁이 문화라도 알아야 건강해!
- 밥상이 가난해야 사람이 건강해. 춥고, 배고프고, 아파봐야 알제!

- 누우면 죽고, 걸으면 살아!
- 보들보들하고 따뜻하면 살고 뻣뻣하고 차면 죽는 법이여!
- 자극이 아니면 나을 수가 없어!
- 물하고 소금을 알면 도(道)가 터!

- 좋은 소금으로 짜고, 맵게 먹어야 써!

- 모든 음식을 할 때 소금을 1~3% 넣어야 해!
- 설탕을 버리고 꿀, 조청, 식혜를 살여야 써!
- 식초처럼 좋은 것이 없어, 참말로 약이여!
- 김치, 마늘, 양파, 생강, 고추장, 된장(발효음식)이 최고의 보약이여!
- 암, 그렇고 말고, 암, 낫고 말고! (무서워하지 말고 당당히 맞서라)

- 암하고 같이 놀고, 이제까지 생활과 반대로만 해!
- 암, 건들면 성나불어! (수술, 방사선, 항암치료하지 말라)
- 암 치료제가 따로 있겄어! 산소, 물, 소금, 과일, 채소, 밀이 암 치료제여!
- 암이 싫어하는 음식을 먹고 굶겨 죽여부러야 써!
- 물병과 죽염은 반드시 갖고 다녀야 써!

- 세월아~ 네월아~ 자연에 나를 완전히 맡겨버려야 병이 나어!
- 몸을 쓰면 쓸수록 강인한 정신력이 나와!
- 큰 고통을 겪어 보지 않은 사람은 마을의 이장도 못해!
- 죽음의 문턱에 갔다와야만 자신을 바꾸는 존재가 인간이여!
- 농사가 최고의 예술이며 문화고, 농민이 최고의 의사여!

* 해관 선생께서 환우들과 살면서 얻은 경험에서 한 말들을 모은 것이다.
  _편집자 주   (정리 : 김동성)

바른생활운동요법

오동나무평상(平床) 쓰기

중력을 고루 받는 평면으로 편하게 몸을 누일 수 있다. 인간은 서서 생활하기 때문에 척추가 뒤틀리거나 비뚤어지는데, 평상에서 자면 낮의 활동으로 휜 척추가 바로 펴진다.

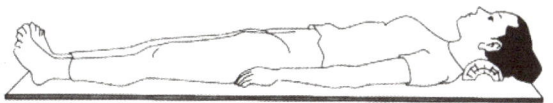

비뚤어진 척추를 교정하는 평상

오동나무베개(硬枕) 베기

오동나무베개는 서서 걷기 때문에 생기는 경추 1번과 4번의 어긋남을 바로잡아 준다. 또 이비인후병이나 치아 이상, 기관지 염증, 축농증, 중이염을 막아주고, 어깨 통증을 줄여주며, 소뇌와 연수도 활발하게 해준다.

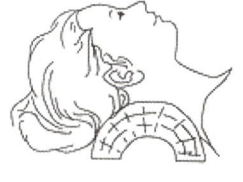

목함

붕어운동

딱딱한 자리에 누워 몸을 쭉 편다. 발끝을 무릎 쪽으로 당기고 팔굽은 손을 깍지 끼어 목 뒤에 댄다. 그런 다음 물고기가 헤엄치는 것처럼 좌우로 몸을 흔든다. 뱃속을 고르게 하고, 척추를 바르게 한다. 아침, 저녁으로 1~2분간 한다.

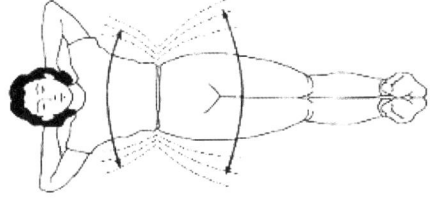

붕어운동(스스로 할 때)

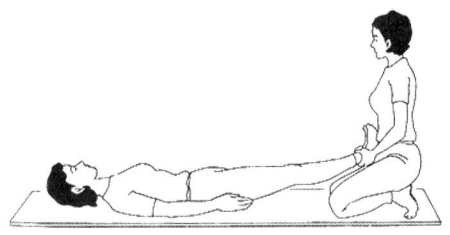

붕어운동(다른사람이 시켜줄 때)

모관(毛管)운동

'모세혈관의 모관현상 발현 촉진 운동'으로 평상에 경침을 베고 누워 팔과 다리를 어깨 넓이로 수직으로 펴고 떠는 운동이다. 다리는 발목을 앞으로 당겨 뒤쪽의 정맥관이 수축되도록 하고, 팔은 손바닥이 마주 보게 편다. 다리를 들기 힘들면 끈으로 발목을 걸어 올리고 떨어도 된다. 간질환우가 떠는 것도 모세관 작용의 하나로 막혀서 돌지 못하는 피를 돌리기 위해 몸 스스로 치유하는 과정으로 자연치유력의 발현이다.

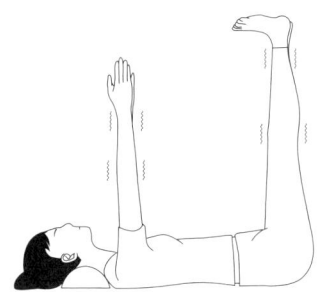

합장합척(合掌合跖)운동(개구리운동)

손바닥과 발바닥을 붙이고 정지해 있음으로써 좌우의 균형과 길항작용(拮抗作用)을 이끄는 운동이다. 베개를 베고 바로 누워 다리를 쭉 펴고 발목은 무릎 쪽으로 젖힌다. 두 손을 합장하기 전에 가슴 위에서 손가락 끝을 마주 대고 붙였다떼었다를 반복한다. 그 뒤 손가락 끝을 붙인 채 앞뒤로 돌렸다가 제자리로 돌이킨다.

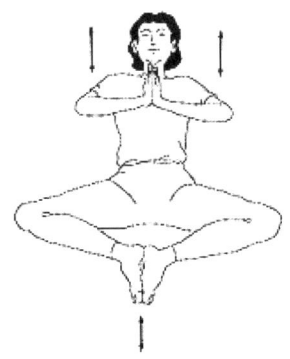

등배운동

준비운동을 하고 본운동으로 간다. ❶ 준비운동은 책상다리를 한 채 바로 앉아 양쪽 어깨를 10번 올렸다 내렸다 한다. ❷ 턱을 당긴 상태에서 머리를 오른쪽 어깨를 향해 10번 젖혔다 펴기를 반복하고 왼쪽도 똑같이 한다. ❸ 턱을 앞으로 당긴 상태에서 머리를 앞으로 10번 숙이고 뒤로 10번 젖힌다. ❹ 고개를 오른쪽, 왼쪽으로 10번씩 돌린다. ❺ 두 팔을 수평으로 벌리고 고개를 오른쪽으로 돌려 손끝을 보고 정면으로 온 뒤, 왼쪽도 같이 한다. ❻ 두 손을 하늘로 쭉 뻗어 눈으로 오른손 끝과 왼손 끝을 1번씩 본다. ❼ 어깨와 수평이 되게 팔을 내리고, 엄지가 손바닥 한가운데 가도록 주먹을 쥔 뒤 힘껏 팔을 펴며 '어이!'하고 크게 소리친다.

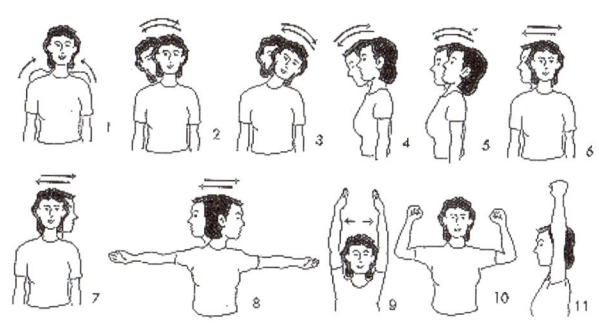

등배운동(준비운동)

본운동은 편한 자세로 몸을 곧추세워 좌우로 흔드는 동작과 배를 내밀고들이미는 두 동작이다. 몸이 가운데 올 때는 배를 들이밀고 좌우로 기울 때는 배를 내민다. 좌우로 흔들면 체액이 산성이 되고, 배를 내밀고들이밀면 알칼리성이 되어 같이 하면 체액이 중화된다. 단전에 힘을 모아 주고, 장운동을 촉진해 숙변 배설을 돕고, 변비를 막는다.

자기 암시가 잘 되는 운동으로 좋은 암시를 계속 준다. "반드시 나을 수 있다", "해낼 수 있다" 등의 구호를 반복한다.

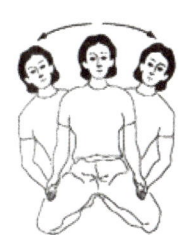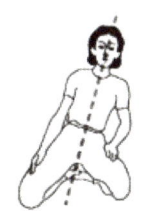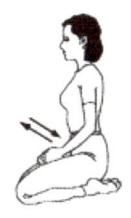

등배운동(본 운동)

풍욕(風浴)

나체가 되어 편하게 앉은 자세로 이불을 덮었다벗었다를 반복한다. 이불은 제철의 것보다 약간 두꺼운 것이 좋다. 풍욕테이프를 들으며 하루 아침저녁으로 2번 이상 한다. 벌거벗고 있는 동안에는 몸의 굳은 곳과 환부를 문지르거나(觸手) 몸을 좌우로 흔들어 준다. 단, 따뜻하게 한다고 해서 땀을 흘릴 정도가 되어서는 안된다. 벌거벗고 있는 시간, 순서 등은 엄격하게 지켜야 한다. 마지막에는 기분이 상쾌해지는데, 그렇다고 해서 필요 이상으로 오래 벌거벗은 채로 있으면 감기를 앓게 되므로 조심해야 한다. 시간은 해뜨기 전부터 오전 10시경까지, 밤에는 10시경이 좋다. 식후에는 30~40분, 식전에는 1시간의 간격을 둔다. 병약자는 정오쯤의 따뜻한 시간에 하고, 천천히 길을 들여 점차 이른 아침과 밤(특히 공복일 때) 등 기온이 낮은 시간에 하도록 한다. 목욕은 풍욕 전후 1시간 이상의 간격을 두고 하는 것이 좋다.

횟수는 하루 3번이 원칙이며, 결핵 등의 경우 초기 1주 정도는 하루 한 번에서 시작하여 점차 늘려간다. 시작한 뒤 30일 동안은 절대 쉬지 않아야 하며, 3~4일간 쉰 뒤 30일간 하고, 다시 3~4일간 쉰 뒤 30일 동안 계속하는 식이어야 한다. 적어도 3개월 이상 해야 한다. 간질환 등 중증 환우는 1년 이상 계속해야 한다.

풍욕은 피부의 정맥과 림프관이 충분한 수축·확장작용을 할 수 있도록 해준다. 피의 흐름을 좋게 하고 핏속의 세균을 없애 피부를 강화하며, 병균에 대한 저항력을 길러 준다. 피부기능이 왕성해지면 간장, 비장, 신장이 좋아지고, 간, 콩팥, 심장 등의 과로를 막아주며, 간과 비장의 병과 변비를 낫게 해준다. 림프액의 활발한 흐름은 심내막염(心內膜炎), 심장판막증 등을 없애주며, 식욕을 찾아준다.

풍욕을 하면 피부에 발진이 일어나, 가렵거나 가벼운 통증을 느끼는 경우가 있는데, 주사나 영양제를 자주 이용한 사람에게 나타난다. 잠복되어 있던 단독(丹毒)과 같은 독소가 발산되는 과정이므로 걱정할 필요가 없다. 이때 환부를 문지르거나 바르는 약을 남용해서는 안된다. 그러면 도리어 피부에 반점을 남기게 되므로, 면으로 만든 속옷을 자주 갈아입고, 생수를 조금씩 마시며 생식을 하면 3~4일 만에 없어진다. 약간의 복통이나 감기 기운이 오는 경우도 있으나, 과장결장, 거대결장 등이 치유되어 가는 증거이므로 기뻐해야 할 일이다.

냉·온욕(冷溫浴)

찬물과 더운물에 번갈아 들어가는 목욕법으로 림프액을 정화시키고 혈액순환을 촉진하여 저항력을 높여 피로를 회복시킨다. 글로뮈(동정맥접합관)를 강화시켜 병을 이겨낼 힘을 길러준다. 냉탕 5회, 열탕 4회를 기본으로 더하거나 덜할 수 있다. 먼저 냉탕에서 1분 담근 뒤 열탕에 1분 담그는 것을 반복한다. 냉탕에서는 굳은 곳이나 염증 부위를 주무르면서 움직이고, 온탕에서는 가만히 있는다. 냉탕에서 혈관이 오므라들어 체액이 산성이 되고, 열탕에서는 늘어나 알칼리로 기울어, 냉탕과 열탕을 거듭하면 중성이나 약알칼리성이 된다. 수축성간경변과 류머티즘관절염은 열탕에서 나온 뒤 찬물을 가볍게 끼얹고, 탕 밖에서 1분간 쉬었다가 열탕에 들어간다. 열이 38℃가 넘는 환우는 냉온욕을 삼간다. 고혈압, 협심증, 부정맥이 있으면 냉탕 대신 가볍게 찬물을 끼얹는다. 때수건과 비누를 쓰지 말고 한증막(수분, 염분, 비타민C를 빼앗김)에 들어가지 않는다.

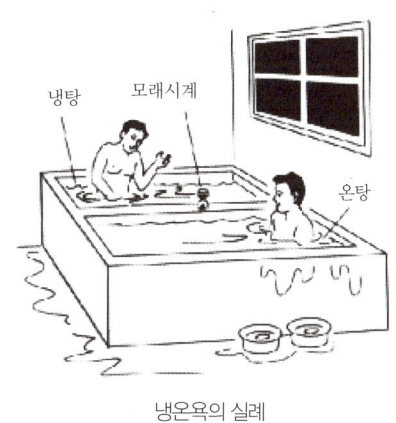

냉온욕의 실례

물을 이용한 여러 치료법

1) 25분 냉욕

찬물에 20분 동안 몸을 담그고 앉아 있다가, 5분 동안 운동을 하는 목욕법이다. 넘치는 당분이나 알콜 해소에 좋다. 20분 담그고 있는 동안 몸이 심하게 떨리는 사람은 설탕이나 알콜이 넘치는 사람이다. 25분 이상 찬물에 있으면 산 과잉이 되므로 시간을 정확히 맞춘다. 25분 냉욕이 끝난 뒤 냉·온욕을 몸이 떨리지 않을 때까지 한다. 환우는 전문가와 상의해야 한다.

2) 겨자열탕

소금(2kg)과 EM액(500ml), 겨자(300g)를 풀어주면 더욱 좋다. 시간은 20분, 온도는

43℃를 유지한다. 부인과질환이나 치질, 피부질환, 특히 가려움증, 비만, 암 등 각종 질환에 좋다.

3) 발물요법

발물요법기나 양동이에 43℃(계속 유지)의 물을 준비해 의자에 앉아 발을 물에 넣고 무릎 아래까지 담근다. 무릎부터 상체까지 이불을 덮는다. 20분이 지난 뒤 냉수에 무릎 아래까지 담가준다. 발은 몸을 받혀주는 기중기와 같은 역할을 한다. 모든 병은 발에서부터 온다고 해도 과언이 아니다. 발물요법은 발목의 염증을 잡고 세균이 혈액을 따라 발에 내려왔을 때 태워 죽이는 최상의 열요법이다.

5) 물맞이욕

찬물의 자극과 떨어지는 물줄기의 힘으로 피부를 단련시키고, 심장,혈관계통을 강화시켜 피부와 피하조직, 근육과 관절의 영양과정을 좋게 해 기능을 높인다. 굳은 곳을 풀어주어 대사과정을 높이고, 위장을 강화하여 소화·흡수를 돕는다. 폭포가 셀수록 좋고 종양이나 아픈 곳에 맞으면 통증을 줄여주어 좋다. 처음에는 5분부터 시작해 20분 정도까지 한다. 준비운동을 꼭 하고 천천히 물에 적신다. 끝난 뒤에는 몸을 잘 닦고 가벼운 체조를 한 뒤 물과 소금, 비타민C를 섭취한다.

관장법

관장은 장의 독소를 빼내고, 산소를 넣어준다. 변통을 촉진하므로 급히 배변할 필요가 있을 때 한다. 갑자기 기운이 없어지고 자리에 맥없이 누울 때나 열이 날 때, 뇌출혈, 중풍, 일사병, 뇌염, 식중독 등 모든 질환에 응급처치로 가장 먼저 해야 한다. 관장만 잘 해주어도 중풍으로 쓰러질 일은 없다. 단식 중에는 매일 한다.

- **준비물** : 관장기, 미지근한 물(어른 기준) 1,500~2,500cc, 마그밀, 볶은소금, 올리브유.
- **관장액 만들기** : 물에 마그밀 7~8정과 볶은소금 6~10g, EM 5g 정도를 넣어 녹인

다. 다른 것은 넣지 않는다. 관장기를 관장액에 넣어서 물이 통과되나 확인하며 잘 저어준다.
- 몸의 오른쪽이 방바닥에 닿게 하여 새우잠 자듯 옆으로 눕게 한다. 그리고나서 배에 힘을 빼고 조용히 기다린다.
- 올리브유를 항문 주위와 관장기의 끝에 바르고 관장기 끝을 노란색 부분까지 항문에 부드럽게 넣는다. 기름을 잘 발라야 항문이나 직장이 상하지 않는다. 넣을 때 '아~!' 소리를 내면 부드럽게 넣을 수 있다.
- 관장기를 잘 잡고 천천히 압축시킨다. 관장 중 변의가 있을 때는 30초~1분간 쉬었다 다시 한다. 너무 많이 넣지 말고 견딜 수 있을 만큼만 넣는다. 1세 미만은 30~40cc, 3세까지는 100~300cc, 어른은 1,500~2,500cc를 넣는다. 어른이든 아이든 한 끼 먹는 양만큼 넣는다.
- 물이 다 들어가면 몸을 반대로 돌리고, 항문에 힘을 주어 20여 분간 참는다. 그 사이 배를 쓰다듬거나 붕어운동을 한 뒤 화장실에 간다.

그 외 보조요법들
- 겨자찜질은 폐결핵과 폐렴, 관절염, 종양, 각종 세균성 질환 등의 통증을 줄이고 증상을 고치는데 뛰어난 효과가 있다.
- 된장찜질은 장에 고인 묵은똥을 없애는데 가장 좋은 방법이다.
- 유마범벅은 종양, 간염, 간경화, 관절염, 종기, 동통, 근염, 충수염 등에 좋다.
- 앉았다일어서기는 정력을 키워주며 발과 다리의 건강에 좋다.
- 항문조이기운동은 요실금과 정력 강화, 혈액순환을 도와준다.

※ 자극요법 : 자극은 정신을 흥분시켜 피를 돌리고 몸의 퇴화된 잠재력이 차오르게 해 감각, 지각을 뚜렷하게 하여 몸을 살려낸다. 침, 뜸, 맛사지, 겨자요법, 냉·온욕, 합장 40분 수행, 25분 냉욕, 생강욕, 겨자욕, 두드리기, 주무르기, 누르기, 물맞이, 대동놀이, 단식, 생식, 등산, 죽음의 문턱을 넘나드는 경험 등 모든 것들이 자극요법이다.

생활 속의 민중의술

1. 침과 뜸

침과 뜸은 일정한 곳에 대한 자극이나 출혈이 병을 낫게 한다는 경험이 쌓이면서 365개의 혈(穴)이 12경락(經絡)과 임맥(任脈), 독맥(督脈)으로 그물처럼 퍼져 기혈(氣血)이 운행한다는 사실을 밝혀 정립되었다. 황제내경 영추(靈樞) 해론(海論)에서 "12경맥은 안으로 장부에 속해 있고, 밖으로는 사지와 관절에 연결된다"고 한 것은 경락이 몸을 그물망처럼 이어주는 연결망이라는 것을 잘 설명해 준다.

오장육부는 각기 나름의 역할을 하면서 촘촘이 이어져 한 장부(臟府)의 이상이 다른 장부나 기관에 영향을 미치고, 나아가 몸 전체에 영향을 끼친다. 그래서 한 장부에 이상이 오면 해당 경락을 통해 밖으로 반응이 나타나며, 외부에 이상이 생겨도 경락을 통해 반응이 장부에 전달되어 이상반응이 해당 장부에 나타난다.

조선 침술 명의 허임(許任)은 경락의 기가 시간에 따라 쉼 없이 몸을 순행하는 것을 흐르는 물에 비유한다. 병은 장애물이 있어 물이 흐르지 못하게 된 것과 같고, 치료는 막힌 것을 열어 소통시키는 것으로 본다. 그러므로 증세를 잘 관찰하여 때에 따르고 변화에 응해야 병을 낫게 할 수 있다고 말한다. 병은 경락에 반영되며, 침구라는 자극을 통해 잘못된 기혈의 흐름을 바로잡아 주는 것이 곧 치료라는 뜻이다.

이렇듯 침과 뜸은 경락에 자극을 주어 몸의 이상을 바로잡는 요법으로 열과 자극으로 기혈이 잘 돌게 하는 자연치유력을 전제로 한다. 그래서 1구2침3약이라 하여 침과 뜸을 약보다 우선하였다.

뜸의 재료와 뜸법

뜸은 아픈 곳에 불을 쬐면서 생겨난 자연의술이다. 아득한 옛날부터 아픈 곳을 따뜻하게 하고, 불로 약한 화상을 입힘으로써 질병을 치료하며 발전시켜온 것이다. 처음에는 불에 데운 돌이나 흙을 몸에 붙여 온기를 전하였고, 나무껍질이나 마른풀로 온열자극을 주어 병을 치료하면서 뜸을 발전시켰다. 그 뒤 쑥이 주요 재료로 쓰이게 되었는데, 아무데서나 잘 자라고, 마른 쑥은 불이 잘 붙으며 보관이 쉽기 때문이었다.

뜸은 크게 유흔구(有痕灸)와 무흔구(無痕灸)로 나눈다. 유흔구는 쑥뜸을 살갗의 경혈에 직접 대고 떠서 나타나는 반응을 이용하는 것으로 피부에 화상이 생겨 화농(化膿)이 되는데 이것은 무균성 화농으로 치유력을 높여 준다. 그러나 화농에 균이 침입할 수 있으므로 주의해야 한다. 무흔구는 뜸을 한 뒤 피부에 흔적이 남지 않는 뜸법인데, 화상을 입히지 않고 온열자극을 주는 방법으로 뜸쑥과 피부 사이에 물건을 놓는 격물구법(隔物灸法)과 일정한 공간을 유지해 피부에 열을 주는 온열구법(溫熱灸法)이 있다. 격물구법에는 된장구, 부자구(附子), 후추구, 마늘구, 생강구, 소금구, 황토구 등이 있다.

머리나 몸을 먼저 뜨고 팔과 다리를 나중에 뜨며, 등을 먼저 뜨고 배를 다음에 뜨는 순서로 상체에서 하체로 내려간다. 침과 뜸은 흥분하여 맥박이 심하게 뛰거나 흐름이 불규칙할 때는 하지 않는다. 부부관계 뒤, 술에 취했을 때, 몹시 화가 났을 때, 과식 후, 배가 몹시 고플 때, 피로할 때, 공포감에 사로잡혀 있을 때는 삼가야 한다.

뜸의 효능

뜸은 세포의 움직임을 활발하게 하고, 진통작용, 신경 및 내장 기능 조절, 혈행 촉진, 혈액 성분 개선, 노폐물과 염증 제거, 호르몬의 분비 변화, 체질개선 등 여러 효과가 있다. 허임은 "열이 있을 때 뜸을 뜨면 열을 발산시키고, 찰 때 뜸을 하면 찬 것을 온화하게 해준다. 약이 들어가면 상행하고, 뜸을 뜨면 하행한다"고 하였다.

구당 김남수 선생의 무극보양뜸(無極保養)

뜸자리	소속경맥	취혈
백회(百會)	독맥	전발제 상 5촌, 후발제 상 7촌
고황(膏肓)	족태양방광경	4흉추 극돌기 하 옆3촌
폐유(肺俞)	족태양방광경	3신주 옆 1.5촌
중완(中脘)	임맥	기골 하 4촌, 제상 4촌
기해(氣海)-남자	임맥	제하 1.5촌, 음교와 석문 중간
관원(關元)-남자	임맥	제하 3촌, 곡골 상 2촌
수도(水道)-여자	족양명위경	관원 옆 2촌
중극(中極)-여자	임맥	제하4촌 곡골 상 1촌
곡지(曲池)	수양명대장경	팔꿈치 바깥쪽 가로금과 앞팔 바깥쪽의 가장 볼록한 부분이 만나는 곳
족삼리(足三里)	족양명위경	독비하 3촌, 경골능외방 1촌

* 1촌 : 손가락 한마디 길이

심주섭 할아버지의 왕쑥뜸

1) **자리** : 중완(中脘, 배꼽과 명치 중간), 신궐(神闕, 배꼽), 관원(關元, 방광 위)

2) **뜸법**

하루 3장씩 뜸을 뜨자. 이 뜸의 크기는 보통 직접구의 100장에 해당되는 크기이며, 몸에 미치는 효과는 30장 정도 된다.

3) **뜸쑥 만드는 법**

나무절구(윗면 지름 4cm, 깊이 6cm의 원통형 나무)로 원추형 뜸기둥을 만들어 중앙에 구멍을 뚫어 주면 뜸쑥이 타면서 나오는 연기가 구멍에서 대류현상을 일으켜 혈자리로 더 많이 흡수되므로 효과가 좋다. 구멍을 뚫고 나서는 뜸불을 붙이기 전에 위쪽의 구멍은 막아준다.

4) 뜸뜨는 순서

❶ 중완, 신궐, 관원에 뜸링을 놓고 그 위에 뜸쑥을 올리고 불을 붙인다. ❷ 살갗이 뜨거워지면 새로운 링 받침대를 끼워 넣는다. 이 때 받침대사이로 연기가 새지 않게 잘 끼워 넣는다. ❸ 뜸기둥이 타들어가 뜨거운 느낌이 들면 링받침대 3개를 올린다. 3개 정도 받침을 올리면 그리 뜨겁지 않으나 못 견디면 받침대를 하나 더 올려도 좋다.

2. 부항(附缸)요법

부항요법의 의의

부항기를 피부에 대고 압축기나 화열(火熱)의 힘을 이용해 내부를 진공상태로 만들어 여러 질병의 원인이 되는 어혈(瘀血)과 독소를 빼내는 것은 피부호흡을 도와 혈액을 정화하며, 기혈순환을 원활하게 하여 체질을 개선하고, 백혈구, 임파구 등 항체를 보강해 면역력을 키우며, 내장활동을 조절해 준다. 허리병이나 타박상, 어혈이 뭉쳐서 생기는 각종 통증 완화에 효과가 뛰어나 예로부터 두루 써 오던 요법이다.

어혈(瘀血)이란?

'어혈'은 현대의학에서는 '혈전(血栓)'이라고 하며, 모세혈관에 쌓여 움직이지 않고 혈액순환을 막고 몸에 도움을 주지 못하는 쓰레기 같은 핏덩이를 말한다. 성분은 지방과 단백질, 요산, 요소, 크레아틴, 독가스 등으로 체온이 떨어지면 이런 성분들이 엉기고 정체되어 피의 흐름을 막고 세균의 먹이가 되어 병과 통증의 원인이 되기도 한다.

부항방법

부항요법은 크게 건식(乾式)과 습식(濕式) 두 가지이다.

가. 건식은 침을 찌르지 않고 부항에 압을 걸어 일정시간 유지한 채 피하층 깊은 곳의 혈관이나 근육에 뭉쳐있는 어혈과 죽은피에 산소를 공급하고 흐르게 하여 성과를 거두는 방법이다. 부항을 1시간 이상 붙이면 물집이 잡히면서 독소를 어느 정도 뺄 수도 있다. 건식은 어혈이 생피로 재생산된다는 장점이 있으나 혈액순환이 더딘 노약자는 효과가 적고, 흉터가 오래가며 효과가 천천히 나타난다.

나. 습식은 사혈이란 이름으로 행해지는데 피부를 침으로 찌른 뒤 부항을 걸어 강제로 어혈을 빼는 방법으로 어혈과 함께 생피(좋은 피)도 함께 나온다. 따라서 정상적인 생피의 유실이 불가피해서 한 번에 많이 하지 못하며, 잘 먹어야 하고, 소화기계통이 좋아야 한다는 단점이 있으나 효과가 빠르고 피부의 흔적이 빨리 사라진다.

증상에 따라 건식과 습식을 함께 하거나 적당한 방법을 쓴다.

3. 사혈(瀉血)요법

사혈요법의 의의

사혈은 혈액순환을 막고 생리활동을 방해하며 병의 원인이 되는 어혈을 몸 밖으로 빼내 질병을 치료하는 전통요법이다. 사혈법은 두 가지가 있는데 침으로 아픈 곳을 찔러 피를 짜내는 따기(자락요법)와 부항으로 피를 빼내는 부항요법이 있다. 부항요법 중 혈액 등 체액을 빼내기 위해 하는 습식부항을 이르며 '사혈부항'이라고도 한다.

사혈을 하는 이유

몸은 96,000km나 되는 혈관을 도는 피를 통해 영양을 공급받아 생명을 유지하는 400조 개의 세포로 이뤄진 유기체다. 세포에 영양을 공급해 주는 혈관이 막히지 않고 피가 잘 흘러야 건강을 유지할 수 있다. 그러나 나이가 들수록 생리기능이 떨어지고 병이나 사고 등으로 어혈이 많아지며, 생겨난 어혈을 없애는 능력도 떨어진다. 어혈이 많아지면 자연히 모세혈관에 쌓여 피의 흐름이 떨어진다.

어혈은 타박상으로 내출혈이 생기거나 혈액순환이 잘 되지 않을 경우 혈액과 조직액 등이 몸의 한 부분으로 몰려 병을 부른다. 과로나 스트레스도 어혈을 만드는 요인 중 하나로, 어혈이 생기면 피가 끈끈해지면서 담의 원인이 되고, 중풍, 종양, 고지혈증 등을 부른다.

어혈이 머리에 몰리면 어지럼증과 두통, 편두통, 메슥거림이 나타나고, 가슴에 정체되면 가슴이 두근거리거나 숨이 차고 잠을 못 이루기도 하며 소화장애가 오기도 한다. 여성의 자궁에 어혈이 많아지면 생리혈이 뭉쳐 덩어리처럼 나오기도 하며 하혈의 주요 원인이 되기도 한다.

어혈을 하수도에 쌓인 오니(汚泥)라 한다면 사혈요법은 하수관의 오니를 청소하는 것으로, 몸이 스스로 없애지 못하는 어혈을 인위적으로 빼주는 사혈요법은 성인병의 치료와 예방에 도움이 된다.

사혈하는 방법

동서고금을 막론하고 어혈을 풀어주면서 피를 맑게 하고 기혈의 순환을 도와주는 방법으로 사혈을 해왔다. 우리나라는 일찍부터 뾰족한 돌(폄석砭石)로 종기나 부스럼 따위를 찔러 피를 내거나 째서 피고름을 빼내는 등 사혈요법을 써왔다.

가. 따기(자락요법)

따기는 구급작용이 뛰어나 고대 의가들이 중시했는데 민간에서도 널리 쓰여 왔다. 의식 장애, 경련발작, 소아경풍, 혈압상승, 독사나 독충에 물렸을 때 등 응급처치로 쓰면 좋은 효과를 볼 수 있다. 삼릉침 등으로 손가락이나 발가락 끝에 있는 정혈과 십선혈이나 상처난 곳에 시술하여 피를 빼준다.

나. 사혈부항요법(습식 부항)

부항기를 써서 몸을 차게 만드는 죽은피나 어혈, 노폐물을 빼내는 것으로 피를 맑게 한다. 사혈부항은 오장육부를 되살리고, 어혈이 많으면 오기 쉬운 중풍, 관절염, 물혹 등의 예방과 치유에 활용할 수 있다.

환부를 사혈침으로 20-30번 찌른 뒤 부항기를 대고 최대한 압을 걸어준다. 압을 건 뒤 부항캡에 나오는 피가 생혈이면 즉시 부항캡을 뗀 뒤 침을 찌르지 말고 다시 압을 건다. 어혈이 반 캡 정도 고이면 닦아낸다. 침으로 찌르고 압을 걸어 주기를 3-4번 정도 반복한다.

다. 사혈요법은 어디까지나 병의 예방과 치유를 위한 보조요법에 불과하며, 평소 올바른 식·의·주생활로 어혈이나 노폐물이 생기지 않도록 하는 것이 건강을 지키는 기본이라는 것을 명심해야 한다.

4. 오줌요법(尿療法)

오줌을 마심으로써 질병을 막고 활력을 얻을 수 있다? 오줌을 더럽다고만 생각해온 사람에게 '오줌은 생명의 물'이라고 하면 받아들이기 어렵지만 인도는 예로부터 요가 수행자들이 해왔고, 중국과 우리나라 선인(仙人)들도 했다고 한다. 근래 영국과 일본, 독일 등에서 널리 퍼졌으며, 우리나라도 조금씩 알려지고 있다. 세계적으로 천만 명이 오줌요법을 한다고 한다. 오줌요법은 돈 한 푼 안 들고 병을 예방·치유해 건강하게 살게 해 준다. 더럽다는 심리적 느낌과 고정관념을 뿌리치고 과감히 도전할 수만 있다면….

피가 콩팥에서 걸러지면서 나오는 오줌은 생각과 달리 깨끗한 물질로 노폐물만을 모은 것은 아니다. 오줌이 막 나왔을 때는 무균상태로 깨끗하지만 공기와 만나면서 균들이 들어가고 변하기 때문에 더럽다고 느끼는 것이다. 오줌에는 몸이 필요로 하는 비타민, 호르몬, 무기질, 효소, 항바이러스 물질 등이 있고, 자기 몸에 대한 정보가 들어 있어 몸에 다시 들어가면 치유력을 높여준다는 것이다.

오줌요법은 너무나 쉽다. 아침에 자신의 오줌을 마시는 것이 기본이다. 더 나아간다면 바르고, 이 닦고, 머리 감고, 오줌과 물만 마시며 하는 오줌단식 등도 할 수 있다. 마실 때는 처음 2~3초간 나온 것은 버리고 한 컵쯤 받아 마신다. 양은 50cc에서 시작하여

200cc 정도로 늘린다. 아침 첫 오줌에 좋은 호르몬이 많이 들어 있다고 한다. 건강한 사람은 하루 한 번 마시고, 아픈 사람은 다양하고 폭넓게 할수록 좋다. 아무리 좋은 약이라도 부정적으로 여기면 약효가 떨어지는 것처럼 오줌을 더럽게 여겨 억지로 마시는 것은 좋지 않다. 생명수가 끊임없이 나오는 몸에 대한 감사한 마음으로 마셔야 효과가 난다.

신선한 채소와 과일을 많이 먹으면 오줌이 연두색이고 투명하며 냄새도 향기롭고 부드러워진다. 오줌을 마시면 내가 먹은 음식과 식생활을 늘 느끼면서 다시 한 번 생각해볼 기회를 갖게 된다.

오줌을 마시면 심장병, 고혈압, 편두통, 순환기질병에 두루 좋고, 피부병과 바이러스 질환, 세균감염에도 뛰어난 효과가 있다고 한다. 미용효과도 크고 피부가 항상 촉촉해 여성들에게도 좋다.

오줌을 마시는 것은 생각의 큰 변화가 없이는 실천이 어렵다. 그러나 성인병, 난치병을 떨치고 싶으면 용기를 내어 도전해볼 필요가 있다. 세상은 도전하는 자에게만 열린다.

5. 주무르기/누르기/두드리기

어려서 배가 아플 때 할머니가 배를 주무르면서 "할매~ 손은 약손이다!~~"하고 몇 차례 주물러 주면 말끔히 나은 기억들이 있을 것이다. 손자에 대한 지극한 사랑과 정성으로 손을 썼기 때문이다. 사랑이 성장호르몬을 높여주고 운동신경을 보호하는 피막을 튼튼하게 하는 등 생화학반응을 일으킨다는 것이 실험으로 밝혀졌다고 한다.

아픈 곳을 손으로 누르거나 주물러서 피가 잘 돌게 하는 요법은 언제 어디서라도 쓸 수 있으며, 조상들은 이를 지혜롭게 활용해 왔다. 주무르고 눌러주는 것은 본능에서 비롯되었고, 가까운 이에게 사랑을 베푸는 일로, 치유는 뒤따라 나타나는 자연스런 결과일 뿐이다. 마음가짐에서부터 자세, 손쓰기 등이 쉽고 누구나 할 수 있다. 특별한 손재주가 필요하지 않기 때문에 배우기 쉽고 힘들지 않다.

주무르고 만져주면 ❶ 긴장이 풀어지고 정신이 안정된다. ❷ 혈액순환 및 체액의 이동이 활발해진다. ❸ 자율신경 조절이 잘 된다. ❹ 내장 기능이 잘 조절되고 기능이 좋아진다. ❺ 통증을 줄여준다. ❻ 몸의 불균형 바로잡아 준다. ❼ 근육, 관절이 좋아진다.
주무르기와 누르기를 자주 해주면 첫째, 작은 병을 잡아주고 자잘한 아픔을 없애준다. 둘째, 몸을 부드럽게 하고 마음의 여유를 주어 스트레스를 이기게 해준다. 셋째, 만성병, 난치병을 다스리며 치유를 마무리한다. 넷째, 마음의 병을 달래주고 만성피로를 떨치게 한다.

몸의 아픔을 덜어 주면 마음의 아픔을 달랠 수 있다. 병이 오지 않도록 생명의 기운을 더해 주는 '약손'은 뛰어난 건강법이다. 모성같은 사랑과 정성이 느껴지므로 요법을 받는 사람은 어머니 품처럼 편안함과 안정감을 느끼며 큰 치유효과를 볼 수 있다. 체액이나 기혈의 순환장애가 병의 큰 원인이라는 관점에서 보면 문지르고 주물러주는 효과는 매우 큰 것이라 할 수 있다. 효과는 두루 나오지만 부작용은 전혀 없다.

두드리기(고타요법, 叩打療法)는 한 손이나 두 손으로 리듬감 있고 가볍게 두드리는 방법이다. 두드리는 속도는 1초에 13~14회의 정도로 가볍고 빠르게 한다. 힘을 빼고 손날이나 손바닥으로 가볍게 두드리는 것이 좋다. 순환계와 신경계에 영향을 주는데, 두드리면 어깨, 허리, 관절 등의 통증을 잡아주고 신경이나 근육의 기능을 높인다. 체했을 때 양손의 합곡을 누르면서 등을 두드려주면 체기가 없어진다. 환부를 두드리면 통증이 없어진다. 몸의 여러 곳을 적절히 두드려주면 신경기능 향상, 모세관 확장, 혈액순환 개선 등 여러 효과를 볼 수 있다.

피임법(두드리기)

월경기간을 28일로 보고 월경 예정일 전 14일 동안은 합방을 금해야 한다. 단, 욕구를 이겨내지 못할 경우에는 합방 직후 부인과(질)를 물로 씻은 뒤 매육농축액 3g을 물 100g에 섞어 질을 씻어내고 반듯이 누워서 오른손으로 방광 부위를 50회 가볍게 두드리면 피임이 된다. 약물이나 시술에 의한 피임은 금해야 한다.

6. 웃음(즐거움), 하나뿐인 만병통치약

삶의 활력소, 웃음

하느님이 인간에게만 내려준 축복이 '웃음'이다. 날마다 큰 소리로 웃을 수 있다면 모든 스트레스가 풀린다. 笑門萬福來(웃으면 모든 복이 온다), 一笑一少, 一怒一老(웃을 때마다 젊어지고 화낼 때마다 늙는다)라 하였다. 웃음은 해독제이자 삶의 활력소로 더 없는 보약이다.

고민없는 사람없고, 문제 없는 사람 없지만 어떻게 생각하느냐에 따라 삶의 색깔이 달라질 수 있다. 걱정이 있으면 웃을 수 없으며 이 때문에 병은 더욱 깊어진다. 걱정을 분석한 다음과 같은 글이 있다. ❶ 절대 오지 않는 사건에 대한 걱정 40%, ❷ 이미 터진 사건에 대한 걱정 30% ❸ 신경 쓸 일 아닌 작은 것에 대한 걱정 22% ❹ 바꿀 수 없는 사건에 대한 걱정 4% ❺ 해결해야 할 진짜 사건에 대한 걱정 4%

즉, 우리를 얽매는 걱정의 96%는 쓸데없는 걱정이라는 것이다.

걱정과 스트레스 건너뛰기

- 날마다 '내가 가진 삶의 축복'을 헤아려본다.
- 한 손은 사랑, 한 손은 용서를 들고 산다.
- 나 자신을 칭찬하며, 낙천적으로 산다.
- 단순하게 살고 사색하며, 편한 마음으로 쉬고 즐긴다.
- 늘 미소 짓고, 웃으려고 노력한다.
- 긴장을 푸는 법을 익힌다.
- 1주일에 서너 번은 땀을 내며 운동한다.

암도 물리치는 웃음

몸에는 교감신경과 부교감신경이 있는데, 놀람, 불안, 초조, 짜증은 교감신경을 예민하게 하여 심장을 상하게 한다. 반면 웃음은 부교감신경을 자극해 긴장을 풀어주고, 혈액순환을 도와주어 몸을 편하게 해준다.

웃음은 병균을 막는 '인터페론 감마'의 분비를 늘려 바이러스 저항력을 키워주며 세포 증식에 도움을 준다. 웃으면 천연진통제인 '엔돌핀'이 나와 면역체계와 소화기관을 안정시키며 병에 대한 저항력도 길러준다.

미국의 리버트 박사는 "웃는 사람의 피를 분석하면 종양세포를 공격하는 '킬러세포(killer cell)'가 많이 생겨 있음을 알 수 있다"고 밝혔다. 웃음이 면역력을 높여 감염병은 물론 성인병을 막아준다는 것이다. 미국의 프라이 박사는 크게 웃을 때 몸의 650개 근육 중 231개가 움직여 많은 에너지를 써서 1분 웃으면 10분의 운동효과가 있다고 한다.

웃음은 최고의 스트레스 해소책이자 예방주사이니 배꼽을 잡고 크게 웃는 게 좋다. 배가 아플 때까지, 눈물이 날 때까지 웃고 나면 후련해진다. 일부러라도 웃으려고 노력하라.

웃음의 효과

❶ 엔돌핀이나 엔케팔린 같은 천연 진통제가 나와 통증을 줄여준다.
❷ 부신에서 통증과 신경통과 같은 염증을 낫게 하는 물질이 나온다.
❸ 동맥이 이완되어 혈액순환이 좋아지고 혈압이 낮아져 뇌졸중의 원인인 순환계 질병을 막아준다.
❹ 긴장을 풀어주어 스트레스와 분노를 삭이고, 심장마비를 막는다.
❺ 혈액의 스트레스호르몬인 코티졸의 양을 줄여준다.
❻ 심장 박동수를 높여 혈액순환을 돕고 근육에 영향을 미친다.
❼ 맥박을 늘리고 혈액에 더 많은 산소를 공급한다.
❽ 근육에 운동을 한 것 같은 효과를 준다.

잃어버린 웃음을 찾아라!

웃음보는 표면적 $4cm^2$, 왼쪽 전두엽의 아래와 뇌중간 윗부분이 겹치는 영역으로 이성적 판단을 맡는 이마엽과 감정을 맡는 변연계가 만나는 곳이며, 신경전달물질인 '도파민'이 가득 차 있다고 한다.

한 통계에 따르면 어린이는 하루 약 400번을 웃는데, 어른은 하루 6번 웃는다고 한다. 누구나 웃고 싶은 잠재의식이 있는데 어른들은 그것을 드러내지 못할 뿐이며, 기회만 있으면 그 능력을 발휘해 행복과 건강을 찾을 수 있다고 한다. 웃고 싶을 때 남을 의식하지 말고 마음껏 웃자. 늘 '즐겁고 행복했을 때'를 생각해보는 것이 필요하다. 행복했을 때 무엇을 하고 있었는가, 어디에 있었는가, 누구와 함께 있었는가를 떠올리면서 현재의 생활에서 그런 느낌과 행복감을 찾아가야 한다. 웃고, 춤추고 노래하며(영가무도 靈歌舞蹈) 이웃과 어울려 살면 그 신통방통한 힘 때문에 병은 멀리 도망가버리고 만다.

웃음천국을 위한 발상의 전환

웃음은 분위기를 밝게 해 부드러운 관계를 만들어주고 마음의 여유를 준다. 낙천적으로 생각하고, 일이 안 되면 운명으로 돌리며 좋은 쪽으로 생각한다. 웃고 살려고 노력한다는 것은 관성을 거스르는 역발상의 지혜다. 늘 긍정성을 찾아 행복을 '맞이하는' 것이다. 웃음발전소가 되면 건강은 따라온다.

- 스트레스의 뿌리인 욕심을 버리면 세상이 즐거워진다.
- 항상 나보다 못한 사람을 생각한다. 위를 보고 비교하면 불행의 문이 열리며, 낮은 곳을 보면 행복의 문이 열린다.
- 우습거나 즐거운 장면을 늘 떠올린다. 자꾸 웃다보면 웃음이 '내것'이 된다.
- 방송, 신문, 책 등에서 유머를 찾고, 웃음노트를 적어둔다.
- 장난기 있게 살며, 유머로 사람들을 웃기며 나도 웃는다.
- 즐거운 자리, 잘 웃는 사람들과 어울린다.
- 거울을 보며 억지로라도 웃는 연습을 한다.

웃음 십계명

① 항상 웃어라(억지로라도 웃으라).
② 함께 웃어라(즐거움이 배가 된다).
③ 힘들 때 더 웃으려고 노력하라(이기는 힘이 나온다).
④ 마음까지 웃어라.
⑤ 꿈을 이뤘을 때를 상상하며 웃어라.
⑥ 시간을 정해놓고 웃어라.
⑦ 즐거운 생각을 하며 웃어라.
⑧ 일어나자마자 웃어라(자기 전에도 웃으라).
⑨ 웃고 또 웃어라(길게 웃으라).
⑩ 크게 웃어라(배아프고, 눈물나고, 손바닥 터지도록 웃으라).

- 당신은 웃을 때 가장 아름답다. – 칼 조세프 쿠쉘 –
- 행복하기 때문에 웃는 것이 아니고 웃기 때문에 행복하다.
  – 윌리엄 제임스 –

7. 마음 다스리기와 명상

스트레스는 건강의 가장 큰 적이다. 따라서 스트레스를 잘 조절하거나 떨쳐버리는 방법을 알아야 한다. 마음을 다스리는데서 한 방법을 찾을 수 있다.

우리는 사는 데 쫓겨 나를 돌아보는데 소홀하다. 몸과 마음이 세상에만 쏠려 있으면 세상의 노예가 되며 자신이 주인임을 잊어버리고 만다. 세상의 주인은 '지금 여기 있는 나'이므로 나를 찾는 여행을 해야 한다. 그 여행을 하다 보면 지금껏 '나'라고 알고 있던 것이 '참 나'가 아니라는 것을 깨닫게 된다. 대상에 얽매이거나 울타리에 갇혀 있는 것은 '참 나'가 아니다. 상황과 조건이 달라지면 바뀌고 버려야 하는 가짜에 불과하다. 가짜인 나를 버리지 못하는 것이 병든 상태이다. 흐르는 것을 가두고, 변하는 것을 변하지 못하게 하는 상태가 병이다. 몸이나 마음이 어느 한 상황에 매달려 있으면 병이 든 것이고, 그때의 나는 참 나가 아닌 것이다. 존재의 참 모습은 흐름과 변화 속에 있다. 함께 존재하기 때문에 흐름과 변화 그 자체이기도 하다. 참 나는 살아 있는 나다. 흐름과 변화를 무시하고 몸과 마음을 고정시킨 모습은 가짜이고, 몸과 마음의 흐름을 받아들이면서 변하는 모습이 진짜다. 내가 처한 상황, 벽를 쳐놓고 살아온 몸과 마음을 남김 없이 버리는 것이다. 다 버리고 부순 뒤에도 없어지지 않고 남아 있는 것, 그것이 참 나이다.

정성이 지극하면 하늘도 울린다. 정성이란 '작용 에너지'로, 지극(至極)하면 공명이 잘 이루어진다. 참 나를 만나기 위해서는 그동안 나라고 알고 있었던 것을 버려야 한다. 그러면 내가 만든 세상이 버려진다.

지금 내가 걸어가고 있다는 사실이 중요하다. 그것이 道이다. 모든 여행은 내가 걷고 있는 길道에서 시작한다. 모순이지만 道에는 지금 내가 길을 걸어가고 있다는 진실이 있다. 내가 없으면 道가 없고, 내가 걷지 않으면 道는 내 것이 아니다. 몸을 이해하려면 몸 밖으로 걸어 나오고, 마음을 이해하려면 마음 밖으로 나와야 한다. 명상과 참선은 몸의 움직임을 묶어두면서 바쁘게 돌아다니는 마음을 한 곳으로 향하게 한다. 바쁘게 흘러가는 생활에 쉼표를 찍으면서 몸과 마음을 닦는 방법이다. 세상과 내가 함께하는 것이다.

내면세계를 여행하면 수 많은 나를 만나게 된다. 내 마음 한 조각, 말 한마디, 행동 하나가 우주를 만들었고 우주의 마음 한 조각, 말 한마디, 행동 하나가 나를 만들었다. 내 안에 우주가 있고, 우주가 곧 나다. 지금의 나는 무엇인가가 반복해 되풀이되어서 있는 것이다. 반성이란 세상과 인연을 맺으며 살아가는 나를 거울에 비춰보는 일이다.

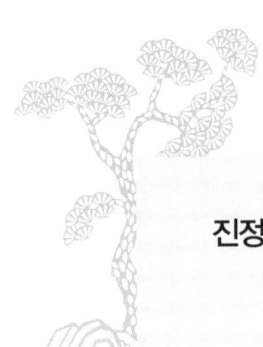

진정한 사랑의 눈으로 보는 법

틱 낫한

- 내면에서 사랑의 에너지가 강해질 때 우리는 그것을 사방에 존재하는 모든 이들에게 보낼 수 있다. 우리의 사랑은 천천히 만들어져 세계 전체를 감싸는 소리나 빛의 파장 혹은 청결한 흰구름 같은 것으로 상상할 수 있다.

- 참된 구름은 비를 낳는다. 소리와 빛이 모든 곳에 스며들듯 우리의 사랑 또한 그래야 하는 것이다. 실제로 다른 이들을 대할 때 우리 마음에 사랑이 깃들여 있는지를 지켜 보아야 한다. 앉아서 사랑의 명상을 하는 것은 단지 시작에 지나지 않는다. 그러나 그것은 중요한 시작이다. 우리는 조용히 앉아 우리 자신의 내면을 깊숙이 들여다본다.

- 수행을 쌓아가다 보면 자연히 사랑의 에너지가 늘어나 모든 것을 수용하고 모든 것을 포용하는 상태에 이르게 된다. 사랑의 눈으로 세상을 보는 법을 터득하면 마음에서 분노와 미움을 비워낼 수 있다.

- 우리 안에 분노나 미움 같은 부정적인 마음의 구조가 존재하는 한 사랑은 불완전할 것일 수 밖에 없다. 때로 우리는 스스로가 다른 사람들을 이해하고 받아들인다고 생각할 수 있다. 그러나 우리는 아직 그들을 완전히 사랑하지는 못하는 것이다.

- 사방팔방에 존재하는 모든 생명체들이 행복하기를 바랄 때 우리 마음속에서는 사랑하고자 하는 마음이 생겨난다. 이와 같은 사랑에 대한 욕구는 우리의 감정과 지각,정신구조와 의식속으로 스며들어 모든 행동과 말, 그밖의 다른 정신적 활동에 그 뚜렷한 징후를 보이게 된다.

- 의식으로 충만한 상태는 우리로 하여금 스스로의 육체와 감정,지각 정신구조,그리고 의식을 깊이 들여다볼 수 있게 해주는 에너지이다. 그것은 우리가 정말 필요로 하는 것이 무엇인지 확실히 보게 해 고통과 번뇌의 바다에 빠지지 않게 해 준다.

- 말과 행동은 의지의 열매이며, 그렇기 때문에 의지에 사랑이 스며들게 되면 우리가 하는 말과 행동 또한 사랑으로 충만해진다. 그러면 고통과 번뇌에서 놓여나며 행복을 가져다 주는 긍정적이고 애정어린 말과 행동만을 하게 되는 것이다.

8. 숯 건강법

조상들은 왜 간장을 담그거나 자식을 낳았을 때 금줄에 숯을 걸어두었을까? 숯은 강한 흡수성과 흡착성을 지니고 있어 불순물을 빨아들이는데 탁월한 효과를 냈으며, 냄새를 없애주고 탁월한 해독작용을 가진 건강식품이다. 숯(숫)처녀, 숯총각에서 보듯 순결함의 대명사이다.

숯은 음이온을 높여 부교감신경에 영향을 주어 기분을 안정시키고 긴장을 풀어준다. 풍부한 미네랄성분이 물 입자를 작게 하여 물을 정화시키며 음이온을 만들어 혈액순환과 신진대사 촉진, 세포기능 활성화, 생육촉진 작용, 물 분자의 활성화 및 숙성 등을 한다. 히포크라테스가 간질, 현기증, 빈혈, 탄저병 등의 치료에 숯을 썼다는 기록이 있고, 동양에서는 숯을 약으로 썼고, 여러 약재를 탄화(炭火)시켜 쓰기도 했다.

숯가루는 아주 작은 입자로 된 입방체로 수많은 작은 구멍이 있는데 이 구멍들이 장안에서 부패하는 단백질 찌꺼기와 지방 알갱이를 흡착시키고 농약과 중금속을 빨아들인다. 또 색소나 식품첨가제를 없애고 인공조미료 등을 흡착시켜 내장을 말끔하게 청소한다. 숯은 몸의 독성을 없애주므로 독을 처리하는 기관인 간장과 신장의 기능을 향상시켜 준다. 간장과 신장의 부담을 덜어 피로를 없애고 간과 신장의 기능 회복에 도움을 준다. 숯가루는 속이 더부룩하고 복부팽만감과 함께 입냄새가 심한 증상, 소화기질환에 좋다. 숯가루가 숙변을 제거해 주기 때문에 장의 활동이 좋아지고 머리가 맑아지는 것이다.

숯의 약효를 종합하면, ▲소화관의 기능을 조절한다. ▲간 기능을 도와준다. ▲각종 염증과 발열에 효과를 보인다. ▲독소의 해독작용이 탁월하다. ▲지혈·진통 작용이 있다. 숯가루는 먹는 것 뿐만 아니라 외상이나 염증, 피부의 독소 해결에도 아주 좋다. 외용할 때는 밀가루나 녹말로 반죽하여 얇은 천 위에 붙여야 피부에 검정이 남지 않고 좋다. 건강한 사람은 하루 약 10g 정도를 아침이나 저녁에 먹으면 좋다. 독이나 약의 해독에는 약물의 10배 정도를 먹으면 효과가 좋다. 식용 숯은 꼭 재래종 소나무, 참나무, 매화, 대나무, 뽕나무로 만든 것을 최고로 쳤다. 외부용으로 제작된 것은 먹지 않아야 한다. 오염된 물이라도 숯을 담궈쓰면 좋고, 냉장고 냄새제거 등 고루 쓸 수 있는 집안의 필수 건강도우미가 바로 숯이다.

건강음식 만들기

1. 좋은 물 만들어 먹는 법

 살아있는 물은 천연 잿물로 만든 항아리(20L)에 맥반석 1.5kg을 넣고, 소나무, 참나무, 대나무숯 중 하나를 200g~300g 넣어주고, 질좋은 구운 소금을 30g~40g 넣으면 마실 수 있다. 이렇게 만들어 먹는 물은 3~5년을 두어도 상하지 않는다. 어떤 좋은 차도 생수만 못하다.

 지구상의 생명체는 삶의 원천을 물에 의지하고 있다. 최초의 생명체는 바다에서 생겨났고, 사람도 어머니의 양수에서 형성되어 모습을 갖추며 몸의 70~80%도 물이다. 사먹는 물이나 정수기 물은 증류수이며, 가장 좋은 물은 풀뿌리나 나무뿌리, 흙으로부터 정화되어 흐르는 물(지표수)이다. 다음으로 좋은 물은 지하수이며 150m 이하에서 끌어 올려야 중금속, 농약 등의 영향을 받지 않는다. 세번째는 수돗물이다.

※ **항아리** : 항아리는 흙으로 만들어지며 자연에서 얻어진 순수한 무공해유약과 맥반석을 씀으로써 독을 빨아들이거나 정화하는 방부 역할을 하며 음식물을 자연 발효시켜 맛과 신선도를 오래 유지시키는 최상의 기물(器物)이다. 무공해 유약은 솔잎재와 부엽토 또는 콩대재 등을 일정비율로 섞어 이 재료를 물에 섞어 체에 걸러내 가라앉힌 잿물유약이다. 1200℃로 10시간 동안 소성(燒成)작업을 끝낸 옹기는 고온에서 생긴 수없이 많은 미세한 구멍들을 통해 바깥

공기를 빨아들이기도 하고 내부의 습기 등을 선택적으로 내보내기도 한다. 전통 옹기는 환경호르몬 걱정이 없으며 중금속 해독이 뛰어나고 유산균이 살아있는 김치를 만들어 준다. 자연 환원성인 토화현상을 일으켜 환경에도 좋다.

※ **맥반석의 효능** : 맥반석을 물에 넣으면 약알칼리화시켜 물의 자기 조절 작용을 도우며 물속의 해로운 세균이나 해로운 물질 등을 분해한다. 또 구멍이 매우 많아 중금속을 빨아들이는데 0.1ppm의 수은용액에 10%의 맥반석을 넣으면 4시간 뒤 85%를 빨아들인다고 한다. 대부분의 암석은 미네랄을 일부 가지고 있지만 맥반석은 밝혀진 것만 25,000종의 미네랄을 머금고 있다고 한다. 산소를 지속적으로 공급하는 기능이 있으며 중금속 이온과 강력한 이온교환능력이 있어 해로운 금속제거제로 폐수처리공장 등에서 쓰이며, 냄새를 없애는 강한 효과를 보인다.

※ **소금의 효능** : 소금은 독과 약을 함께 가지고 있다. 정제소금(화학나트륨 99%)과 천일염을 1000℃의 불에 구워 불순물을 없앤 소금을 혼동하면 안 된다. 염분은 혈관벽에 붙어있는 광물질을 없애고 혈관이 굳는 것을 막아주며, 장의 유동성(流動性)을 높여주고 소화액 분비를 도와 장의 이상발효를 막아준다. 신진대사를 촉진하며 혈관정화를 통해 적혈구 생성을 도와준다. 위장, 신장, 심장의 기능을 강화시키고 해독, 살균, 해열, 지혈작용도 한다.

2. 메주 빚기

메주콩은 가을에 나오는 청대콩이 여물어 노랗게 된 것이며, 반드시 국산 햇콩이라야 장맛이 좋다.

메주 모양내기

삶은 콩을 대바구니에 받쳐서 물기를 빼고 밀과 함께 찧은 뒤 메주로 만든다. 밀 15%~20%를 반드시 넣어야 메주가 달고 맛이 좋으며 발효가 잘 되어 해로운 검은곰팡이가 피지 않고 이로운 흰곰팡이가 많이 핀다. 밀은 삶기 전에 콩보다 4시간 이상 먼저 물에 담가둬야 한다.

콩 쪽이 드문드문 보일 정도까지 찧어 같은 크기로 덩어리를 만든다. 메주 모양은 틀이 정해진 것이 아니어서 집안마다 다르다. 손으로 뭉쳐 만들거나 나무틀에 넣어 모양을 만들어 널빤지나 볏짚 위에서 물기를 말린다. 보통 메주콩 1되로 2~3개 정도를 만드는데, 가운데는 약간 편편하고 얇게 빚어야 세균 번식이 활발해진다.

먼저 며칠간 방에 그대로 두어 표면이 꾸덕꾸덕해질 때까지 말린다. 겉면이 마르지 않은 상태에서 세균이 번식하면 해로운 곰팡이가 번식하여 독소를 만들 수 있으므로 27~30℃의 실온에서 3일 정도 말려 겉면의 수분을 없애는 것이 중요하다.

겉면이 굳으면 온돌방에 불을 따뜻하게 때서 잘 뜨게 한다. 대개 27~28℃ 정도의 실온에 2주 정도 두면 표면에 곰팡이가 고루 덮인다. 이때 좋은 곰팡이가 피어야 하는데 온도가 너무 높거나 습기가 많으면 잡균이 생겨 메주가 썩어 장맛을 그르치게 된다. 곰팡이는 하얀 곰팡이가 떠야 하며, 검거나 푸르면 해로운 곰팡이로 좋지 않다. 곰팡이가 생기면 진득한 진도 나오므로 밖에 내놓아 가끔 말린다. 알맞게 뜨면 볏짚을 열십자로 묶어 방안에 매달아 놓고 말린다. 이른 봄이 되면 꺼내 햇볕에 쬐어 바싹 말린다.

3. 간장 담그기

입춘이 지난 정월(음력)에 말, 소, 토끼, 염소날을 택해 장을 담근다.

❶ 잘 뜬 메주를 먼지를 털어내고 흐르는 물에 재빨리 솔로 문질러 씻어 건진다. 씻은 메주는 물기를 빼고 햇볕에 2~3일간 바싹 말린다.
❷ 물에 구운소금을 풀어놓아 2~3일쯤 두어 침전물이 바닥에 충분히 가라앉도록 한다. 항아리에 메주를 차곡차곡 담은 다음 소금물의 웃물만 떠서 붓는다.
❸ 메주가 떴다가 가라앉으면 간이 싱거우므로 소금을 더 넣는다. 유정란계란을 장독에 넣어 500원 동전만큼 물위로 떠오르게 하여 간을 맞춘다. 소금물은 독에 가득

채운다. 물위로 나온 메주에 소금을 한 줌씩 뿌려 준다.
❹ 간장항아리에 숯, 빨간고추, 대잎을 띄워 놓으면 산막효소의 해로운 물질이 제거되고 아미노산, 맥아당, 포도당 등의 효모와 젖산균이 만든 알콜과 젖산이 함유되어 좋은 향과 맛이 난다.
❺ 90일 정도 숙성시킨 다음 메주와 즙액을 나눈다.
❻ 항아리를 망사로 씌워 이물질이 들어가지 않게 한 다음 햇볕이 좋은 날 볕을 쬐면서 숙성시킨다. 볕을 쬐면서 숙성시키는 기간은 보통 30~50일 정도이다.

한 집의 음식 맛은 장맛이 좌우할만큼 간장은 중요성이 크다. 간장은 절대 달여서는 안 된다. 어머니들은 장독대를 칠성당으로 여기고 정화수를 떠놓고 가정의 행운과 장맛이 좋아지기를 기도하였다. 집집마다 씨간장이 있어서 대대로 고유의 장맛을 이어왔다.

4. 된장 만들기

재래식 장 담그는 법은 메주를 소금물에 넣어 한 번에 간장과 된장을 얻는 방법으로 비교적 간단하다. 즙액을 따로 모은 간장을 빼고 남은 것이 된장이다. 메주를 넣고 100일이 지나 장이 숙성되면 위에 떠 있는 메주와 바닥에 가라앉은 메주를 긁어모아 합하여 고루 섞는다. 콩 조각이 드문드문 보여도 상관없다. 간이 싱거우면 소금을 조금 섞는다.
항아리는 미리 씻어서 바싹 말리고, 밑바닥에 구운소금을 약간 뿌린 후 된장을 담고 위에서 꾹꾹 눌러 준다. 반드시 위에 구운소금을 얹어서 항아리 뚜껑을 덮어둔다. 맑은 날에는 뚜껑을 열어 햇볕을 쬐면서 한 달 정도 두면 숙성하면 맛이 든다. 된장은 너무 오래 두면 짜지고 단단하게 굳는데, 이때 콩 삶은 물이나 순두부물을 부으면 촉촉해진다.
된장에는 반쯤 익은 고추, 들깻잎, 오이, 무, 감, 더덕 등을 박아두어 한 달이 지난 뒤 장아찌로 먹으면 매우 좋다.

5. 청국장 만들기

청국장은 콩을 삶아 질그릇에 담고 짚으로 싸서 따뜻한 방에 둔다. 그러면 납두균이 번식하여 진이 생기게 된다. 볏짚이 지닌 균의 활성이 좋고 나쁨에 따라 맛이 달라진다. 콩이 잘 떴으면 마늘·생강·고춧가루·소금 등을 섞고 조금 찧어 두었다가 필요할 때 쓴다.

청국장은 1760년 유중임(柳重臨)의 ≪증보산림경제≫에서 처음 보인다. "햇콩 한 말을 가려서 삶은 뒤에 가마니 등에 쟁이고, 온돌에서 3일간 띄워 실(絲)이 생기면 따로 콩 다섯 되를 볶아 껍질을 벗겨 가루내고 이를 소금물에 섞어 절구에 찧는다. 때때로 맛을 보며 소금을 더한다. 너무 짜면 다시 꺼내어 오이·동아·무 등을 사이사이에 넣고 입구를 봉하여 독을 묻어 일주일이 지나면 먹어도 된다"라고 하였다.

≪증보산림경제≫에는 청국장의 하나인 수시장(水豉醬)도 있다. 콩을 미적색이 되도록 볶아서 끓여 띄워 온돌 또는 종이봉지에 넣어서 말렸다가 때때로 꺼내어 물에 섞어 삶아서 소금을 넣어 먹는 법이다. 또는 실을 낸 콩에다 소금을 넣고 절구에 찧어 자기그릇에 넣었다가 아침저녁마다 숟가락으로 꺼내어 같은 분량의 감장(甘醬 : 단 간장)과 합쳐 다시 채소를 넣고 끓여 먹는 법이다.

6. 고추장 만들기

고추장은 가정에서 많이 먹는 전통식품으로, 된장과는 달리 콩을 주원료로 한 고추장메주와 쌀, 밀, 현미오곡조청, 고춧가루를 섞어 발효시킨 제품으로 세계에서 유례를 찾을 수 없는 독특한 전통 발효식품이다.

고추장메주 만들기
❶ 우리통밀 2kg, 우리콩 2kg, 찹쌀(5분도미) 2kg을 물에 담가 꼬박 하루를 불린다.
❷ 방앗간에 가서 가루로 만든 뒤 시루에 찐다. ❸ 시루에 찐 가루를 주먹보다 조금 크

게 둥글게 빚어서 짚을 깔아 따뜻한 볕에서 자주 뒤집어 주면서 띄운다.

음력 8월부터 말려서 음력 10~11월에 쓰는 것이 좋다.

고추장메주가루 만들기

말려놓은 고추장메주를 잘 털어서 쪼갤 수 있는 대로 쪼개어 절구에 조금씩 넣고 찧어 굵게 빻아 볕에 말렸다가 방앗간에서 곱게 갈아 체에 친 다음, 다시 볕에서 2~3일 동안 바람을 쐬어 냄새를 없앤다.

고춧가루 준비

고추를 수확하여 깨끗이 닦아 햇볕에 말린 태양초를 준비한 다음 꼭지를 따고 깨끗한 보자기에 넣어 말려서 곱게 빻는다.

고추장밥 만들기

10일간 담가둔 현미찹쌀, 밀, 수수, 보리를 그동안 담가놓았던 물로 밥을 짓는다. 10일 전 담가둔 물로 밥을 짓는 이유는 다된 고추장을 항아리에서 다른 곳으로 옮기면 부풀어 오르기 때문에 반드시 위와 같이 해야 한다.

고추장 섞기

고추장밥 2kg, 메주가루 1kg와 고춧가루 3kg 이상으로 섞어 항아리에 담아 집간장 500g을 붓고 볶은소금과 엿기름가루 1kg으로 간을 맞추고 그 위에 남은 메주가루나 볶은소금으로 덮어둔다. 한두 달 뒤 숙성되면 맛있는 고추장이 된다.

기호에 맞게 생강, 마늘, 홍합, 새우, 전복, 대추 등을 갈아서 곁들어 넣어도 좋고 매실엑기스나 포도주를 넣어 맛을 내기도 한다.

7. 매실 음식 만들기

매실농축액

매화는 추운 때 꽃을 피워 자태가 군자의 절개에 비유되어 사군자중 하나이다. 매실로 만든 음식은 주로 신맛을 이용하기 때문에 황매보다는 청매가 많이 쓰인다. 매실은 유기산이 많이 들어있을 뿐 아니라 극알칼리성으로 몸의 산성화를 막아준다. 칼슘은 장에서 흡수되기 어려운 성질이 있는데 구연산과 만나면 흡수율이 높아진다. 몸에 칼슘이 늘면 정서도 안정된다. 매실은 생식(生食)할 수 없어 절임, 농축액, 술 등을 만들어 쓴다. 절임은 김치나 단무지를 만들듯이 소금에 절여 분해되지 않은 비타민류와 무기염류를 자연상태로 섭취할 수 있는 특징이 있다.

매실농축액은 이질균, 포도상구균, 장티푸스균, 대장균의 증식을 막고, 복통과 식중독, 숙취에 특효이며 죽어가는 동물도 생명을 연장시킬 수 있다.

만드는 시기는 6월 1일부터 6월 25일 사이가 좋은데, ❶ 크기에 상관없이 흠집이 없는 청매를 골라 잘 씻은 다음 물기를 뺀다. ❷ 강판에 갈거나 절구통에 찧어 씨를 골라낸 다음(씨는 독성이 강하므로 반드시 빼내야 한다, 또한 임신부나 신생아에게 치명적인 해악을 준다) 과육만을 갈아 즙을 만든다. ❸ 즙을 스테인리스 냄비에 약한 불로 천천히 48시간 정도 저어가며 구운 소금을 1% 정도 넣어 졸인다. 저어주지 않으면 눌어서 타버리게 되니 주의해야 한다. 녹색의 즙이 끈적한 흑갈색의 액체가 되면 다 된 것이다. 뜨거운 상태로 삶은 병에 넣어 식힌 뒤 밀폐시켜 보관한다.

마실 때는 생수 200ml에 매실농축액 3g을 넣고, 신맛을 없애기 위해 오곡조청이나 산야채효소를 조금 섞어 마신다. 매일 꾸준히 마시면 암, 고지질, 동맥경화, 만성병과 식중독에 효과가 있다.

매실장아찌

청매실을 알이 굵은 것으로 6월 1일~25일 사이에 준비한다. 매실을 깨끗이 씻어 물기를 뺀 뒤 6~8등분한다. 씨를 도려낸 매실을 한 켜 놓고 유기농설탕을 한 켜 놓는 것을 반복하여 항아리에 담는다. 맨 위는 설탕을 두껍게 덮는다. 매실과 설탕의 비율은

1:1.3으로 한다. 설탕이 적으면 매실이 물러지는 경우가 있으므로 양을 잘 조절한다.

두 달 뒤 매실은 건져내는데 남은 물은 매실차로 마시면 숙취제거나 기력회복에 좋다. 건져낸 매실은 항아리에 담고 집간장을 매실이 잠기도록 붓고 한 달간 숙성시킨 뒤 먹는다. 매실을 담가놓았던 간장은 양념에 활용하면 특효약이다.

또한 씨를 뺀 매실청을 설탕을 넣어 숙성시켜 EM활성액을 알맞게 넣어 6개월~1년 넣어두면 매실식초를 만들 수 있다.

8. 감식초 만들기

감은 가을 과일의 백미로 꼽힌다. 맛뿐만 아니라 약성이 뛰어나고 체질에 관계없이 모든 사람에게 이롭기 때문이다. 감의 약성은 비타민C와 탄닌산으로부터 온다. 비타민C는 세포조직을 튼튼하게 해주는 콜라겐(Collagen) 합성에 관여해 괴혈병을 막아주어 면역력을 높여 준다. 탄닌산은 점막 표면조직의 수렴작용으로 배탈과 설사를 멎게 하며 출혈을 억제한다.

식초는 과실식초, 곡물식초, 주정식초로 나누는데 곡식초는 쌀, 보리(맥아), 옥수수, 술지게미 같은 곡식을 원료로 한 것이며 과실초는 포도주, 사과, 살구, 감 등의 과실을 원료로 한 것이다. 그중에서 감식초가 으뜸이라 할 수 있다.

만드는 방법

잘 익은 감을 깨끗이 씻어 물기를 뺀다. 천연유약으로 만든 항아리에 감을 꼭지를 따지 않은 채 넣은 뒤 감식초 원액과 소금 1%을 넣는다. 입구를 무명베나 삼베 등 공기가 통하는 천으로 덮은 뒤 고무줄로 묶어 통풍이 잘 되는 서늘한 곳에 둔다. 섭씨 20도~23도에서 6개월간 익힌 뒤 찌꺼기를 건져내고 다시 6개월간 숙성시킨다. 감식초는 오래 숙성시킬수록 좋다.

감식초는 천연구연산 및 비타민C가 많아 세포를 튼튼하게 함으로써 면역력을 키워 준다. 살균작용이 강하여 꾸준히 먹으면 소화, 배설기능이 원활해져 체질을 바꿀 수 있고, 모든 병에 좋다.

　감식초는 양념으로도 널리 쓰인다. 고기나 생선을 굽거나 탕, 조림을 만들 때, 초장을 만들 때, 모든 음식에 식초를 곁들이면 좋다. 생수 100cc에 감식초 20cc를 넣어 빈 속에 마시면 건강유지에 매우 좋다.

9. 천혜(天惠)의 음식, 산야초효소

　하늘의 기운과 땅의 기운을 머금어 자라는 식물들은 사람의 원기와 정기를 도와주는 특유의 효소라 할 수 있다. 산야초효소는 높은 영양소들이 들어 있고, 현대인들에게 부족하기 쉬운 여러 비타민과 효소, 무기질, 온갖 미네랄 등이 풍부하다. 당분이 필요한 음식물에는 산야초효소 이상 좋은 것이 없다.

　사계절 생산된 식물은 목화토금수(木火土金水)의 오행(五行), 청적황백흑(靑赤黃白黑) 오색(五色), 산고감신함(酸苦甘辛鹹)의 오미(五味)로 이루어져 건강에 이로운 음식이 되며, 저혈당, 호흡장애, 심부전증, 경련, 소화 등에 원기를 북돋아주는 명약이다.

　선현들은 엿기름이나 벌꿀로 발효시켜 가정에서 상비약으로 써 왔다. 재배채소보다 몇 배 영양이 뛰어난 산과 들, 바다에서 사철 자라는 식물들을 음력 2월에서 11월까지 꽃부터 뿌리, 잎, 줄기, 껍질, 열매, 어린순, 과실, 갖은 해조류 등 약성과 독성을 가리지 않고 뜯되 7가지의 순(죽순, 솔순, 싸리나무순, 명감나무순, 칡순, 찔레순, 뽕나무순)은 반드시 들어가야 한다.

　채취한 풀은 잘 씻어 물기 없이 말린 다음, 반드시 유기농설탕을 써서 1:1비율로 섞어 항아리에 저장하는데 18~22도를 유지해야 한다. 이때 간수를 뺀 구운 소금과 EM 활성액을 1~2%정도 넣어준다. 다음해 5월에 찌꺼기를 걸러내고, 다시 1년 동안 숙성을 시킨다. 4계절의 음식이 조화를 이룰 때 특유의 약성을 발휘한다.

　효소와 물을 3:7로 섞어 마시면 어떤 차보다도 효과가 뛰어나며, 여러 음식에 식초 대신 쓸 수 있는데 이때는 물을 섞지 않아도 된다.

　고층 건물이나 아파트에서는 산야초효소가 발효되지 않으며, 어떤 식물이든 아무리 좋아도 한 가지만을 먹는 것은 독성을 남긴다. 사철 나오는 식물을 발효시키면 독성은 중화되고 약성이 올라간다.

약 공해시대에 효소는 생명을 이어가는 에너지의 근원이며, 자연치유력을 강화시켜 건강에 큰 도움을 준다. 어지럼증이나 두통, 저혈당, 피로회복에 좋다.

10. 신비한 명약, 죽염(竹鹽)과 소금 바로 쓰기

죽염

죽염은 간단하게 설명하면 대나무통에 천일염을 넣고 가마에서 아홉 번 반복하여 고열로 구워낸 가공 소금이다.

오랜 역사와 뛰어난 전통문화생활을 가진 배달민족으로서 조상들은 수천 년 전부터 동방목기(東方木氣)를 지닌 대나무, 남방화기(南方火氣)를 가진 소나무, 중앙토기(中央土氣)를 가진 황토, 서방금기(西方金氣)를 가진 소금, 북방수기(北方水氣)를 가진 물 등, 오행의 재료로 소금이 가지고 있는 독성(毒性)을 없애고 약성(藥性)을 높이고자 아홉 번을 구워서(九燒九炙) 법제(法製)하여 발효, 방부, 살균, 해독, 소염, 조혈, 생신, 소화, 배설, 미각 등 효능을 지닌 신비한 명약으로 써 왔다.

건강을 위해서는 한 손에는 죽염을 들고 하루 8~10g 이상을 5번으로 나누어 먹고, 한 손에는 물병을 들고 하루 2.5L 이상 자주 마셔주어야 한다. 죽염은 상업용으로 만들 수 없으나 판매되는 죽염 중에는 대량 생산하여 사욕을 채우는 사람도 있으니 잘 선택해야 한다.

소금 바로쓰기

소금을 알면 건강을 지키고 밝은 세상 대자연의 이치를 알게 된다. 모든 생명체는 소금이 없이는 생명활동을 해나갈 수 없기 때문이다.

우리나라 서해안 천일염은 프랑스의 게랑드 소금이나 호주 레이크 소금보다 유기미네랄이 더 많고 나트륨 함유량도 적어 세계적으로 가장 우수한 소금이다.

그러나 아무리 좋은 소금이라도 양념이나 음식에 쓰려면 소금이 머금고 있는 나트륨이나 핵비소 등과 같은 해로운 물질을 중화해서 써야 한다.

소금은 만든 시기에 따라 봄, 여름, 가을 소금으로 나눌 수 있다. 그런데 바닷물의 경도(硬度)가 낮은 여름 소금만 식용으로 쓸 수 있다.

밥을 하거나 물을 정화할 때, 음식을 조리할 때 반드시 소금 1%를 넣어야 한다. 특히 밥을 지을 때 소금을 넣으면 찰지고, 굳거나 쉬지 않으면서 맛을 더욱 좋게 한다. 무엇보다 소금이 아니면 간장, 된장, 고추장, 장아찌, 젓갈류 등 모든 음식물을 발효시킬 수 없고 지속적으로 보존할 수 없다. 그래서 옛날부터 음식을 오래 저장하기 위해 염장법(鹽藏法)을 써 왔다. 소금은 썩지 않는 성질을 가지고 있어서 균의 활동을 막지만, 이로운 유산균은 소금에 강하기 때문에 소금을 뿌리면 다른 균들은 죽고 그것만이 남아 그 숫자가 늘어나게 된다. 유산균은 '박테리오신'이라는 물질을 만들어 나쁜 균을 물리치고 발효시켜 음식을 아주 오랫동안 보관할 수 있게 한다.

구운 소금으로 아침, 저녁 이만 닦아도 위궤양, 식도염, 기관지 천식, 갑상선기능저하·기능항진 등에 걸리지 않으며 소금으로 이를 닦으면 물을 많이 먹게 되어 신진대사가 잘 되는 효과도 본다. 잇몸에 염증이 생기지 않으며 이를 튼튼하게 해서 치과에 갈 일이 없게 된다. 간염, 고혈압, 당뇨나 염증에도 걸리지 않는다. 소금이 아니면 염증을 잡지 못한다. 소금 없이는 모든 질병을 다스릴 수 없다.

11. 비타민C의 보고(寶庫), 감잎차

비타민C가 많은 감잎차는 쉽게 만들어 마실 수 있다. 어떤 차보다도 필요하고 좋은 차이다. 하루 서너 잔 정도 마시는 것이 좋다.

감잎차 만드는 법

❶ 따는 때 : 음력으로 6월에서 7월이 좋다. ❷ 말리기 : 감잎은 열성이 강하므로 겹

쳐서 말리면 뜨게 되어 약효가 줄고, 실에 꿰어서 그늘에서 말린다. 맑은 날은 2일 정도, 비가 올 땐 3일 쯤 말린 후 주맥을 떼어내고 3mm 이하로 잘게 썬다. ❸ 찌는 법 : 솥에 물을 붓고 끓인 뒤 채반을 올려놓고 증기로 1분 30초를 찐 뒤 꺼내서 30초 정도 식혔다 다시 1분 30초를 찐다. 3cm정도로 펴서 찐다. ❹ 보관 : 쇠그릇과 습기를 피하고 비닐에 넣어 창호지로 싸서 둔다. ❺ 차 만들기 : 생수를 60℃~70℃ 정도로 데운 뒤 10~20분 정도 우려서 마신다. 2번, 3번까지 우려 마셔도 된다. 물 1L에 10g 정도가 좋다. 감잎차만 너무 마시면 변비와 산소 부족이 걱정되므로 생수를 같이 마신다.

12. 유익한 미생물 활성액(EM) 만들기와 활용

사람의 몸에는 약 천조 마리의 미생물들이 제각각 역할과 작용을 펼치고 있다. 세포가 자체로서 자기복제를 할 수 있는 최소 단위의 생명체라면 미생물은 그 숫자가 세포의 10배가 넘고, 그야말로 미세한 생물단위로서 몸 안의 생리적 환경과 조건에 따라 증식과 감소, 사멸과 번식을 반복하며 대사(代謝)에 결정적 역할과 기능을 하는 현재까지 밝혀진 최소 단위의 생물이다.

이 미생물들은 사람의 영혼이 선과 악으로 항상 긴장관계를 지속하고 있듯이 이로운 미생물과 해로운 미생물들이 긴장, 대립, 전쟁을 지속하며 그 결과에 따라 80%가 넘는 중간 미생물들이 이로운 역할과 해로운 역할을 넘나들면서 숙주들과 함께 공생·공존하고 있다. 몸 안, 특히 장내 미생물 생태계는 사람이 장만하는 먹을거리(음식)에 따라 크게 영향을 받는다. 따라서 농사와 밥상(음식)은 건강한 삶을 살아가는데 기본적이고 결정적 요인이라 해도 과언이 아니다.

사계절이 뚜렷하여 음과 양이 조화롭고, 땅과 바다의 기운이 어우러지는 우리나라는 발효음식의 종조국(宗祖國)으로 불리는 천혜(天惠)의 땅이라 할 수 있다. 발효음식은 하늘과 자연이 마련해 준 이로운 미생물의 보고라 할 수 있는데 조상들은 발효음식의 원조인 식초를 대대로 밥상의 씨(종자)처럼 보물단지로 여기며 보존시켜 왔다. 음식에는 식초가, 음료는 발효곡주인 막걸리가 장내 생태계의 균형을 맞춰 주는 우리 민족의 식문화를 대표하였던 것이다.

일제 36년과 무분별한 서구문화의 유입과 확산으로 전통 발효음식이 밥상에서 사라져가고, 따라서 국민건강호는 좌초의 각도가 나날이 커지고 있다. 이러한 심각하고 절박한 상황에서 최근 발효음식에 대해 국민들의 관심이 커지고, 그 원조인 식초에 대한 소비욕구가 일어나고 있음은 다행스러운 일이라 할 수 있다.

최근 미생물 분야가 크게 발전하며 식품, 농사, 나아가 첨단 제조업에 까지 활용도가 높아지고 있다. 이러한 미생물을 활용하는 과정과 방법은 다양하지만 농사와 식품에 활용하는 일반적 방법과 과정은 대체로 활성액으로 만들어 쓰는데 그 과정은 아래와 같다.

재료

❶ 물 60L(❷~❻을 더한 총량임) ❷ 미생물원균(분말) 10g ❸ 당(미생물 먹이) : 조청 4L+산들해초 2L ❹ 소금(구운소금) 100g ❺ 현미추출액 2L ❻ 쌀뜨물 20L(또는 물 20L+곡물가루 일정량)

증식

발효기(폭기+온도, 37°C 유지)+교반기가 작동되는 기기로 72시간 발효증식.

숙성

15°C~20°C에서 1~3개월 숙성시켜 사용한다. 숙성시킨 활성액은 농사용과 식용으로 나뉘는데 식용에는 대체로 식용 당밀을 쓰고 농사용에는 농업용 당밀을 쓴다. 식용, 특히 음료용에는 당밀보다는 조청(산들해조청)을 쓰면 더 좋다.

활용

❶ 식품용 : 음료에 타서 마시면 훌륭한 유산균음료가 되는데 매실청이나 산들해초 등 여러 음료에 기호에 맞춰 적당량을 타서 마시면 된다. 또한 음식에 식초 대신 쓰거나 생활용으로 공기정화, 악취제거, 피부보호 등에 쓰고, 목욕할 때 일정한 양을 37°C 정도 물에 2~3시간 전에 타놓았다가 몸을 담그거나 목욕 후 농도를 높여 헹굼물로 쓰거

나 머리를 감은 뒤 헹굼물로 써도 좋다.

❷ 농사용으로는 작물이나 포장에 직접 뿌려주거나 축산용으로 현미추출액에 60~70% 수분함량으로 섞은 뒤 한 달간 숙성시키면 좋은 사료첨가제가 된다.

효능

유산균의 효능에 관해서는 객관적 비교평가가 가능할 정도로 연구가 구체적으로 이루어지고 있다. 종합병원의 약학이나 생명공학 분야에서도 과학적 혹은 임상적 근거로 제시되며, 장내 생태를 개선·복원시킴으로써 변비 개선, 장내 부패방지, 아토피, 염색체, 고혈압 개선, 콜레스테롤 감소, 우울증 등의 질병에 좋은 효과를 나타낸다. 그러나 안타깝게도 현행 식품위생법과 식품행정당국에서는 이러한 질병개선 효과를 인정하지 않고, 유산균의 기능을 유익균 증식, 유해균 억제, 배변활동 개선 등으로 한정하면서 유산균 제품의 효능·효과에 대해 엄격히 규제하고 있다. 국민운동을 통해 편견을 고쳐 조물주께서 주신 자아치유 물질인 미생물 제품의 보급 및 확대가 자연스럽게 일어나게 해야 한다.

미생물활성액은 하늘의 섭리와 자연의 조화를 받들어 조상들이 부엌에서 배양·증식시켜 식초라는 발효음식의 원조로 먹을거리에, 밥상에 융화되어 국민이 취하여 온 것이다. 하지만 음식과 부엌문화가 바뀌면서 식초를 가정에서 만들기 힘들어지고 있다.

식초 속의 미생물들을 분석·분리하여 빠른 시간 안에 그 진균을 배양·증식시켜 섭취하도록 하는 것이 이로운 미생물활성액의 활용이라 볼 수 있다. 천혜의 지리적 조건과 환경을 갖춘 우리나라에서 농사와 먹을거리를 유기적 상생농법으로 살려내고 조상들의 지혜로운 발효음식문화를 되살리는 것은 침몰하고 있는 대한민국 국민건강호를 구출하는 길이라 하겠다. (정리: 강기갑-농민, 경남 사천)

13. 가미대보차(加味大補茶)와 가미대보탕

우리 민족은 오랜 역사와 더불어 수많은 경험에서 나온 슬기로 빚어낸 탕제약(湯劑

藥), 민방약(民方藥) 등 헤아릴 수 없는 약재들을 활용해 왔다.

가미대보차는 질병의 근원이 되는 풍한서습(風寒暑濕)을 막아내고 치유할 수 있다. 온몸에 바람이 들고, 시리고 차며, 몸에서 훈김이 나고, 습하고 땀이 많이 나며, 원기가 허하고 오한이 잦은 것을 풍한서습이라 한다. 가미대보차는 기혈(氣血)을 맑게 하고 허로(虛勞)를 다스린다.

가정에서 누구나 쉽게 만들어 먹을 수 있어 양·한방의 약에 기대지 않고 살 수 있게 해 주는데, 증상이나 체질, 병명에 얽매이지 않고 병을 막아주고 치유하는 효과를 볼 수 있다.

재료 : 생강(30%~40%), 배(껍질째), 우슬(쇠무릎), 마늘, 도라지(뿌리째), 잔대(딱지:뿌리째), 유자(껍질째), 돼지감자(생것), 대추. 더덕, 청량고추, 무 등.

농약성분을 없애려면 소금(질 좋은 구운소금), EM활성액 2~3%을 물에 섞은 액체에 담가놓으면 된다.

물기를 빼내고 잘게 썰어서 유기농설탕과 5:5의 비율로 담되 합성 유약이 발라지지 않은 손으로 빚은 천연유약 항아리에 재워야 한다. 이때 소금 1%를 같이 넣어준다. 항아리는 뚜껑으로 닫지 말고 무명천으로 덮어 실내에 6개월 이상 숙성시킨다.

물에 타서 하루 한두 잔씩 마시면 풍한서습, 원기부족, 기혈허로, 심신의 균형이 무너졌을 때 기운을 북돋고, 신진대사를 활발하게 해주며, 피를 맑게 하여 심신의 조화를 찾아준다.

가미대보탕은 풍한서습뿐 아니라 원기를 보하고 몸의 균형을 잡아주며 면역력을 강화시킨다. 탕에는 볶은소금 1% 정도 넣어 달이면 된다. 배, 생강, 양파, 마늘, 청량고추, 도라지, 더덕, 오가피, 우슬, 목화, 당귀, 대초, 모과, 유자, 돼지감자, 방풍 등 민간에서 약이 되는 여러 가지를 사서 가을에 건강원에서 달여 탕을 해서 남녀노소 체질에 관계없이 먹는다. 그 이상 좋은 약이 없다.

건강생활 보조식품 효능과 먹는 법

상쾌효소

전문가가 만든 효소. 건강의 지름길은 대장에 쌓인 숙변을 내보내고 변비를 해소해 독소를 없애는 것이다. 질병의 주적은 똥이다. 우리 민족은 장이 길어 배설이 더딘데 변이 잘 나오게 도와주는 좋은 식품이다. 상쾌효소 한 봉과 마그밀 2~3알을 아침, 저녁으로 한 번씩 먹는다.

마그밀

수산화마그네슘으로 변비와 제산, 배설, 소염제로 쓰이고 무좀에 마그밀과 죽염을 섞어 녹여서 발라주면 좋다. 아침저녁 빈속에 3~4알 먹는다. 상쾌효소 한 봉과 함께 먹으면 더욱 좋다.

볶은소금

물에 씻어 간수를 빼고 불에 태워 나트륨을 없앤 볶은소금은 여러 양념으로 쓴다. 정제염, 공업용 소금은 피해야 한다. 좋은 소금이 아니면 어떤 생명체도 유지할 수 없다. 특히 아침저녁으로 양치를 하면 치아부전이 생기지 않고 구강염, 식도염, 위염이 없어진다. 갑상선 결절도 생기지 않고 갑상선 수술을 했더라도 합성화학요오드를 먹으면 절대 안 된다.

죽염

모든 병은 염증에서 비롯되는데 소염, 해독, 방부, 소화, 무력증, 현기증, 불면증에 특별한 효과가 있다.

죽염수

죽염을 녹여 걸러내 8~9%의 죽염수를 만들어 다시 여과시킨다. 용기에 넣어서 사용하고 비누나 화장품은 계면활성제와 중금속 등 해로운 물질이 들어 있다. 안질, 중이염, 비염, 상처, 무좀, 머리감을 때, 면도 후, 화장품대용으로 쓴다.

산야초효소

봄부터 겨울까지 산과 들에 풀잎, 꽃잎, 뿌리, 약초, 열매 등을 유기농설탕과 5:5로 섞어 발효시킨다. 저혈당, 현기증, 무력증, 경련, 호흡장애, 심부전증에 산야초 30%, 물 70%로 섞어 마신다.

매실농축액

씨를 빼낸 매육을 짜서 불에 달여 농축(濃縮)시킨다. 극알카리성식품으로 살균, 해독, 소염, 바이러스질환, 당뇨, 고혈압, 고지혈증, 배뇨, 배변, 숙취, 식중독에 탁월하다. 생수 200ml에 3g~4g을 산야초효소나 오곡조청을 곁들여 먹는다.

오곡조청

현미생곡식 9가지와 호박, 무, 생강, 마늘, 고추, 함초 등을 솥에 쪄서 발효된 물을 다시 달인다. 밥을 먹지 못하는 환우, 허약자에게 고른 영양을 준다. 효능은 산야초효소와 같고, 밥 수저 두 숟가락을 생수 200g에 타 먹는다.

팔미생식가루

8가지 생현미곡식을 생수에 씻어 말리고 콩을 볶아서 함께 빻는다. 단식 후 회복식에 소금으로 간을 맞추어 미음으로 끓인 뒤 먹으며, 생식 때는 잘게 썬 생채소에 볶은소금으로 간을 맞추어 고추장, 간장, 된장, 김치 등과 곁들여서 먹는다. 여행할 때 생가루를 생수에 간을 맞추어 타먹으면 편리하다.

유마범벅

볶은소금과 우리밀가루, 유근피가루를 섞고 토란, 생강, 마뿌리를 불에 구워 절구에 짓이긴다. 유마범벅 두세 수저를 천에 놓고 비닐을 덮어 납작하게 만든다. 관절염, 종양, 통증, 붓고 굳어있는 곳이나 18세 이상 키가 안 크는 아이들 무릎에 밤에 복대로 묶고 잠을 자면 좋다. 한번 만들어 2~3회 쓴다.

겨자요법

겨자가루와 우리밀가루를 어른은 7:3, 청소년은 5:5, 아이들은 3:7로 60도 물에 반죽하여 유마범벅 쓰듯 환부에 붙인다. 폐렴, 결핵, 종양, 통증, 부종, 관절염 등에 최고의 열요법이다. 20분 이내로 하며, 목부터 시작하여 뜨거우면 온몸에 옮겨가면서 붙인다.

난유

방목시킨 유정란의 노른자를 불판에 구우면 2~3g 정도 나온다. 염증, 고지혈증, 당뇨, 위염, 간염, 고혈압, 지방간, 비만, 심혈관질환 등에 탁월하다.

아로마

전문가 제조. 방향성이 강한 천연식품에서 뽑아낸 액체이며 먹지 못하는 모든 제품은 피부에 발라서는 안된다, 피부질환, 통증, 살균, 감기, 스트레스, 우울증, 자폐 등에 목이나 전신에 뿌리면 기분이 상쾌하고 통증을 완화시키며 감기를 막아준다.

바른생활건강법에 따른 생활처방법

건강한 삶은 평소의 바른 식의주생활을 통해 가능하다. 현미오곡밥, 햇빛, 공기, 물, 소금, 곡·채소 등을 적절히 섭취하고 모관운동 등을 하면 면역력이 높아져 병 없이 살 수 있다. 그럼에도 병을 온전히 떨치지는 못하기에 몸 상태에 따라 쓸 수 있는 처방이 있다. 양파, 생강, 무, 마늘, 울금, 고추 등 열을 내는 음식이 좋다.

무좀

마그밀액으로 소독한 뒤 발 사이에 죽염수를 바른다. 마그밀액 소독 뒤 매실엑기스를 발라도 좋다. 콩과 식초를 넣은 물에 소금을 끈적일 정도로 듬뿍 넣고 끓인 물에 발을 담근다. 우리밀가루에 식초, 막걸리, 죽염을 섞어 잘 반죽하여 발에 바른 뒤 싸맨다. 발 물요법을 해주면 좋다.

감기

이열치열 열요법으로 발물요법을 하면 좋아진다.

버거씨병

해삼(우렁)창자를 어성초(알로에)에 소금을 섞어 찧은 뒤 바른다.

두통

변비와 빈혈이 원인이므로 먼저 관장을 한 뒤 죽염을 먹는다. 15분 쯤 뒤 조청(꿀)을 생수에 타서 먹는다. 양쪽 귀 밑으로 내려오는 동맥 부위를 손으로 문질러 주고, 손가락으로 머리를 전후 좌우로 지압해준다.

눈병

죽염수를 수시로 넣어 준다.

식중독

매실농축액은 살균성이 뛰어나 즉각 효과를 본다. 관장을 한다.

치통(구강염)

볶은 소금으로 이를 닦는다. 치통이 있으면 죽염을 머금고 10분정도 가글을 한다. 소금은 살균에 좋은 효과를 보인다.

관절염

유마범벅을 바른다.

빈혈

호박 한 통, 버섯 한 근, 조청(꿀) 3홉, 대추 2홉, 생삼 200g, 생강 200g, 마늘 다섯 통, 무 한 뿌리를 물에 잠기도록 넣고 감식초를 적당량 넣어 24시간 달인다. 짜낸 물을 하루 2~3번 한 컵씩 마신다.

피부병

엽록소 유제를 만들어(만드는 방법 : 선인장, 알로에, 민들레, 어성초, 질갱이풀 등을 즙을 내어 올리부유 50%, 죽염 30%를 섞어 잘 희석하여 서늘한 곳에 보관) 피부에 발라준다. 통풍이 잘 되는 면옷을 입고, 세제나 비누도 친환경제품을 쓴다. 숙변을 없애고 피를 맑게 한다.

불면증

변비를 먼저 해결해야 한다. 죽염을 자주 먹고, 조청을 생수에 타 마신다. 연꽃씨(蓮實)를 달인 물을 자주 마시면 좋다. 발물을 하면 효과가 더욱 좋다.

화상

먼저 찬물로 씻은 뒤 마그밀액으로 소독한다. 그리고 생감자, 알로에잎, 어성초잎 3가지에 죽염을 약간 섞어 짓이긴 액을 바른다. 3일 정도 수시로 바른다.

변비

올리브유 10ml, 숯가루 10~15g을 잘 섞어 빈속에 하루 2~3번 먹는다. 아침, 저녁으로 빈속에 마그밀 4알 정도를 먹는다.

치질

마그밀액이나 볶은소금물로 자주 씻어준다. 그릇에 쑥불을 피워 구멍낸 나무판자를 얹고 20~30분 정도 구멍에 항문을 대고 앉아 쑥뜸을 한다.

장염, 이질, 장출혈

이질풀 100g, 매실농축액 10g, 약쑥 100g, 조청 100g, 막걸리 3,000ml를 섞어 약 달이듯 달여 조금씩 자주 마신다.

동상

콩물에 발을 담근다. 발물을 계속해 주면 효과가 난다.

통풍

요산요독 때문으로 단식만이 치료법이다.

체할 때

관장을 하고 죽염과 마그밀을 먹는다. 하루 이틀 굶으면 좋다.

허리통증

요산요독이 뼈로 가거나 전립선비대, 요실금 때문에 생긴다. 붕어운동을 꾸준히 해주고, 평상을 쓴다. 단식 등으로 독소를 빼주어야 한다.

비듬

영양과잉으로 고지질의 찌꺼기가 나온 것이다. 단식으로 몸을 청소해야 한다. EM이나 감식초를 소금에 타서 머리를 감으면 효과가 좋다.

코피

괴혈병, 뇌출혈하면 비염, 축농증 등 노폐물이 빠져 나오면서 코피가 나는 것이다. 모관운동과 관장을 하고 단식하면 좋아진다. 코관장이 아주 좋다.

종기, 여드름

울혈이 되고 염증이 생겨 글로뮈가 소실되는 부위에 생긴다. 죽염수를 바르면서 단식을 하면 좋아진다.

공황장애

싱겁게 먹고, 물을 적게 먹어 피로독소가 쌓여 뇌 기능에 이상이 온 것이다. 단식을 포함한 바른생활건강법을 철저히 하면 효과가 크다.

응급처치법

생활하면서, 또는 치료를 받는 중 쓰러지거나 갑자기 혈색이 변하고 몸을 가누지 못하며 의식을 잃을 때가 있다. 이 때는 당황하지 말고 아래 방법으로 막힌 기와 혈을 뚫어주어야 한다.

1. 가장 먼저 물과 죽염, 산야초효소(당분)를 먹이고 관장을 한다.
2. 손가락과 발가락에 모두 사혈침을 놓고, 등의 어깨뼈(견갑골) 사이도 가로 5cm×세로 20cm 정도로 사혈(瀉血)하여 기혈을 소통시킨다.
3. 심장을 문질러 주고 등을 두드려 주어 피를 잘 돌게 한다.
4. 손과 발의 합곡혈(合谷 : 엄지와 검지 사이 푹 패인 곳)을 강하게 눌러준다.
5. 오른손 엄지로 경추(목뼈) 1번부터 7번까지 차례로 누르며 왼손으로는 가슴을 위에서 아래로 쓰다듬으며 자극해 준다.
6. 심한 배탈(식중독)이나 갑작스런 탈진에는 매실농축액과 산야초효소 각 한 찻술을 물 한 컵에 타서 마시고 관장을 하면 좋다.

* 위와 같은 조치를 한 뒤 정신을 되찾고 기력을 찾으면 안정된 상태에서 조심스럽게 몸을 움직여 나가면 된다. 만일 효과를 보지 못하면 구급대를 부른다(상황이 위급하면 구급차를 불러 놓고 기다리면서 위의 조치들을 취해야 한다).
* 산소호흡이나 다른 응급처치도 할 수 있으나 전문가가 아니면 여러 가지 어려움이 따르므로 초보자가 하기에는 무리가 있다.

어떻게 잘 죽을 것인가?

– 존엄하게 죽을 권리를 생각하자 –

1. '좋은 죽음'과 '추한 죽음'

　나을 방법이 없는 상황에서 중환자실에 들어가 목숨만 부지하고 있는 것은 환자뿐만 아니라 가족들에게도 고통이다. 따라서 어떻게 투병을 하는 것이 좋은지, 삶을 어떻게 마무리할 것인지, 고통받고 있는 환자를 진심으로 생각하는 길은 무엇인지 깊이 살펴야 한다. 살아날 가능성이 없는 환자에게 심폐소생술을 하거나 산소호흡기를 쓰고, 수술을 하는 것은 바람직하지만은 않다. '최소한의 존엄이 살아있는 마지막'을 생각해야 한다. 존엄사를 택할 권리가 있고, 살아 있는 동안 자신과 주위를 정리해야 하는데, 병원에서 페인으로 살다가 대책없이 죽음을 맞는환자는 여러 가지 면에서 손실이 크고 가족의 고통도 늘어난다. 추한 죽음은 죽음에 대한 가치관을 세워놓지 못한 상태에서 상황에 끌려가기 때문에 온다. 더 이상 회복 가능성이 없다는 것이 명확한데도 연명치료에 얽매이는 것이 '효(孝)'나 사랑의 본질은 아니다.

2. 죽음을 쫓아버린 서양 의술

　첨단의 의료기술은 자연스러운 죽음을 쫓아내버렸다. 환자들은 마지막 순간까지 인공영양을 공급받고, 산소호흡기, 심폐소생술, 신장투석 등 첨단기술의 도움으로 죽음을 연기한다. 환자는 중환자실에서 고통에 시달리지만, 가족은 마지막까지 '치료'를 해드리는 게 최선이라고 생각한다. 그 사이로 병원의 상업논리가 들어온다. 가족들이 치료에만 매달리면 삶을 다해가는 이에게 인간의 존엄이 보장되기 어렵고, 그에 따른 비용도 눈덩이처럼 커진다. 불가능한 상황을 두고 삶을 연장하는 과정을 거치면 가족은 큰 경제적 부담을 지는 경우가 허다하다. 그 때문에 남은 사람들의 삶이 힘겨워진다. 이는 가는 사람이 바라는 바가 아니다. 생명은 소중하고, 의료진과 가족들이 끝까지 최선을 다한다 해도 죽음은 누구에게나 온다. 무엇을 위한, 누구를 위한 최선인가 생각해 보아야 한다. 의료진과 가족들이 생각하는 최선이 말기환자에게도 최선일까? 삶을 정리할 시간도 없이, 사랑하는 이들과 행복한 하루도 보내지 못하고 세상을 떠난다면 그 사람의 마지막이 행복하다고 할 수 있을까? 죽음을 삶의 일부로 받아들여야 하고, 이를 사회적으로 공감해가도록 해야 한다.

조상들은 집에서 죽음을 맞이하였고, 죽으면 '좋은 곳'으로 '돌아간다'고 여겼기 때문에 죽음을 '받아들였다'. 그랬기 때문에 어떤 지역에서는 상가에서 흥겨운 굿판을 벌이는 풍습도 있다. 상여소리는 죽은 사람과 산 사람들이 나누는 공감의 대화였다. 상을 치르는 과정은 죽은 이의 영혼을 달래고, 남아있는 사람들의 삶을 아울러 죽음이라는 벽을 허물고 삶과 죽음이 하나 되게 하였다.

3. 죽음에 대한 생각을 정리해 놓자

"여든 살 넘어 딱 일주일 아프고 고통 없이 죽으면 좋겠다"고 말하는 사람들이 많다. 그러나 남에게 피해 끼치지 않고 편안하게 죽기를 바라면서도 정작 그렇게 하기 위한 준비는 하지 않는다. 삶과 죽음을 어떻게 이어낼 것인가? '행복한 죽음'을 맞이하기 위해서는 '준비'를 해야 한다. 그러나 우리는 평소 죽음을 생각하지 않으며 살기 때문에 잘 모른다. 죽음의 의미를 배우지도 않았고, 죽음을 받아들일 마음의 준비도 하지 않고 살다보니 죽음을 맞으면 본능이나 관습을 따르게 된다. 상황에 끌려가는 '추한 죽음'에 이르러 인간으로서의 존엄은 무너지고 가족이 해체되기도 한다.

'삶은 선물이고 죽음은 선택'이라는 말처럼 '잘 살고' 싶은 것은 기본 욕망이다. 죽음 또한 누구도 비켜갈 수 없는 것이므로 갑자기 맞닥뜨리는 것보다 '어떻게 잘 죽을 것인가'를 생각해 놓으면 더 나은 죽음을 맞을 수 있다. 잘 살기 위해서도 꼭 생각을 정리해 놓아야 할 문제이다. 언젠가는 부딪힐 죽음을 남의 일로만 여기지 말고 '나에게도 오는 일'로 여겨 생각을 갈무리해 놓고, 좋은 죽음이 오늘의 삶에 어떤 의미를 주는지 마음에 그려보아야 한다. 삶을 대하듯 죽음도 들여다보며 생각의 씨앗을 키워가야 한다. 인생을 아름답게 마무리하고 싶다면 죽음을 알아야 한다.

4. 행복한 마무리, 존엄하게 죽을 권리

안락사(安樂死)는 회복가능성이 있을 수 있는 환자의 연명치료를 멈추는 것이고, 존엄사는 '회복할 수 없는 환자'를 자연스럽게 죽음에 이르게 하는 것으로 존엄사는 곧 자연사이다. 회복이 불가능함에도 갖은 처치를 하는 것은 바람직하지 못하다고 여겨 인간으로서의 '최소한의' 존재 의미도 느끼지 못하는 상태를 강제로 이끌어 가는 것을 하지 않는 것이다. 좋은 임종은 아름다운 모습으로 남는다.

'행복한 마무리, 존엄하게 죽을 권리'를 세워 놓고 마음의 준비를 해 놓아야 한다. 그리고 주변과 가족에 알리고 그렇게 따라줄 것을 약속해 나가야 한다. 건강할 때 죽음을 생각해보고 마음으로 준비해 놓아야 한다. 평균수명이 늘고 암, 심장질환, 치매 등을 앓는 사람들이 늘어나는 사회 변화에 맞춰 '자연스런 임종, 편안한 마지막'을 맞도록 생각을 정리해야 한다. 이를 돕기 위한 주변의 노력도 필요하다.

다른 나라들은 학교에서 자연스럽게 존엄사에 대해 토론하고, 불치병에 걸려 판단을 못할 경우를 대비해 건강할 때 '생전유언'을 써두는 사람이 많다고 한다. 우리도 죽음을 삶으로 끌어들이는 여러 노력을 해야 한다. 삶과 죽음에 관한 유언은 한 개인의 삶의 방식과 밀접하게 관계되며 깊이 생각해 결정해야 할 문제다.

고(故) 최종현 SK그룹 회장은 "나는 행여 내가 의식 작용을 못하게 되는 경우에 약물과 산소호흡기로 생명을 연장시키는 일은 하지 않도록 주위에 당부해 놓고 있다. 식물인간이 되어서까지 죽는 기한을 늦추고 싶지 않은 것이다"라고 말하고, 항암요법, 방사선 치료를 거부하고 심신수련을 하며 최선을 다해 투병하다가 '품위있게' 삶을 마감했다.

생전 죽지 않을 것처럼 살아가는 우리 모습을 돌아보고 '죽음'을 생각하고 받아들이는 문화를 만들어가야 한다. 아울러 죽음을 눈앞에 둔 환자와 가족의 정신적·육체적 고통을 줄이고, 마지막 생을 편안하게 맞도록 하기 위해 어떤 사회제도를 갖춰야 할 것인가도 같이 고민해 보아야 한다.

'죽음에도 표정이 있다'고 한다. 염(殮)을 하는 사람은 죽은 사람의 표정을 보고 그 사람의 인생을 읽는다고 한다. 죽음은 삶을 종합적으로 보여주기 때문일 것이다. 죽음을 이해하면 삶은 더 풍성해진다. 삶의 마지막 날, 어떤 표정을 지을 것인가?

참고 자료

SBS 주말극 '폼나게 살거야' (2012년 3월 방영)

시한부 선고를 받고 죽음을 준비하는 모성애(이효춘)는 자신이 정신을 잃을 경우 존엄사할 것을 유언으로 남기며, "세상에 안 죽는 사람 없다. 때가 되면 모두 가는 것, 하늘이 부르면 가는 것이니 애써서 잡지 말라"고 한다.

"내가 누군지 모르고 여기가 어딘지도 모르고 자식들한테 짐만 되는 거 싫다. 평생 궁상을 떨고 살았지만 죽을 때만이라도 폼 나게 가야지. 억지로 붙잡지 말고 그냥 나 보내달라"고 한다.

"하루가 될지 열흘이 될지 이제 내 인생 정리해야 한다. 질질 끌지 말고 깨끗하게 가게 해달라고 기도한다"며 "느닷없이 죽는 것보다는 내가 낫다. 내 인생 마감도 하고 준비할 시간도 있다"며 웃음을 짓는다.

"엄마 가도 울지 말아라. 이만하면 잘 살고 가는 거다. 내 인생 그래도 남는 게 있더라. 너희들도 있고 너희들 낳고 키운 세월도 고맙고 다시 돌아가고 싶지 않은 그 시절도 다 고맙다. 갈 사람은 다 가는 거다. 그게 세상 이치다"며 죽음을 담담하게 받아들인다

곤도 마코토의 사전의료의향서

- 연명 치료는 절대 하지 말아 주십시오. 나는 오늘까지 자유롭게 살아왔습니다. 64세까지 좋아하는 일에 열중하며 행복한 인생을 살았습니다. 그러니 나답게 생을 마감하고 싶습니다. 지금 나는 의식을 잃어가고 있거나 불러도 아주 약하게 반응할 뿐이라고 생각합니다. 이미 자력으로는 호흡도 거의 불가능할지 모릅니다. 하지만 이대로 눈을 감아도 전혀 여한이 없습니다.
- 그러니 구급차는 절대 부르지 말아 주십시오.
- 이미 병원에 실려 왔다면 인공호흡기를 연결하지 마십시오. 연결했다면 떼 주십시오.
- 자력으로 먹거나 마실 수 없다면, 억지로 음식을 입에 넣지 말아 주십시오.
- 수액도, 튜브 영양도, 승압제, 수혈, 인공투석 등도 포함해 연명을 위한 치료는 그 어떤 것도 하지 말아 주십시오. 이미 하고 있다면 전부 멈춰 주십시오.
- 만약 내가 고통을 느끼고 있는 것 같다면, 모르핀처럼 통증을 완화시키는 처치는 감사히 받겠습니다.
- 지금 내 생명을 연장하고자 전력을 다하고 계시는 분께 진심으로 감사드립니다. 그러나 죄송하지만 나의 바람을 들어 주십시오. 나는 이 문장을 냉정하게 생각한 뒤에 작성했으며, 가족의 동의도 받았습니다.
- 연명 치료는 일절 하지 않았으면 좋겠습니다. 부디 마지막 소원을 들어주시기 바랍니다. 결코 후회하지 않을 것을 여기에 맹세합니다.

바른생활건강법으로 사는 사람들(치유 사례)

오래된 미래의 삶, 《잘 먹고 잘 사는 법》
– 병든 문명, 치유의 길을 찾아서 –

임 재 택(부산대 명예교수, 한국생태유아교육학회장)

깨우침의 시간, 바른생활건강법으로 건강 찾기

2010년 9월 15일 새벽, 얼굴 왼쪽 근육에 경련이 일어나면서 왼쪽 눈이 잘 감기지 않고 입이 잘 다물어지지 않았다. 문지르며 근육을 움직이려고 해보니 더 불편해졌고, 마비가 왔고 발음이 잘 안 되었다. 거울을 보니 입술이 왼쪽으로 처져 있는 것 같았다. '나에게 왜 이런 일이 벌어지는가?', '낫지 않으면 어떻게 하나' 하는 공포가 덮쳐왔다.

장두석선생께 전화를 드렸다. "관장을 하고 단식을 하라. 단식을 하며 한 달쯤 지나면 원래대로 될 것이니 걱정 말고, 심리적으로 안정을 취하는 것이 중요하다"고 하셨다. 곧바로 단식을 하였고, 한의원에 가서 침을 맞았다. 한의사는 "와사풍이 왔으니 한두 달 정도 침을 맞으면 될 것이니 걱정하지 않아도 된다"고 하였다. 다음날 얼굴근육과 입이 더 심하게 돌아가 물을 마시면 흘러내렸다. '지금까지 살아오면서 남에게 크게 피해를 주거나 나쁜 짓을 한 것 같지 않는데, 나에게 왜 이런 일이 오는가'하는 극심한 좌절감을 느꼈다.

장선생은 매일 아침 전화로 "열흘 정도 하면 좋은 결과가 올 것이니 너무 걱정하지 말라"고 하셨다. 3일 동안 침을 맞았는데, '별로 도움이 되지 않을 것'이라고 해서 그만 두었다. 대구의료원 황성수박사에게 자문을 구하니 하루 4알 정도의 비타민C를 먹고 생채소와 과일을 먹을 것을 권했다. 내가 단식을 하고 있다는 점을 알고 채소와 과일을 먹으면서 하는 것이 더 좋다며 적극 권하였다. 의사와 한의사, 민족생활법 중에서 어떤 것을 선택해야 할 지 고민하지 않을 수 없었다.

관장을 하고, 풍욕을 하고, 생수와 감잎차를 마시고, 상쾌효소를 먹고, 산야초효소를 마시고, 죽염을 8g씩 먹고, 냉온욕을 하고, 된장찜질을 하니 체중이 10일 만에 8kg이 줄었다. 열흘이 지나자 장선생은 5일쯤 더 하면 더 좋은 변화가 올 것이라고 하였다. 보름이 지나자 얼굴근육에 상당히 좋은 변화가 오면서 불편함이 많이 없어졌다. 장선생은 5일 정도 더 하면 완치가 될 것이라고 강력히 권하였다. 21일까지 늘린 것이다. 단식의 효과를 온몸으로 느끼고 엄청난 변화를 경험하였다. 장선생은 '몸과 땅은 한 치도 거짓말을 하지 않는다'는 말을 계속하였다.

얼굴 마비로 시작했지만 몸에 있었던 여러 문제에서 치유의 징후가 나타났다. 단식 4일째 피똥이 나오며 사흘간 이어졌다. 당황해 전화를 드렸더니 "축하하네, 수억원을 벌었네. 대장 용종이 피똥으로 빠져 나가니 얼마나 축하할 일이야"하였다. 수시로 뵈면서 촉진을 받았음에도, 어디가 아프다고 한 번도 말한 적이 없었는데, 내 몸의 증상들에 대해 처음으로 이야기하였다. 양 손바닥이 붉은 것도 말이 없었는데, "간이 좋지 않아 손바닥이 붉었는데 21일의 단식과 앞으로 3개월 간 생채식을 하면 붉은색이 없어지고 간도 정상이 될 것"이라 하였다. 단식 열흘 뒤부터 손바닥 붉은색이 눈에 띄게 줄기 시작하였다. 팔뚝도 통증으로 불편했는데 단식 열흘 뒤부터 좋아졌다. 심했던 무좀도 거의 사라졌다.

단식이 '칼을 대지 않는 수술'이라는 것을 느꼈다. 피가 맑아지고 혈압이 정상으로 돌아오고, 대장·간장·위장의 기능이 회복되며, 근육통과 무좀이 낫는 것으로 보아 단식이 정말 몸 전반의 수술이자 최선의 치유법이라 여겨졌다. 60년 살면서 한 번도 병원에

높지 않을 정도로 자신하며 살다 충격적인 일을 겪으며 좌절과 공포를 경험했고, 지옥과 천당을 넘나들었다. 아이살림·생명살림을 위한 생태유아교육운동을 하면서 생태적으로 살아왔다고 자부하였는데, 이런 일을 당하면서 잘못 살아온 것에 대한 뼈저린 반성과 자각이 왔다. '병은 잘못된 식·의·주 생활의 결과'라는 진리를 온 몸으로 느끼도록 하늘이 베푼 최고의 기회를 가졌다는 생각도 했다.

신명나는 아이를 위한 생태유아교육 운동

한 연구는 요즘 아이들이 얼마나 아픈지 잘 보여준다. 82%가 년중 감기를 달고 있고, 폐렴 7%, 천식 15%, 치아질환 36%, 아토피 32%, 비만 6%, 변비 27%, 장염·설사 17%로 나왔다. 과잉행동 65%, 불안 21%, 신경질 24%, 짜증을 내는 증상 51% 등으로 성격 장애도 급증하고 있다. 출산율은 세계에서 제일 낮고, 불임률은 기혼부부의 17% 정도다. 유산, 사산, 조산이 많고, 미숙아·장애아 출산이 늘고 있다.

아이들의 병은 어른들이 자연의 순리와 조상의 지혜를 버리고 살아온 업보이다. 질병과 전 지구적 생명위기의 주범은 반생태적인 산업문명이다. 천박한 자본주의에서 영리를 앞세운 반생명적인 잉태·태교·출산·육아·교육 환경이 갈수록 악화되면서 아이들을 더욱 아프게 하고 있다. 병의 근원인 '독(毒)의 홍수'를 가져온 죽임의 산업문명은 과학과 기술개발, 효율과 경쟁을 통해 모든 문제를 풀 수 있을 것이라는 환상을 퍼뜨린다.

자연 순리와 조상의 지혜를 벗어난 어떤 과학적 접근도 온 생명을 살릴 수 없다는 것은 확실하다. 우리의 '할머니육아법'이 참 육아법이다. 현미오곡밥, 된장국, 김치, 나물로 차린 밥상이 최고의 식단이고, 밥상머리교육이 가장 좋은 교육이다. 콘크리트유치원에 가두어 '양계닭'처럼 키우는 공장식·서양식 교육은 물러나야 한다.

천지부모의 이치에 바탕을 둔 전통의 잉태·태교·출산·육아·교육이 생명위기시대 아이들을 살리는 지혜이다. 생태유아교육은 자연 순리와 조상의 지혜로 아이들을 키우는 교육이며, 자연과 놀이와 아이다움을 되찾아주어 몸 마음 영혼을 살리는 아이살림 유아교육이다.

아이는 한울님을 모신 고귀한 생명으로서 '제 힘으로 살아갈 수 있는 힘'과 '더불어 살아갈 수 있는 힘'을 지니고 있다. 아이가 본디 지닌 자생력과 공생력을 힘껏 펼칠 수 있도록 부모와 교사가 사랑과 정성으로 섬기고, 돌보고, 살리기 위해 뒷받침해야 한다.

생태유아교육과 바른생활건강법이 바라는 세상은 몸과 마음과 영혼이 건강하고 행복한 '신명나는 아이'들이 뭇 생명들과 더불어 사는 '신명나는 세상'으로, 홍익인간·이화세계의 정신과 통한다.

《잘 먹고 잘 사는 법》과 대학생들의 변화

2007년부터 전공강좌《생태유아교육개론》과《아동건강교육》, 2011년부터 교양강좌《잘 먹고 잘 사는 법》을 진행하면서 큰 보람과 재미를 느꼈다. 학생들은 중간·기말고사에서 각 5문제씩의 시험을 치르는데, 마지막 문제는 교과목에 상관없이 항상 동일하며 배점은 가장 높다. "본 강좌를 들으면서 나 자신의 생활(食,衣,住,醫,運動)의 변화를 통해 나의 몸과 마음과 영혼에 어떤 좋은 변화가 있었으며, 앞으로 어떤 반성과 노력이 더 필요한 지 쓰시오"이다.

먹고 입고 자고 약 먹고 운동하는 생활의 바람직한 변화를 통해 몸 마음 영혼의 건강이 좋아지면 학점을 잘 받고, 그렇지 않으면 못 받는다. 장두석 선생의 『생활과 건강』을 교재로 삼는다. 학생들은 생수를 하루 2.5L 이상 마시고, 아침을 먹지 않으며, 구운 소금으로 이를 닦고, 화학약을 먹지 않는 등 건강법을 실천해야 한다. 한 학기가 지나면 몸무게가 2~7kg 줄고, 혈색과 소변이 맑아지고, 변을 잘 보고, 달거리가 정상화되면서 약을 끊고, 충치와 잇몸질환이 없어지고, 과자를 끊은 학생 등 여러 일이 생긴다. 중간고사가 끝나면 상당수가 도시락을 싸 온다. 수업시간에 도시락을 책상에 올려놓고 도시락과 교수 얼굴을 번갈아 쳐다보면서 학점에 반영해 달라는 신호를 보낸다. 도시락을 싸온 이유는 아토피 아이를 낳지 않기 위해서란다. 인바디검사를 통해 수강 전후 몸 상태(키, 체중, 체성분 분석, 비만, 부위별 근육발달, 영양과 대사 등)의 변화를 비교하면서 반응이 더욱 좋아졌다.

이들 강좌는 2가지 계기로 시작되었다. 하나는 예비교사와 예비부모인 대학생들의 건강상태가 심각하다는 것 때문이다. 입시공부, 오염된 생활과 운동 부족 등으로 몸에는 독소, 마음에는 스트레스가 쌓이면서 아토피, 비만, 변비, 고혈압, 당뇨 등을 앓고 있였다. 잘못된 생활습관에서 비롯되었고, 독의 홍수를 가져온 산업문명의 산물이다. 아픈 학생들에게 병은 스스로 낫는 것임을 깨닫도록 하려는 사명감이 솟아났다.

다른 하나는 바른생활건강법에 대한 믿음 때문이다. 얼굴근육 마비를 겪으며 큰 충격에 빠졌는데, 21일 단식으로 나으며 병은 의사나 약이 아니라 자신만이 다스릴 수 있다는 것을 알게 되었다. 이 경험은 아이살림, 생명살림운동에 대한 확신과 용기를 주었다.

강좌의 최대 성과는 학생들이 '병은 의사나 약이 아니라 생활습관의 변화를 통해 스스로 고칠 수 있다'는 진리를 실천을 통해 몸과 마음으로 체득한다는 것과, "먹는 것이 몸을 만든다, 밥 잘 먹고 똥 잘 누면 병이 없다, 독소와 스트레스를 없애면 병은 낫는다, 병의 원인은 하나, 만병유일독(萬病有一毒)이다" 등의 이치를 깨닫는 것이다. "강좌를 듣고 학점을 받아가는 것이 아니라 자신의 몸과 마음이 의사라는 지혜를 익혀 평생 실천하는 것이 중요하다"고 가르친다.

민족전통의 생활 지혜는 자연의 섭리와 사람의 도리를 따르고, 천지부모의 이치와 기운에 바탕을 둔 진정한 생명과학의 보고이다. 고혈압 당뇨도 못 고치는 서양의학이 어찌 암을 고칠 수 있겠는가? 화학약에 기대 증상을 억누르는 물질과학, 항생(抗生)의학에서 자연과 인간의 생명력과 자연치유력을 높이는 생명과학, 상생(相生)의학으로 바꾸지 않는 한 병원과 의사의 설 자리는 빠르게 줄어들 것이다. 이제 '돈신' 대신 '생명신'을 믿어야 한다. 바른생활건강법은 아이들에게는 아토피, 어른들에게는 암으로 대변되는 생활습관병시대에 생명살림의 길을 일러주는 오래된 미래의 진정한 생명과학이자 상생의학이고 자연의학이다.

불치의 병, 간질을 넘어

김 미 경(경기도 성남시 분당구)

이 글을 쓰는 유일한 이유는 절망속에 있는 간질 환우들과 가족들에게 희망을 알려드리기 위해서이다.

어릴적 몸이 약한 나는 친구들과 같이 뛰어놀진 못하고 앉아 있었는데 눈 앞에 이발소등 같은 어지러운 것이 어른거렸다. 잠시 엎드려 눈을 감고 있으니 괜찮아졌다. 그러나 괜찮은 것이 아니었다. 첫 발작은 학교 청소시간에 일어났다. 눈을 감고 있으면 괜찮겠지 했는데 정신을 잃었다. 깨어나니 선생님과 친구들이 울고 있었다. 정신은 몽롱하고 나를 바라보는 그 눈빛들에 어리둥절하고 황당했다. 몸을 제대로 가늘 수가 없었다. 어머니가 오셔서 선생님과 대화를 나누셨고 눈물을 애써 참으시며 날 데리고 집으로 가셨다. 이 풍경에서 나는 밀려드는 깊은 어두움과 절망, 슬픔을 느꼈다. 나의 발작하는 모습을 누구에게도 보여주고 싶지 않았다. 그 후 발작 전조증상이 나타나면 갈 수 있는 안전하고 사람이 없는 곳을 마련해두었다. 학교에서는 양호실이었고 성당에서는 지하교실이었다. 한 달에 한두 번 또는 두 달에 한두 번 발작을 했다. 내 몸을 내 의지대로 할 수 없는 상황에서 많은 것을 포기해야 했다. 특히, 음악과 연극을 하고 싶었지만 할 수가 없었다. 그로 인해 마음의 병도 커져갔다.

간질은 고칠 수 없는 병이라는 고정관념은 내 마음에서도 자리잡고 있었다. 그러나 간절히 원하면 하느님께서 치유하여 주시리라는 믿음이 더욱 컸다. 소아과, 한의원, 신경과, 정신과 등 많은 곳을 가보았다. 특히, 간질병 환자들이 많이 다닌다는 인천 기독병원에도 가보았다. 소용이 없었다. 그러던 중 고등학교 1학년 때 성빈센트병원에 가게 되었는데 그 곳의 약을 먹고 발작을 안 하게 되었다. 그렇지만 항상 정신이 멍하고 졸렸다. 호리호리하고 날씬했던 몸은 두리뭉실하게 변해갔고 햇살같이 밝았던 얼굴표정은 슬픔과 두려움을 담은 무표정한 얼굴로 변해갔다. 그럼에도 발작을 안 하니 그나마 다행이라 감사할 뿐이었다.

그렇게 거의 19년이 지나 나는 사회복지사로 사회복지시설에서 근무하고 있었다. 일이 너무도 힘들어 중간에 일을 포기할 수 밖에 없었다. 집에서 쉬고 있었는데 같이 근무하던 절친했던 친구가 책 3권을 소포로 보내왔다. 내 병에 대하여 친구에게도 말하지 않았는데 나중에 알고 보니 다른 사람을 통해 내가 간질병이 있다는 것을 알고 장두석 선생님이 지으신 '민족생활의학', '사람을 살리는 단식', '사람을 살리는 생채식'을 보낸 것이었다.

3권의 책을 단숨에 읽어 내려갔다. 책 뒷부분의 치험례를 읽고 너무 놀라 눈이 휘둥

그래졌다. '간질은 불치병이 아니다'라는 것 때문이었다. 사실 처음 들어보는 읽어보는 말이었다. 강렬한 희망의 빛을 느끼며 정신이 바짝 들었다.

한 달 정도 지나 106기 민족생활학교에 참여했다. 교육기간동안 놀람의 연속이었다. 내 안에 미국식 사고와 가치가 그렇게 많이 뿌리내리고 있었는가! 감히 조상들의 지혜를 하찮은 것으로 여기고 살아왔는가! 가장 놀란 것은 내 배 속에 똥이 이렇게 많았다니! 하는 것이었다.

9일간 단식하고 12일간 보식을 하였다. 정신이 맑아지고 몸이 가볍게 느껴졌다. 피부도 맑아졌다. 화장을 안했는데도 보드랍고 화사했다. 몸에서 냄새도 나지 않았다. 부끄러운 이야기지만 입 냄새와 발 냄새가 심해서 항상 힘들었다. 장선생님은 교육 중에 약을 끊어보라고 하셨다. 그러나 그 말씀에는 따르지 않았다. 발작하는 것이 두려웠기 때문이었다. 보식까지 마친 뒤 간질이 나았음을 체감했다. 드디어 약을 끊었다. 그날 이후 약을 먹은 적은 없다. 발작을 한 적도 없다.

일상으로 돌아오면서 하루하루를 교육받은 대로 철저히 살았다.

단식 시작 후 3개월이 되었을 때 병원에 갔다. 간질이 나았음을 확인하고 싶었다. 뇌파검사를 하니 더 이상 간질환자가 아니었다. 뇌파가 정상이었다. 그 때의 감격과 기쁨은 어찌 표현할 수가 없다. 그저 눈물만 흘렸다. 의사선생님께 단식을 하고 나았다고 하니 '그럴 리가 없다. 그동안 먹은 약 덕분일 것'이라고 더듬거렸다. 참으로 기가 막혔다. 항경련제와 수면제가 간질을 치유했다니! 서양의학을 공부한 의사들이 민족생활의학을 공부한다면 얼마나 좋을까라는 바람이 간절하다.

간질은 단식을 통해 숙변을 제거하면 치료가 되며, 냉온욕과 풍욕, 꾸준한 운동, 생채식을 하여 관리하면 완전치유가 된다. 나의 경우는 1년간 민족생활학교에서 배운 대로 철저히 살았다. 그 후에도 1년에 한 번 이상 반드시 단식을 한다.

단식을 하고 간질이 치유되었음을 감지하였을 때 억울한 마음도 들었다. '청소년기에 민족생활학교를 알고 치유가 되었다면 내 인생은 더 빛나지 않았을까?'라는 아쉬움 때문이었다. 그래서 이 글을 쓴다. 간질로 고생하고 있는 이들 특히, 어린이, 청소년들에게 하루라도 빨리 이 기쁜 희망의 소식을 외치고 싶다. '간질은 병도 아니다. 고질병도 아니다. 천질도 아니다. 민족생활학교 수련 과정만 거치면 나을 수 있는 병이다'라고….

아는 사람들에게 민족생활교육 수련 전도사 역할을 하며 살고 있다. 특히, 간질환자가 있다고 하면 달려가 나의 치유사례를 나누고 민족생활교육수련을 받을 것을 추천하곤 한다. 내가 받은 은혜에 대한 보답으로 해야 할 당연한 의무라고 생각한다. 나로 인해 교육을 받고 새 삶을 살아가는 모습을 보면 참으로 기쁘고 감사하다. 그러나 당사자와 가족들이 너무나 지쳐 더 이상 아무 것도 시도해보지 않으려는 자포자기한 사람들을 만날 때가 있다. 희망을 선택할 기회가 바로 앞에 있는데 절망을 선택하는 그들을 볼 때면 참 가슴이 아프다.

간질병을 내 앞을 가로막고 있는 커다란 바위덩어리로 여기며 23년을 살았다. 정말 고통스러웠던 시간들이었다. 그럼에도 불구하고 가족이 있었기에, 특히 어머니의 사랑으로 슬픔을 이겨낼 수 있었다. 어머니는 내 아픔을 언제나 함께하셨고 '누가 뭐라 해도 하느님은 반드시 병을 치유해 주실 것'이라고 힘과 용기를 불어넣어 주셨다. 무엇보다 언제나 귀한 존재로 대해주셨으며, 독립적으로 살 수 있도록 이끌어 주셨다. 감사하고 감사할 뿐이다. 병에 걸려 있는 환우들 그리고 그들의 가족들 어떤 상황이더라도 포기하지 말고 희망을 갖기를 바란다.

5년 전에 마음씨 고운 신랑과 41세라는 늦은 나이에 혼인을 하였다. 간질병의 그늘아래서 마음까지 병들어 방황하고 있을 땐 상상도 못할 일이었다. 게다가 바로 1년 만에 건강한 딸아이를 얻었다. 아기를 바라보고 있으면 저절로 미소가 지어진다. 가끔 현실이 믿어지지 않을 만큼 행복한 생활에 감사하며 살아가고 있다.

23년의 간질병 그늘에서 해방될 수 있도록 3권의 책을 선물해준 친구 주신화(엘리사벳)와 주치의 역할을 해주신 심산 이선재 선생님, 40여 년 간 모든 것을 바쳐 열정적인 사랑으로 환우들을 살려내시는 해관 선생님께 감사를 드린다.

종양이 있으면 어떠랴

명진(스님)

　민족생활의학자 장두석 선생을 만난 것을 불연(佛緣)으로 생각하고 있다. 다른 많은 스님들이 하는 단식을 나는 인연이 닿지 않아 못하였는데 그분을 만나 정식으로 단식을 하고 보니, 부처님 뜻에 좀 더 가까이 가는 느낌을 받았다.

　장 선생을 만난 것은 어머니 때문이었다. 어머니는 위암에 걸렸는데 발견 시기가 늦어 현대의학으로는 어찌할 수 없다는 판정을 받았다. 아무리 속세의 인연을 끊었다지만 어머니가 사경을 헤매고 계신 것을 보고 있을 수만은 없었다. 평생 산골에서 고생만 하시던 어머니가 아닌가. 전전긍긍하고 있을 때, 스님 한 분으로부터 장두석 선생을 소개받았다. 나는 어머니를 모시고 장 선생 집으로 찾아갔다.

　장 선생은 어머니를 촉수해보시더니 그저 "열심히 하라"고만 하셨다. 오히려 장 선생이 걱정한 것은 어머니보다 나였다. 장 선생님은 나를 보고 위에 종양이 있다고 말씀하였다. 나는 한 번도 병원에 가서 진찰을 받아본 일은 없지만, 장 선생님 말씀이 맞을 것 같았다. 사실 나는 오래 전부터 소화가 안 되고, 어느 날부터인가는 명치께에 덩어리가 만져졌다. 그래도 수행 생활에 바빴고 큰스님들 뒷수발을 들다보면 어느덧 하루가 가는 생활을 하다보니 한가로이 나를 위해 병원에 갈 수도 없었다. 그것이 한 십수 년 되었다. 장 선생님께서 다른 스님에게 내 종양이 14년에 걸쳐 생긴 것이라고 말하셨다는 이야기를 전해 듣고, '장 선생님이 참 신통력이 있으시구나' 생각했다.

　강원(講院)과 승가대학에 갔을 때 나이가 어려 식사시간이면 늘 말석에 앉았다. 말석이란 큰스님 맞은편 자리를 말한다. 어려워서 밥을 먹기 힘들었고, 급하게 먹다보니 체하기도 많이 했다. 위장 장애를 겪기 시작한 것은 그때부터였다. 장 선생의 지시대로 일주일간 단식을 했다. 먹는 것이라곤 마그밀, 죽염, 생수, 감잎차뿐이었다. 냉온욕과 풍욕을 하고, 각종 운동요법을 하면서도 크게 힘들지 않았다. 아침에 장 선생님에게서 듣는 강의만으로도 배가 부른 것 같았다. 어머니는 워낙 연로하셔서 단식은 못하시고, 각종 요법을 실행하며 생채식에 들어갔다. 어머니도 나도 산골 생활을 하였고, 워낙 약을 좋아하는 편이 아니었다. 내 경우는 아무리 아파도 약은 먹지 않는다. 음식을 조금 조심하고, 바쁘게 생활하다 보면 어느새 몸이 회복되었다. 동물이 가진 자연치유력에 대해서는 확신하고 있었다. 그 점에 있어 장 선생님의 말씀을 전적으로 믿고 있다.

이런 경험을 했다. 요즘은 산속도 사람의 발길이 잦다보니 무서워서 개를 키우게 되었다. 스님들은 끔찍이도 개를 아꼈다. 그런데 개가 병에 걸렸다. 아프기 시작하면서 개는 아무 것도 먹지 않아 우리의 애를 태웠다. 우유도 먹지 않고, 물도 먹지 않았다. 그렇게 일주일이 지나자 한 스님께서 가망이 없다며 염불을 해주고 난 뒤 산에 갖다 놓았다. 열흘쯤 지나서 개를 묻어주려고 갔다. 그런데 개가 살아서 걸어오는 것이 아닌가. 개는 열흘 동안 엉덩이를 땅에 대고 꼼짝도 하지 않고 누워만 있었는지 엉덩이 털이 다 빠지고, 온몸에 벌레가 생겨 꼴은 우스웠지만 살아 있었다. 지금은 털도 다시 자라 완전히 예전의 모습으로 돌아왔다. 개도 아프면 먹지 않고 단식을 하는 것에 많은 감명을 받았다.

단식을 하며 많은 것을 새로이 깨달았다. 우리 인간은 얼마나 탐욕스러우며, 그 탐욕으로 인해 얼마나 많은 잘못을 저지르는가. 단식을 끝낸 이후에도 아침을 먹지 않으니 시간이 무척 많이 남는다. 먹는 데 드는 시간이 얼마나 많은지도 새삼 깨달은 것 중의 하나이다.

문명이 발달할수록 도덕성은 희박해진다. 사람들은 무엇이건 물질문명, 기계문명에 기대려 한다. 우리 사회 곳곳, 심지어 종교계에까지도 물질만능의 악이 스며들고 있다. 사람들은 아프면 자기 생활을 돌아보기 전에 약부터 먹으려 한다. 그러나 병은 약으로 고쳐지는 것이 아니다. 약으로 고쳐지는 병이면 가만히 있어도 낫는다. 더 무서운 것은 마음의 병이다. 간탐(慳貪 : 베풀지 않고 욕심을 부리는 마음)과 질투, 시기와 증오가 가득 찬 마음이 인간을 좀먹는 가장 큰 병인 것이다.

장 선생의 큰 뜻에 전적으로 동감하며, 그 뜻이 부처님 말씀과 멀지 않음을 알고 더욱 기뻤다. 어머니는 10개월째 투병 중이시다. 내 가슴에는 아직도 종양 덩어리가 있는 것 같다. 바쁜 탓에 건강법 실천이 매우 어렵다. 그러나 냉온욕만큼은 열심히 하고 있다. 종양이 있으면 어떠랴. 부처님 큰 뜻에 의지하여 하루하루 살다가, 죽으면 다시 태어나 불법 닦는 것이 내 윤회의 생이거늘….

바른생활건강법에 들어서며

김 승 교(변호사)

전남 화순에 있는 양현당(민족생활교육원)에 들어 단식하면서 장두석 선생님으로부터 스스로 병을 치유하고 예방하는 길을 배운지 31일째. 그사이 몸도 마음도 새로 태어나고 있다고 느낄 정도로 큰 변화를 겪었다. 지난해 12월초 상계백병원에서 간정밀검사를 받아 결과를 들으러 갔다가 청천벽력같은 소식을 들었다. 간암이라는, 크기가 11cm 정도 된다는, 이대로는 수술이 어렵고 색전술로 크기를 줄인 뒤 수술하자는 의사의 소견이었다. 다음날 고대 안암병원으로 옮겨 다시 검사를 했다. 난생 처음 입원이란 걸 했고, 이틀에 걸쳐 엑스레이, 피검사, CT, MRI, 전신 PET-CT 등 수술가능 여부를 판단할 여러 검사를 받았고, 결과는 같았다. 다만, 색전술의 효과가 미미할 것 같고 종양의 진행이 빨라 문맥을 침범하기 시작했으니 바로 수술을 하자는 것이었다. 다른 곳에 전이가 아직 안 되었고, 간 기능과 다른 기능도 정상이므로 현상태에서 수술이 가능하고 최선이라는 것이었다. 이대로 두면 6~11개월 살고, 수술해도 80% 이상 재발하며, 짧게는 1년, 길면 2년 산다는 솔직한 소견도 들었다.

처와 지인 극소수 외 누구에게도 알리지 못한 채 수술 날짜를 늦추고 처와 동지들과 상의한 결과 바로 전남 화순 양현당으로 향했다. 때마침 내린 폭설로 길이 힘해 도중에 하룻밤을 묵고 12월 17일 오전에 도착해 장두석 선생님을 뵙고, 수술과 병원치료를 포기하는 대신 양현당에서 스스로 치유하는 길을 택하기로 했다. 쉽지는 않았지만 결단할 수 있었던 것은 과거 장 선생님께서 남북공동선언실천연대라는 통일운동단체를 만들 때 상임대표로 활동하셨기에 선생님에 대한 존경과 믿음이 컸고, 나를 이곳으로 이끈 벗들에 대한 믿음이 있었으며, (이렇게 빨리 닥치리라고는 예상 못했지만) 스스로도 '내가 만약 불치의 병이 걸린다면 남은 삶이라도 할 일을 하며 즐거이 인간답게 살다가지 병원의 사슬에 매여 생명을 연명한 채 몸도 마음도 시름시름 꺼져가지는 않겠다'는 생각을 평소 다져왔기 때문이기도 하다.

양현당에 들어 무엇보다 마음에 들었던 것은 '스스로 치유·치료한다'는 점이었다. 나의 생명과 운명을 타인에게 기댄 채 처분만을 바라보기보다 '내 몸안의 의사인 자연치유력'을 일으켜 '내 의지와 노력'으로 '내 병을 스스로 고치고 예방'할 수 있다는 것이다. 각종 독소와 장기(臟器)를 대청소하여 기능을 높이며, 본래의 피부기능을 되살리고, 체질과 체형을 개선하며, 자연치유력을 높이면 내몸 스스로 병을 막고 치유할 수 있다는 이치다. 장 선생님께서도 '자기 병은 자기가 고치는 것이여', '의사나 약은 절대로 고칠 수가 없어'라는 말씀을 귀에 못이 박힐 정도로 강조하셨다. '내가 하기 나름이다', '내 의지와 노력 여하에 달려 있다'라는 것은 참으로 매력적이며 삶에 대한 새로운 의욕과 투지를 불러일으키는 데 더 없이 좋은 방법이 아닐 수 없다고 느꼈다.

그러나 양현당 생활은 어느 하나도 쉬운 게 없었다. 새벽 4시에 일어나 하루를 시작한다는 것도 버거웠지만, 단식이라는 것도 길거리에서 길게는 10여 일까지 몇 차례 해본 적은 있지만 한 달씩이나 그것도 매일 관장과 규칙적인 생활과 운동을 하며 한다는 것은 생각해 본 적도 없는 일이었다. 냉온욕도 해본 적 없고, 풍욕은 들어본 적조차 없었으며, 심지어 소금으로 이닦기나 관장이란 것도 처음이었다. 20분 이상 뜨거운 물에 발을 담그는 발물도 처음 해보았다. 하루 6-7번 이상 대변을 위해 화장실을 들락날락해야 하는 일은 고역 중에 고역이었다. '40분 합장'도 해보았고, '기초적인 뜸'도 배웠다. 장 선생님께 배우는 내용도 생소하고 놀랄 만한 것 투성이었다. 모든 것이 낯설었지만 새로 태어나야겠다는 투지로 하루하루 적응했고, 며칠 만에 추위에 대한 내성이 매우 강해질 뿐만 아니라 몸도 마음도 매우 편해지고 가뿐해짐을 확연히 느낄 수 있었다. 지난해 초부터 간부위에서 빈도와 강도가 점차 높아져온 결림(통증)과 이질감도 며칠 만에 크게 줄고 얼마안가서는 거의 못 느낄 정도로 좋아졌다. 하여, 한 달여 단식을 하면서도 이전과 달리 한 번도 배고프다는 생각을 해보지 못한 채 바삐 지낼 수 있었다. 참으로 많은 것을 배우고 느낀 귀한 시간이었다.

또 하나 큰 기쁨은 엄마를 따라 면회 온 둘째 아들(12살)이 장선생님에 의해 눌러 앉혀져 같이 지내게 된 것이었다. 같이 자고 생활하여 정(情)도 쌓고 많은 위안이 되었는데, 날 때부터 10여 년을 고생해온 아들의 아토피를 치유하게 된 것이 무엇보다 큰 기쁨이었다. 때마침 아토피가 심해져 온몸이 긁은 상처자국으로 발부터 얼굴과 머리까지 성한 곳이 없을 정도였는데, 9일 단식과 회복식 및 오곡생채식으로 아토피가 거의 사라지고 있었다. 긁어주지 않으면 잠들지 못하던 고질적 가려움도 불과 며칠 만에 없어졌고, 7-10여일이 지나자 밤에 무의식적으로 긁어대는 버릇도 없어져 편안하게 잘 자게 되었고, 밤마다 이부자리에 수북이 쌓이던 각질도 없어져 갔다. 참으로 고맙고 다행인 일이 아닐 수 없다. 병원은 10년을 가도 못 고쳤고 방법이 없다던 것을 단 한 달만에 근본적 치유의 길을 열어놓은 것이다. 이것만으로도 바른생활건강법이 얼마나 올바르며 위력적인지 실감하고 남는 일이었다. 나의 변화(증세의 호전)와 아들의 변화(아토피 치유)뿐만 아니라, 스스로 병을 고친 치험례를 직접 듣거나, 병원이 선고한 '불치병'을 이겨낸 분들이 인사를 드리러 찾아오는 경우 등을 지켜보면서 더욱 확신하게 되었다.

하지만, 양현당은 기초를 닦고 준비를 시켜 내보내는 곳이니, 결국 스스로 치유할 수 있는지는 온전히 자신에게 맡겨져 있는 것으로, 양현당을 나선 뒤가 오히려 문제이고, 평생에 걸친 자기관리가 중요한 것이다. 병마를 끝내 이겨낼 지, 얼마나 건강하게 더 오래 살 지는 얼마나 실천하며 살 수 있을 지에 달려 있을 것이다.

특히 식생활 문제는 결코 쉬운 일이 아니고, 주(住)생활도 간단한 문제가 아니다. 결단하기도 쉽지 않지만, 가족들의 협조와 동참이 없이는 될 일이 아니기 때문이다. 온 사회가 생활 전반을 바꾸어야 될 일이고, 의료체계가 근본적으로 바뀌어야 될 일이기 때문이다. 결국 사회적 문제이고, 국가가 책임져야 할 문제이다. 장선생님께서 늘 말씀하시듯 '간염 하나도, 아토피 하나도 고치지 못하는 병원', '고혈압, 당뇨병도 다스리지 못하는 병원'에 온 국민을 붙들어 매놓고, 선조들의 지혜와 전통이 담겨있는 바른생활건강법, 자연의학, 민간의학을 불온·불법시하고 고사시켜가는 정책이 바뀌지 않는다면 국민들의 건강도 날로 악화될 것임은 불 보듯 뻔한 일이다. 바른생활건강법과 생명살림운동이 어느 때보다 절실하고 소중한 것이 아닌가 한다.

최고의 의자(醫者), 해관 선생님

이 선 재(민족생활교육원장)

해관 선생님과 함께한 지 25년이 흘렀다 선생님을 모시고 환우들과 함께 하면서 보고 느꼈던 점들을 기억하고 있는 대로 밝히고자 한다.

해관 선생님은 최고의 의사이다

선생님은 '올바른 생활로 건강을 지키고, 몸에 이상이 오면 생활을 통해 치유하자'는 신조(信條)로 민족생활학교, 강연회, 인터넷 등을 통하여 건강 교육을 계속하고 농민운동, 노동운동, 통일운동 등을 통해 우리 민족과 나라가 나아갈 길을 제시하고 있으므로 근본까지 꿰뚫는 가장 수준 높은 의사라 할 것이다.

해관 선생님은 상의(上醫)이다

선생님은 병나지 않는 올바른 생활을 통해 건강을 지키자고 가르친다. 병에 걸리지 않도록 예방하자는 의사와 다르지 않다. 따라서 최상의 의사라 할 수 있다.

해관 선생님은 대의(大醫)이다

오늘날 우리를 괴롭히는 질병은 난치성으로 생활습관병이라 한다. 생활이 서구화되어 우리 체질과 풍토에 맞지 않는 잘못된 식·의·주 생활에서 온 것으로 우리 민족이 정체성을 잃어버린 때문이다. 선생님은 그 원인이 단절되고 왜곡된 역사와 분단 등에 있다고 하며 나라와 민족의 장래를 위하여 역사의 정통성을 세우고 조국의 통일을 위해 끊임없이 노력하고 가르친다. 이런 뜻에서 대의이시다.

해관 선생님은 심의(心醫)이다

조선 세조 때 의약론(醫藥論)은 의원을 심의(心醫), 식의(食醫), 약의(藥醫), 혼의(昏醫), 광의(狂醫), 망의(妄醫), 사의(詐醫), 살의(殺醫) 등 8 종류로 나누었다. 선생님은 당연히 심의에 속한다. 평소 '환우가 의자(醫者)를 믿으면 병은 50% 치유된다'고 하면서 '부단히 노력하라'고 하시고 이를 보여 주셨다. 평생을 환우들의 건강과 생명을 염려하고 생각하며 살면서 환우들이 자신의 건강에 대해 확신을 갖게 하는 특별한 능력을 보여주시니, 감히 심의를 넘어 신의(神醫)라고 부르고 싶다.

의자로서 해관 선생님

일찍이 고 장상규(뿐 선생, 첼로리스트, 가수 장현·장덕의 부친) 선생님이 "해관 선생은 선천적으로 눈에 장애가 있어 뛰어난 손의 감각과 기억력, 종합력을 갖게 되었다. 초등학교를 2년 중퇴하였기에 옳다고 판단되는 것에 대해 남의 이목을 무시하고 무섭게 밀어 붙일 수 있는 강력한 실천력을 갖게 되었다. 한국전쟁 당시 소년 빨치산으로서 산 생활은 수 차례 죽음의 위기를 넘기고, 수 많은 주검을 통하여 생존을 위한 직관과 예지력 같은 지혜를 갖게 되었고, 단체에 대한 조직력과 장악력 내지 지도력을 갖추게 되었다. 따라서 세상의 환우들을 위해 많은 일을 할 것이므로 잘 보필하라"고 할 정도로 특별함을 가지셨다.

지각과 감각이 너무도 뛰어난 선생님

환우들의 모습을 보고 촉수를 하면 못 찾아내는 질병이 없었다. 촉수를 할 때는 묻는 말 외에는 말을 못하게 하면서 낙태한 경우 몇 번 시술한 지도 정확히 알아내신다. 선생님의 손이 지나가면 이상이 있는 신체 부위가 붉어 오는 모습에 경외감을 갖지 않을 수 없다.

내가 처음 촉수를 받게 되던 날 선생님은 함께 갔던 회사 동료 직원 부인의 뇌종양을 두 귀의 온도 차이로 찾아내고, 나의 위염은 물론 폐의 염증에 따른 대머리 현상을 찾아냈다. 이것이 내가 선생님과 함께 된 하나의 이유가 되기도 했다.

선생님의 기억력은 대단하여 매회 교육 때마다 한 번의 촉수로 교육생들의 이름과 가정환경, 그리고 약점(환부)을 기억하고 교육 끝나는 날 소감 발표 때는 교육생마다 그에 맞는 처방을 해준다. 특히 수 천 개의 전화번호를 외우고 있어 강연 때문에 연락을 해야 할 경우 특정 지역 교육생들 전화번호를 다 기억하고 있어 놀라게 하기도 한다. 또한 선생님께 책을 읽어 드릴 때 깜박 졸고 계셨음에도 다음날 강연에서 그 책 내용을 그대로 인용하여 놀란 적이 다반사였다.

　선생님은 부부를 함께 보면 자녀들의 건강 상태까지 알아보는 직관력을 가지고 계시다. 서울 쌍문동에 사는 식도에 종양이 있어 방사선을 맞은 환우를 모시고 선생님 촉수를 받을 때였다. 함께 온 부인이 병원 치료를 거부하고 민족생활요법을 하려는 남편의 태도를 매우 부정적으로 보고 '남편이 건강을 잃은 데는 부인의 책임도 크다'는 선생님의 얘기에 반발을 하자 '둘째 아이도 절름발이로 만들어 놓고, 남편까지 병들게 하고선 이제 항암제로 죽이려 하느냐?' 호통을 치자 부인이 얼굴이 붉어지며 고개를 숙이고 무릎을 꿇으며 잘못했다고 비는 것이었다. 이를 본 주변에서 신들린 분 같다고 말하기도 하였다. 이처럼 선생님은 부부를 보면 아이들의 모습을 볼 수 있는 능력의 소유자였다.

　민족생활학교 교육생 중에는 다시 만날 가능성이 희박한 죽음 직전의 환우들도 많이 있다. 그들을 위하여 꼭 교육 끝나기 전에 술과 떡을 준비하고 풍물패를 불러 대동(大同)축제를 열곤 하였다. 회복식의 시작인 미음도 먹기 전에 무슨 술과 떡이냐고 반문도 하였지만, 이 축제는 죽음 직전의 환우들에게 삶에 대한 용기와 희망이 되어 많은 분들이 건강을 되찾았고, 돌아가신 분들에게는 진혼곡이 되었으니 해관 선생님의 환우들에 대한 깊은 사랑과 혜안, 결단력이 아니면 감히 생각해 낼 수 있겠는가?

　힘없고 가난한 서민의 편에서 조국의 통일과 전통문화의 발전을 위하고, 의료의 주체를 의사로부터 환우들에게 돌려주고자하는 선생님은 보수 지배층과 제도권의 위협과 공격에도 불구하고 (사)한민족생활문화연구회를 조직하고 민족생활학교를 지속적으로 열고 있다.

　선생님은 95년경부터 간에 종양을 보듬고 살아오셨다. 당뇨는 그 전부터 있으셨다고 한다. 이 책 '가정생활보감'은 선생님의 마지막 혼신의 힘을 짜내어 만들어지고 있으며, 이 글 또한 선생님의 임종에 임하여 쓰는데, 지난 세월이 주마등처럼 스쳐간다. 선생님은 "내가 암환자 아니면 환우를 볼 수 없다", "갖은 수모를 당하며 달걀로 바위치기 같은 싸움을 평생 해 왔다"고 돌이키신다. 선생님은 복수가 차고 몸을 가눌 수 없는 요즘에도 "내가 환우들 만나다가 죽어야제!" 하시면서 강행군을 멈추지 않으신다. 그 종양 덩어려를 안고 "병은 없다"고 외치시며 지금도 말기암 환우들과 어울리신다. 그 지독한 정신력의 뿌리가 진정 선생님의 힘이라 느낀다. 선생님의 카리스마와 민중과 환우들에 대한 사랑으로 민족생활의학은 유지될 수 있었으며, 앞으로도 선생님의 큰 정신과 함께 영원할 것이다.

* 이 글은 문집이나 회고록 등에 들어갈 성격의 글이나 이 책이 제작되는 시점에 해관선생께서 영면(永眠)을 하시게 되어 유작으로 나오게 됨에 따라 나름의 의의가 있다고 생각되어 싣는다. _편집자 주

민족생활교육원 단식·생식수련회 안내

■ 교육의 목적

1. 이론 강의와 수련을 통해 자신의 심신 상태를 점검하고 자성하는 시간을 갖는다.
2. 바른생활이 곧 건강법임을 알게 하여 그릇된 식·의·주 생활문화를 개선하고 풍토합일, 즉 자연 순환의 이치에 순응토록 한다.
3. 병을 낫게 하는 것은 약이나 의사가 아니라 자기 자신(자연치유력)임을 깨닫도록 하고, 스스로 건강을 지키고 병을 이겨낼 수 있는 방법들을 지도한다.
4. 한민족 전통 생활문화의 위대함과 소중함을 깨우쳐 서구문화의 비판없는 추종과 모방을 경계하여 경천애민정신으로 살도록 한다.
5. 민족이 단결하여 분단의 장벽을 거둬내고 공해를 추방하여 삼천리 금수강산 통일조국을 후손만대에 물려주도록 한다.

※ 민족생활학교 강사들은 난치병을 이겨낸 분, 한의사, 의사, 교수, 성직자, 무형문화재, 예술인, 전통문화 연구가, 전통음식연구가, 철학가, 농업·통일·민족·역사·환경 등 전문가 40여 명이며, 풍물패, 봉사원 10여 명 등이 단식·생식 수련회를 돕고 있다.

■ 주요 교육 내용

건강 관련	사회, 역사, 문화, 환경 관련
5대 명약(햇빛, 공기, 물, 소금, 비타민C) 자연치유력의 이해 전통식생활과 상생상극 음양론 심폐기능과 신혈액순환론 신비한 인체 구조의 이해 소식, 조식폐지, 단식은 천명 숙변의 정체는 심신의 부조화	참사람 참된 삶의 지혜 친일, 친미 청산 없이 민족정기 회복할 수 없다 생활 속의 환경보전 생명의 농업과 유전자변이, 토양학 가정예의범절 단군사상과 3·1철학, 천·지·인 사상

풍토합일과 바른 식·의·주문화	민족의 뿌리와 상고사 이해
온열요법, 풍욕, 냉온욕, 관장, 겨자요법 실습	전통문화와 세시풍속
합장40분 수행	시조 단군 대제
잉태·태교·출산·육아	5·18국립묘지 참배
가정생활과 장독대 문화	제례악, 비나리
민족전통의 쑥뜸	민족의 뿌리와 전통 생활문화
식품공해와 올바른 먹을거리	폐허가 되어가는 농어촌
체모관측(관형찰색, 촉수요법)	통일만이 살길이다

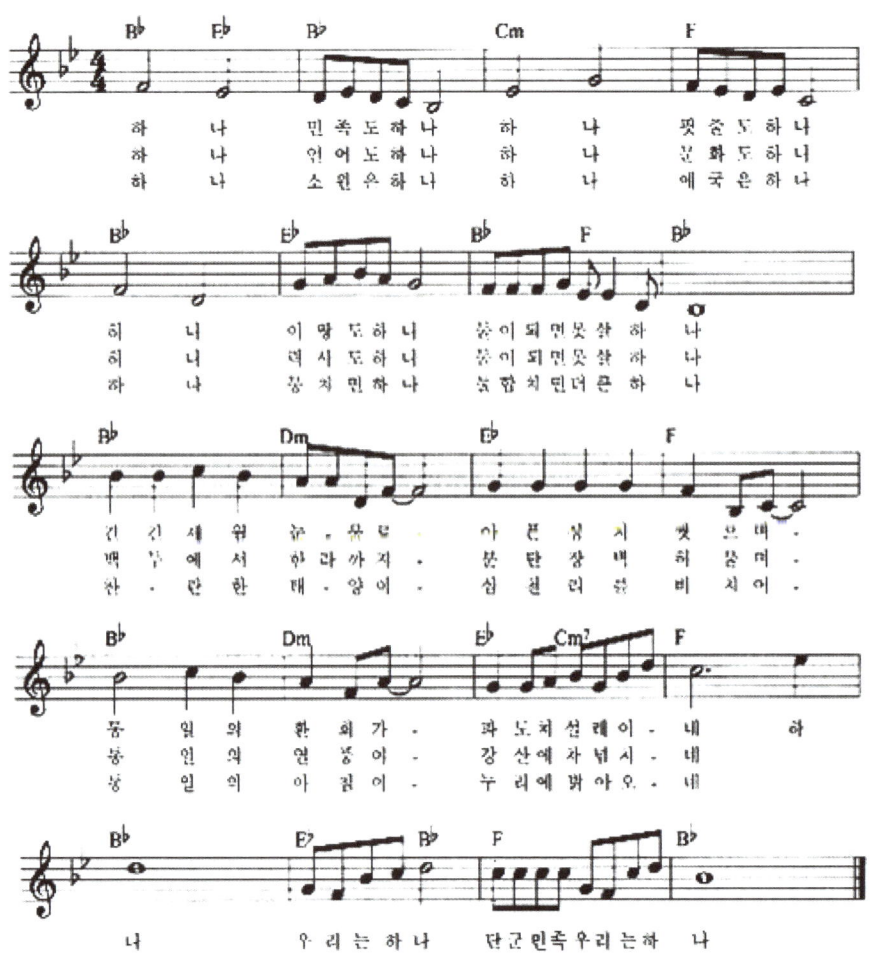

우리는 하나

(사)한민족생활문화연구회는

- 민족의 정체성을 바로 세워 바른생활이 곧 건강법임을 널리 알게 하고, 자연과 하나되는 식·의·주생활문화로 건강하게 살아갈 수 있도록 한다.

- 전통 생활과 조상의 지혜를 깨우쳐 민족정신을 살리고, 인륜도덕과 존현상덕의 도를 알게 하며, 서구문화의 창조적 수용과 발전을 지향한다.

- 병은 의사나 약이 낫게 하는 것이 아니라 스스로 자연치유력을 높여 병나지 않게 살고 병나면 스스로 다스리도록 한다.

- 자연파괴가 반드시 인간에게 되돌아온다는 것을 알고 공해와 환경 파괴를 없애고 생태계를 살리는 일에 앞장서고자 한다.

- 사회의 건강한 발전을 위해 제국주의로부터 비롯된 물질숭배병, 역천병을 몰아내고 더불어 사는 사회를 만들고, 겨레의 통일과 평화의 길을 열어가고자 한다.

사단 한민족생활문화연구회
<부설> 민족생활학교/민족생활의학연구회

주소 : 전남 화순군 이서면 인계리 85-4
전화 : 061-373-6364, 010-3638-8080
홈피 : www.gungangi.co.kr(건강아이)
이메일 : jds6364@hanmail.net
카페 : 장두석의생명살림
페이스북 : jds6364

바른생활건강수칙

- 뭇별의 정기와 천지신명의 조화로 태어난 나를 사랑하고 나를 있게 하는 모든 관계와 세상을 사랑하는 긍정적인 마음으로 살아간다.
- 지혜로운 전통문화를 알고 자연을 벗삼아 노래하고 춤추며 스트레스를 떨치고 즐겁게 산다. 욕심을 버리고 이웃과 더불어 산다.
- 현미오곡밥과 간을 잘 맞춘 발효음식을 먹고 과일과 채소로 비타민C를 공급한다 (가공식품과 식품첨가물, 설탕, 고기, 우유를 피하고, 친환경 농산물을 이용하여 농촌과 땅을 살린다).
- 자연치유력을 무너뜨리는 약이나 항생제, 조직검사, 항암제, 방사선(CT,MRI) 등을 멀리한다.
- 물을 하루 2.5리터 이상 마신다.
- 오색(五色), 오미(五味)를 고루 먹어 몸을 따뜻하게 하여 피가 잘 돌고 기가 잘 통하게 하고, 좋은 소금을 적절히 써서 건강을 지킨다.
- 걷기, 등산, 노동, 운동 등 하루 1시간 이상 골고루 몸놀림을 한다.
- 햇빛을 적절히 받고, 냉온욕·풍욕·산책 등으로 산소를 많이 마신다.
- 아침을 먹지 않고 과식을 피하며, 단식을 통해 몸에 쌓인 독소를 내보내고 마음을 정화한다.
- 꽉 막힌 아파트를 피하여 통풍이 잘 되는 낮은 집에서 산다.
- 꼭 조이는 화학소재의 옷을 피하고 공기가 통하는 면옷을 입는다.
- 석유, 가스, 중금속 등 독소를 피하고, 친환경 건축자재를 쓰며, 화학제품(화장품, 샴푸, 치약, 세제 등)을 멀리하고 친환경제품을 쓴다.

오행 상응(五行相應) 비교표

오 행	목(木)	화(火)	토(土)	금(金)	수(水)
오 장	간장	심장(심포)	비장	폐장	신장
오 부	쓸개	소장(삼초)	위장	대장	방광
방 위	동	남	중앙	서	북
계 절	봄	여름	한여름	가을	겨울
색 깔	파랑	빨강	노랑	흰색	검정
오지(志)	화냄	웃음(기쁨)	생각함	우울함(슬픔)	무서움
성 질	따뜻함(풍)	더움(열)	무더움(습)	서늘함(조)	추움(한)
맛	신맛	쓴맛	단맛	매운맛	짠맛
오 관	눈	혀	입술	코	이음(요도, 항문)
몸	근육	피	살	피부	뼈
심신 변화	경련	근심걱정	왁지거리	기침	추워 떨림
변 화	탄생	성장	변화	수렴(收斂)	저장
음 식	미나리, 녹두, 부추, 등푸른 생선	고구마, 수수, 달래, 토마토, 팥, 수박	감자, 양배추, 아욱, 배	무, 더덕, 파, 도라지	검정콩, 검정쌀, 다시마, 미역
과 일	자두	살구	대추	복숭아	밤
정 기	혼	신	의지	넋	정 지(精志)
동 물	호랑이, 토끼	말, 오리	소, 사람	원숭이, 거북	돼지, 물고기
오 상	인	예	신	의	지
음 계	각	치	궁	상	우
풍 물	징	꽹과리		장고	북
혈액형	AB	O		B	A
체 질	소양인	태양인		소음인	태음인
부양 관계	수생목	목생화	화생토	토생금	금생수
억제 관계	금극목	수극화	목극토	화극금	토극수

※위 표는 상대적 경향성을 나타낸 것일 뿐 절대적인 기준은 아님.